临床专科护理
理论与实践

主编 程 娟 王珊珊 李育军 等

河南大学出版社
HENAN UNIVERSITY PRESS
·郑州·

图书在版编目（CIP）数据

临床专科护理理论与实践 / 程娟等主编 . —— 郑州：
河南大学出版社 , 2020.5
　ISBN 978-7-5649-4239-7

Ⅰ . ①临… Ⅱ . ①程… Ⅲ . ①护理学 Ⅳ . ① R47

中国版本图书馆 CIP 数据核字 (2020) 第 062158 号

责任编辑： 聂会佳
责任校对： 付会娟
封面设计： 卓弘文化

出版发行： 河南大学出版社
　　　　　　地址：郑州市郑东新区商务外环中华大厦 2401 号
　　　　　　邮编：450046
　　　　　　电话：0371-86059750（高等教育与职业教育出版分社）
　　　　　　　　　0371-86059701（营销部）
　　　　　　网址：hupress.henu.edu.cn
印　　刷： 广东虎彩云印刷有限公司
版　　次： 2020 年 5 月第 1 版
印　　次： 2020 年 5 月第 1 次印刷
开　　本： 880 mm × 1230 mm　1/16
印　　张： 12.5
字　　数： 405 千字
定　　价： 75.00 元

编 委 会

前　言

　　随着现代化科学技术应用于医学和护理，促进医学及护理学向微细、快速、精准和高效能方向发展，使临床护理向现代化方向发展。护理岗位的知识技术含量大大增加，如各种电子监护仪的使用，使临床病情观察和危重病人的监护更加准确，为患者提供高质量、高技术的护理。为了使护理人员能及时准确地判断疾病、提供治疗依据，我们特组织一批护理骨干人员编写了此书。

　　本书主要包括了一般护理常规和临床基本护理技术基础知识内容，然后重点包括了急诊护理、心内科疾病护理、腹外科疾病护理、肝胆外科疾病护理、消化系统疾病护理、泌尿系统疾病护理、肾移植护理、骨科疾病护理、神经外科疾病护理等常见疾病的病因病机、临床表现、护理措施及预后，最后对康复护理也做了详细的论述。全书内容紧扣临床实际，面面俱到，涵盖面广，对一些重点疾病讲述了特殊的治疗方法，可供临床一线护理人员及在校医学生、研究生学习，参考使用。

　　此书编者具有丰富的临床经验，扎实的理论基础知识，对护理专业研究比较透彻。并且参考了大量的文献典籍，研究出了一套理论和治疗方法。在此，对他们认真编写本书表示最衷心的感谢。

　　护理学发展较快，知识也是错综复杂，因此书中内文难免存在不足之处，望广大读者提出宝贵意见和建议，以便我们更好地改正。

编　者

2020 年 5 月

目 录

第一章 一般护理常规 1
　第一节 出入院护理常规 1
　第二节 级别护理常规 2
第二章 临床基本护理技术 5
　第一节 铺床技术 5
　第二节 患者的体位和变换 9
　第三节 患者的清洁卫生及护理 13
　第四节 隔离原则及技术 18
　第五节 鼻饲 21
第三章 急诊护理 23
　第一节 急诊患者心理护理 23
　第二节 常用的急救技术 28
　第三节 危重患者的护理 36
第四章 循环系统疾病护理 40
　第一节 心力衰竭 40
　第二节 心律失常 42
　第三节 冠状动脉粥样硬化性心脏病 50
　第四节 原发性高血压 57
　第五节 心脏瓣膜病 62
第五章 腹外科疾病的护理 69
　第一节 胃、十二指肠损伤 69
　第二节 脾破裂 71
　第三节 小肠破裂 73
　第四节 结肠破裂 75
　第五节 胰腺损伤 78
　第六节 肠梗阻 81
第六章 肝胆外科疾病的护理 85
　第一节 肝脓肿 85
　第二节 肝囊肿 89
　第三节 肝破裂 91
　第四节 胆石症 93
　第五节 肝移植 96
　第六节 胆道感染 98
第七章 消化系统疾病病人护理 102
　第一节 胃炎 102

第二节　消化性溃疡……………………………………………………105
第三节　胃癌……………………………………………………………109
第四节　结肠癌…………………………………………………………110
第五节　食管癌…………………………………………………………112

第八章　泌尿系统疾病病人护理……………………………………119
第一节　急性肾小球肾炎………………………………………………119
第二节　慢性肾小球肾炎………………………………………………122
第三节　肾病综合征……………………………………………………124
第四节　肾盂肾炎………………………………………………………129
第五节　急性肾衰竭……………………………………………………131
第六节　慢性肾衰竭……………………………………………………135

第九章　肾移植护理…………………………………………………140
第一节　肝肾联合移植…………………………………………………140
第二节　胰肾联合移植…………………………………………………142
第三节　小肠移植………………………………………………………143
第四节　肾移植…………………………………………………………145
第五节　儿童肾移植……………………………………………………148

第十章　骨科疾病护理………………………………………………150
第一节　一般护理………………………………………………………150
第二节　四肢骨折………………………………………………………153
第三节　肩关节伤病……………………………………………………156
第四节　膝关节韧带损伤………………………………………………158
第五节　膝关节半月板损伤……………………………………………160

第十一章　神经外科疾病的护理……………………………………163
第一节　脑血管疾病……………………………………………………163
第二节　颅脑损伤………………………………………………………168
第三节　颅内肿瘤………………………………………………………178
第四节　颅内压增高……………………………………………………182
第五节　椎管内肿瘤……………………………………………………187

第十二章　康复护理…………………………………………………189
第一节　大小便功能障碍的康复护理…………………………………189
第二节　痉挛的康复护理………………………………………………190

参考文献………………………………………………………………193

第一章

一般护理常规

第一节 出入院护理常规

一、入院护理

1. 环境准备

病房护士接到收治患者的通知后，按病情需要为患者准备病床单元及治疗用物。

2. 入院登记及评估

热情接待患者，记录入院时间，填写住院患者一览表、床头卡、病室日志表、入院登记簿等、完成患者的入院评估，急、重症患者立即通知医生诊视。

3. 入院介绍

向患者介绍住院环境、制度（探访制度、查房制度、卫生制度、安全制度、请假制度、作息制度、陪护制度等）、对讲系统的使用方法及住院须知，责任护士及主管医师的姓名

4. 通知医生

安置患者后，通知主管医师诊视患者。

5. 病情观察

根据患者诊断、病情及分级护理要求进行病情观察。

（1）术科患者每天测量体温 1 次，非术科患者每天测量体温 4 次，连测 3 d，急、重症患者按病情需要测量生命体征等。体温异常者按发热常规测量。

（2）测体重、身高 1 次，以后每周测量体重 1 次。

（3）测血压每天 1 次，连续 2 d，以后按病情、医嘱测量。

（4）注意观察呼吸、神志、营养、大小便等情况。

（5）注意观察专科疾病临床表现。

6. 治疗护理

完成患者清洁护理，协助更换病员服。按医嘱通知营养室为患者配餐。根据医嘱准确完成各项治疗。若急、重症患者入院，快速配合医师进行治疗及抢救，并及时准确记录、

二、出院护理

1. 处理医嘱

医师开立出院医嘱后，及时处理医嘱，打印出院取药单和出院结账通知书，由专人送住院收费处结账，并指导患者或家属办理出院手续及至药房取出院带药。取消患者长期医嘱及临时医嘱。

2. 出院指导

办妥出院手续后，交给患者或家属疾病证明和出院记录，并详细交代用药、饮食、休息、复诊、功能锻炼、专科治疗护理等注意事项。听取患者住院期间的意见和建议。解除患者手腕带并送患者离院。

3. 病床单元处置

清点被服，分类处理病床单元用物，做好病床、床垫、椅子、柜子等物品的清洁消毒，如患者属传

染病或死亡患者，则需进行病床单元的终末消毒。

4. 出院记录

记录离院时间，填写出院日志表，书写出院护理记录。注销患者相关信息卡，包括一览卡、床头卡，并把病历整理归档。

第二节　级别护理常规

根据卫健委《综合医院分级护理指导原则》要求，确定患者的护理级别，应当以患者病情和生活自理能力为依据，并根据患者情况变化进行动态调整。级别护理分为四个级别：特级护理、一级护理、二级护理和三级护理。

一、特级护理

（一）概述

凡病情危重，随时可能发生病情变化需要进行抢救的患者；重症监护患者；各种复杂或者大手术后的患者；严重创伤或大面积烧伤的患者；使用呼吸机辅助呼吸，并需要严密监护病情的患者；实施连续性肾脏替代治疗（CRRT），并需要严密监护生命体征的患者；其他有生命危险，需要严密监护生命体征的患者，按特级护理进行。通常用深红色标志表示。

（二）护理常规

1. 休息与活动

保持患者的舒适和功能体位，定时协助卧床患者翻身、有效咳嗽、床上移动等。定时通风，保持病室空气清新及环境整洁。

2. 安全护理

关注患者安全，根据患者具体情况采取相应预防措施。

3. 饮食护理

协助非禁食患者进食、饮水。

4. 病情观察

（1）严密观察患者病情变化，监测生命体征。

（2）根据医嘱，准确测量并记录出入量。

5. 治疗护理

（1）根据医嘱正确实施治疗及给药。

（2）配合医生实施各种抢救措施。

6. 皮肤护理

保持床单整洁；注意保持患者皮肤清洁卫生；每天给予洗脸、梳头2次，温水擦浴1次，会阴护理1次，留置尿管者每天给予会阴护理2次；根据需要给予患者使用便器、更衣、剪指（趾）甲，每周洗头1次。

7. 口腔护理

每天给予口腔护理2次。

8. 心理护理

了解患者心理需求，有针对性地实施心理疏导。履行告知义务，尊重患者知情权，注意保护患者隐私。提供护理相关的健康指导。

二、一级护理

（一）概述

凡病情趋向稳定的重症患者；手术后或者治疗期间需要严格卧床的患者；生活完全不能自理且病情

不稳定的患者；生活部分自理，病情随时可能发生变化的患者，按一级护理进行。通常用红色标志表示。

（二）护理常规

1. 休息与活动

保持患者的舒适和功能体位；协助卧床患者翻身、有效咳嗽、床上移动等；定时通风，保持病室空气清新及环境整洁。

2. 安全护理

关注患者安全，根据患者具体情况采取相应预防措施。

3. 饮食护理

协助非禁食患者进食、饮水。

4. 病情观察

（1）每小时巡视患者，观察患者病情变化。

（2）根据患者病情，测量生命体征。

5. 治疗护理

根据医嘱正确实施治疗及给药。

6. 皮肤护理

整理床单位每天 1 次；实施或协助患者清洁卫生，如洗脸、梳头；每天 2 次留置尿管护理或每天 1 次会阴护理；每天 1 次温水擦浴；根据需要协助患者使用便器、更衣、剪指（趾）甲；每周 1 次洗头。

7. 口腔护理

每天给予口腔护理 2 次。

8. 心理护理

了解患者心理需求，有针对性地实施心理疏导。提供护理相关的健康指导。

三、二级护理

（一）概述

凡病情稳定，仍需卧床的患者；生活部分自理的患者，按二级护理进行。通常用蓝色标志表示。

（二）护理常规

1. 休息与活动

协助卧床患者翻身、床上移动等；定时通风，保持病室空气清新及环境整洁。

2. 安全护理

指导患者采取安全措施预防跌倒、摔伤等。

3. 饮食护理

协助非禁食患者进食、饮水。

4. 病情观察

每 2 h 巡视患者，观察患者病情变化；根据患者病情，定时测量生命体征。

5. 治疗护理

根据医嘱，正确实施治疗及给药。

6. 皮肤护理

协助整理床单，每天 1 次；协助患者清洁卫生，每天协助洗脸、梳头 2 次；每天协助温水擦浴或沐浴 1 次；每周协助洗头 1 次；每天 2 次留置尿管护理或每天 1 次协助会阴护理；协助使用便器、更衣、剪指（趾）甲等。

7. 心理护理

了解患者心理需求，有针对性地实施心理疏导。提供护理相关的健康及生活指导。

四、三级护理

（一）概述

凡生活完全自理且病情稳定的患者，或生活完全自理且处于康复期的患者，按三级护理进行。通常不挂标识牌。

（二）护理常规

1. 环境

定时通风，保持病室空气清新及环境整洁。

2. 安全护理

指导患者采取安全措施预防跌倒、摔伤等。

3. 病情观察

每 3 h 巡视患者，观察患者病情变化；根据患者病情，定时测量生命体征。

4. 治疗

护理根据医嘱，正确实施治疗及给药。

5. 皮肤护理

整理床单位每天 1 次。

6. 心理护理

提供护理相关的健康指导。

第二章

临床基本护理技术

第一节 铺床技术

病床是病室的主要设备，是患者睡眠与休息的必须用具。尤其是卧床患者与病床朝夕相伴，因此，床铺的清洁、平整和舒适，可使患者心情舒畅，增强治愈疾病的自信心，并可预防并发症的发生。

铺床总的要求为舒适、平整、安全、实用、节时、节力。常用的病床有3种。①钢丝床：有的可通过支起床头、床尾（二截或三截摇床）而调节体位，有的床脚下装有小轮，便于移动。②木板床：为骨科患者所用。③电动控制多功能床：患者可自己控制升降或改变体位。

病床及被服类规格要求如下。①一般病床：高60 cm，长200 cm，宽90 cm。②床垫：长宽与床规格同，厚9 cm。以棕丝作垫芯为好，也可用橡胶泡沫，塑料泡沫作垫芯，垫面选帆布制作。③床褥：长宽同床垫，一般以棉花作褥芯，棉布作褥面。④棉胎：长210 cm，宽160 cm。⑤大单：长250 cm，宽180 cm。⑥被套：长230 cm，宽170 cm，尾端开口缝四对带。⑦枕芯：长60 cm，宽40 cm，内装木棉或高弹棉、锦纶丝棉，以棉布作枕面。⑧枕套：长65 cm，宽45 cm。⑨橡胶单：长85 cm，宽65 cm，两端各加白布40 cm。⑩中单：长85 cm，宽170 cm。以上各类被服均以棉布制作。

一、备用床

（一）目的
铺备用床为准备接受新患者和保持病室整洁美观。

（二）用物准备
床、床垫、床褥、枕芯、棉胎或毛毯、大单、被套或衬单及罩单、枕套。

（三）操作方法
1. 被套法
（1）将上述物品置于护理车上，推至床前。
（2）移开床旁桌，距床20 cm，并移开床旁椅置床尾正中，距床15 cm。
（3）将用物按铺床操作的顺序放于椅上。
（4）翻床垫，自床尾翻向床头或反之，上缘紧靠床头。床褥铺于床垫上。
（5）铺大单，取折叠好的大单放于床褥上，使中线与床的中线对齐，并展开拉平，先铺床头后铺床尾。

①铺床头：一手托起床头的床垫，一手伸过床的中线将大单塞于床垫下，将大单边缘向上提起呈等边三角形，下半三角平整塞于床垫下，再将上半三角翻下塞于床垫下。②铺床尾：至床尾拉紧大单，一手托起床垫，一手握住大单，同法铺好床角。③铺中段：沿床沿边拉紧大单中部边沿，然后，双手掌心向上，将大单塞于床垫下。④至对侧：同法铺大单。

（6）套被套。①S形式套被套法（图2-1）：被套正面向外使被套中线与床中线对齐，平铺于床上，开口端的被套上层倒转向上约1/3。棉胎或毛毯竖向三折，再按S形横向三折。将折好的棉胎置于被套开口处，底边与被套开口边平齐。拉棉胎上边至被套封口处，并将竖折的棉胎两边展开与被套平齐（先近侧后对侧）。盖被上缘距床头15 cm，至床尾逐层拉平盖被，系好带子。边缘向内折叠与床沿平齐，尾端掖于床垫下。同上法将另一侧盖被理好。②卷筒式套被套法（图2-2）：被套正面向内平铺于床上，开口端向床尾，棉胎或毛毯平铺在被套上，上缘与被套封口边齐，将棉胎与被套上层一并由床尾卷至床头（也可由床头卷向床尾），自开口处翻转，拉平各层，系带，余同S形式。

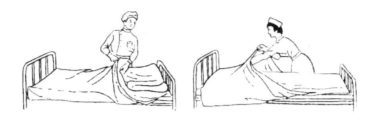

图 2-1　S 形套被法

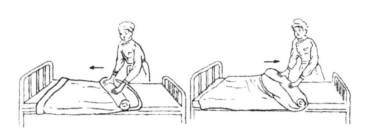

图 2-2　卷筒式盖被套法

（7）套枕套，于椅上套枕套，使四角充实，系带子，平放于床头，开口背门。

（8）移回桌椅，检查床单，保持整洁。

2. 被单法

（1）移开床旁桌、椅，翻转床垫，铺大单，同被套法。

（2）将反折的大单（衬单）铺于床上，上端反折10 cm，与床头齐，床尾按铺大单法铺好床尾。

（3）棉胎或毛毯平铺于衬单上，上端距床头15 cm，将床头衬单反折于棉胎或毛毯上，床尾同大单铺法。

（4）铺罩单，正面向上对准床中线，上端与床头齐，床尾处则折成斜（45°），沿床边垂下。转至对侧，先后将衬单、棉胎及罩单同上法铺好。

（5）余同被套法。

（四）注意事项

（1）铺床前先了解病室情况，若患者进餐或作无菌治疗时暂不铺床。

（2）铺床前要检查床各部分有无损坏，若有则修理后再用。

（3）操作中要使身体靠近床边，上身保持直立，两腿前后分开稍屈膝以扩大支持面增加身体稳定性，既省力又能适应不同方向操作。同时手和臂的动作要协调配合，尽量用连续动作，以节省体力消耗，并缩短铺床时间。

（4）铺床后应整理床单及周围环境，以保持病室整齐。

二、暂空床

（一）目的

铺暂空床供新入院的患者或暂离床活动的患者使用，保持病室整洁美观。

（二）用物准备

同备用床，必要时备橡胶中单、中单。

（三）操作方法

（1）将备用床的盖被四折叠于床尾。若被单式，在床头将罩单向下包过棉胎上端，再翻上衬单做

25 cm 的反折，包在棉胎及罩单外面。然后将罩单、棉胎、衬单一并四折，叠于床尾。

（2）根据病情需要铺橡胶中单、中单。中单上缘距床头 50 cm，中线与床中线对齐，床缘的下垂部分一并塞床垫下。至对侧同上法铺好。

三、麻醉床

（一）目的

（1）铺麻醉床便于接受和护理手术后患者。

（2）使患者安全、舒适和预防并发症。

（3）防止被褥被污染，并便于更换。

（二）用物准备

1. 被服类

同备用床，另加橡胶中单、中单二条，弯盘、纱布数块、血压计、听诊器、护理记录单、笔。根据手术情况备麻醉护理盘或急救车上备麻醉护理用物。

2. 麻醉护理盘用物

治疗巾内置张口器、压舌板、舌钳、牙垫、通气导管、治疗碗、镊子、输氧导管、吸痰导管、纱布数块。治疗巾外放电筒、胶布等。必要时备输液架、吸痰器、氧气筒、胃肠减压器等。天冷时无空调设备应备热水袋及布套各 2 只、毯子。

（三）操作方法

（1）拆去原有枕套、被套、大单等。

（2）按使用顺序备齐用物至床边，放于床尾。

（3）移开床旁桌椅等同备用床。

（4）同暂空床铺好一侧大单、中段橡胶中单、中单及上段橡胶中单、中单，上段中单与床头齐。转至对侧，按上法铺大单、橡胶中单、中单。

（5）铺盖被：①被套式：盖被头端两侧同备用床，尾端系带后向内或向上折叠与床尾齐，将向门口一侧的盖被三折叠于对侧床边。②被单式：头端铺法同暂空床，下端向上反折和床尾齐，两侧边缘向上反折同床沿齐，然后将盖被折叠于一侧床边。

（6）套枕套后将枕头横立于床头，以防患者躁动时头部碰撞床栏而受伤（图 2-3）。

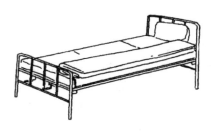

图 2-3　麻醉床

（7）移回床旁桌，椅子放于接受患者对侧床尾。

（8）麻醉护理盘置于床旁桌上，其他用物放于妥善处。

（四）注意事项

（1）铺麻醉床时，必须更换各类清洁被服。

（2）床头一块橡胶中单、中单可根据病情和手术部位需要铺于床头或床尾。若下肢手术者将单铺于床尾，头胸部手术者铺于床头。全麻手术者为防止呕吐物污染床单则铺于床头。而一般手术者，可只铺床中部中单即可。

（3）患者的盖被根据医院条件增减。冬季必要时可置热水袋两只加布套，分别放于床中部及床尾的盖被内。

（4）输液架、胃肠减压器等物放于妥善处。

四、卧有患者床

（一）扫床法

1. 目的

（1）使病床平整无皱褶，患者睡卧舒适，保持病室整洁美观。

（2）随扫床操作协助患者变换卧位，又可预防褥疮及坠积性肺炎。

2. 用物准备

护理车上置浸有消毒液的半湿扫床巾的盆，扫床巾每床一块。

3. 操作方法

（1）备齐用物，推护理车至患者床旁，向患者解释，以取得合作。

（2）移开床旁桌椅，半卧位患者，若病情许可，暂将床头、床尾支架放平，以便操作。若床垫已下滑，需上移与床头齐。

（3）松开床尾盖被，助患者翻身侧卧背向护士，枕头随患者翻身移向对侧。松开近侧各层被单，取扫床巾分别扫净中单、橡胶中单后搭在患者身上。然后自床头至床尾扫净大单上碎屑，注意枕下及患者身下部分各层应彻底扫净，最后将各单逐层拉平铺好。

（4）助患者翻身侧卧于扫净一侧，枕头也随之移向近侧。转至对侧，以上法逐层扫净拉平铺好。

（5）助患者平卧，整理盖被，将棉胎与被套拉平，掖成被筒，为患者盖好。

（6）取出枕头，揉松，放于患者头下，支起床上支架。

（7）移回床旁桌椅，整理床单位，保持病室整洁美观，向患者致谢意。

（8）清理用物，归回原处。

（二）更换床单法

1. 目的

（1）使病床平整无皱褶，患者睡卧舒适，保持病室整洁美观。

（2）随扫床操作协助患者变换卧位，又可预防褥疮及坠积性肺炎。

2. 用物准备

清洁的大单、中单、被套、枕套，需要时备患者衣裤。护理车上置浸有消毒液的半湿扫床巾的盆，扫床巾每床一块。

3. 操作方法

（1）适用于卧床不起，病情允许翻身者（图2-4）。

①备齐用物，推护理车至患者床旁，向患者解释，以取得合作。移开床旁桌椅，半卧位患者，若病情许可，暂将床头、床尾支架放平，以便操作。若床垫已下滑，需上移与床头齐。清洁的被服按更换顺序放于床尾椅上。②松开床尾盖被，助患者侧卧，背向护士，枕头随之移向对侧。③松开近侧各单，将中单卷入患者身下，用扫床巾扫净橡胶中单上的碎屑，搭在患者身上再将大单卷入患者身下，扫净床上碎屑。④取清洁大单，使中线与床中线对齐。将对侧半幅卷紧塞于患者身近侧，半幅自床头、床尾、中部先后展平拉紧铺好，放下橡胶中单，铺上中单（另一半卷紧塞于患者身下），两层一并塞入床垫下铺平。移枕头并助患者翻身面向护士。转至对侧，松开各单，将中单卷至床尾大单上，扫净橡胶中单上的碎屑后搭于患者身上，然后将污大单从床头卷至床尾与污中单一并丢入护理车污衣袋或护理车下层。⑤扫净床上碎屑，依次将清洁大单、橡胶中单、中单逐层拉平，同上法铺好。助患者平卧。⑥解开污被套尾端带子，取出棉胎盖在污被套上，并展平。将清洁被套铺于棉胎上（反面在外），两手伸入清洁被套内，抓住棉胎上端两角，翻转清洁被套，整理床头棉被，一手抓棉被下端，一手将清洁被套往下拉平，同时顺手将污棉套撤出放入护理车污衣袋或护理车下层。棉被上端可压在枕下或请患者抓住，然后至床尾逐层拉平后系好带子，掖成被筒为患者盖好。⑦一手托起头颈部，一手迅速取出枕头，更换枕套，助患者枕好枕头。⑧清理用物，归回原处。

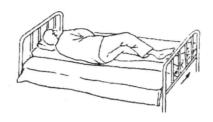

图 2-4 卧有允许翻身患者床换单法

（2）适用于病情不允许翻身的侧卧患者（图 2-5）。

①备齐用物推护理车至患者床旁，向患者解释，以取得合作。移开床旁桌椅，半卧位患者，若病情许可，暂将床头、床尾支架放平，以便操作。若床垫已下滑，需上移与床头齐。清洁的被服按更换顺序放于床尾椅上。②2 人操作。一人一手托起患者头颈部，另一人一手迅速取出枕头，放于床尾椅上。松开床尾盖被，大单、中单及橡胶中单。从床头将大单横卷成筒式至肩部。③将清洁大单横卷成筒式铺于床头，大单中线与床中线对齐，铺好床头大单。一人抬起患者上半身（骨科患者可利用牵引架上拉手，自己抬起身躯），将污大单、橡胶中单、中单一起从床头卷至患者臀下，同时另一人将清洁大单也随着污单拉至臀部。④放下上半身，一人托起臀部，一人迅速撤出污单，同时将清洁大单拉至床尾，橡胶中单放在床尾椅背上，污单丢入护理车污衣袋或护理车下层，展平大单铺好。⑤一人套枕套为患者枕好。一人备橡胶中单、中单，并先铺好一侧，余半幅塞患者身下至对侧，另一人展平铺好。⑥更换被套、枕套同方法一，两人合作更换。

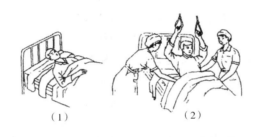

（1）　　　　　　　　　　（2）

图 2-5 卧有不允许翻身患者床换单法

（3）盖被为被单式更换衬单和罩单的方法：①将床头污衬单反折部分翻至被下，取下污罩单丢入污衣袋或护理车下层。②铺大单（衬单）于棉胎上，反面向上，上端反折 10 cm，与床头齐。③将棉胎在衬单下由床尾退出，铺于衬单上，上端距床头 15 cm。④铺罩单，正面向上，对准中线，上端和床头齐。⑤在床头将罩单向下包过棉胎上端，再翻上衬单作 25 cm 的反折，包在棉胎和罩单的外面。⑥盖被上缘压于枕下或请患者抓住，在床尾撤出衬单，并逐层拉平铺好床尾，注意松紧，以防压迫足趾。

4. 注意事项

（1）更换床单或扫床前，应先评估患者及病室环境是否适宜操作，需要时应关闭门窗。

（2）更换床单时注意保暖，动作敏捷，勿过多翻动和暴露患者，以免患者过劳和受凉。

（3）操作时要随时注意观察病情。

（4）患者若有输液管或引流管，更换床单时可从无管一侧开始，操作较为方便。

（5）撤下的污单切勿丢在地上或他人床上。

第二节　患者的体位和变换

卧位就是患者卧床的姿势。临床上常根据患者的病情与治疗的需要为之调整相应的卧位，对减轻症状、治疗疾病、预防并发症，均能起到一定的作用。如妇科检查可采取截石位，灌肠时可采取侧卧位，呼吸困难时可采取半坐卧位等，护士应根据患者的病情需要，协助和指导患者采取正确卧位。正确卧位应符合人体生理解剖功能，如关节应维持轻度的弯曲，不过度伸张等，可使患者舒适、安静。

一、卧位的性质

（一）主动卧位
患者身体活动自如，体位可随意变动，称主动卧位。

（二）被动卧位
患者自身无变换体位能力，躺在被安置的体位，称被动卧位，如极度衰弱或意识丧失的患者。

（三）被迫卧位
患者意识存在，也有变换体位的能力，由于疾病的影响被迫采取的卧位，称为被迫卧位，如支气管哮喘发作时，由于呼吸困难而采取端坐卧位。

二、患者的各种体位

临床上为患者安置各种不同的体位是便于检查、治疗和护理。

（一）站立位
当患者站立时，重心高，支撑面小身体稳定性差。故要求头部不可太向前，下颌收进不可上翘，胸部挺起，下腹部内收而平坦，脊柱保持其正常曲线。即颈椎前凸，胸椎后凸，腰椎前凸，骶椎后凸，而不宜加大或减少这些凸度，可适当地将两脚前后或左右分开，扩大支撑面，增加稳定度。

（二）仰卧位
仰卧位患者重心低，支撑面大，为稳定卧位。病床以板床加厚垫为宜，因仰卧位时，能保持腰椎生理前凸，侧位时不使之侧弯，故脊柱受的压力最小。软床垫虽能使身体表面的皮肤肌肉受力均匀，但因仰卧时，腰椎后凸增加，易使腰部劳损。采用仰卧位时应注意如下几点：①患者的头部不可垫得过高，在垫起头部时，要使肩部同时也垫起，以免发生头向前倾，胸部凹陷的不良姿势，大腿要加以支撑，避免外翻。②可在股骨大转子、大腿侧面以软枕支撑，小腿轻微弯曲，可在窝的上方垫一小枕，不宜直接垫于窝内以免影响血液循环、损伤神经。③仰卧位时，患者的脚会轻微地向足底弯曲，长期受压可形成足下垂，可使用脚踏板，帮助患者维持足底向背侧弯曲，并解除了盖被的压力，同时鼓励患者做踝关节运动。④昏迷或全身麻醉的清醒患者，要采用去枕仰卧位应将患者头转向一侧，以免呕吐物吸入呼吸道。⑤脊髓麻醉或脊髓腔穿刺的患者，采用此卧位是预防颅内压增高而致头痛。⑥休克采用仰卧中凹卧位，即抬高头部 10°～20°，下肢抬高 20°～30°，以利于增加肺活量，促进下肢静脉血液回流，保证重要器官的血液供应。

1. 去枕仰卧位

（1）适应证：①昏迷或全身麻醉未清醒患者。采用此卧位可以防止呕吐物流入气管而引起窒息及肺部并发症。②施行脊椎麻醉或脊髓腔穿刺后的患者，采用此卧位 4～8 小时，可避免因术后脑压降低而引起的头痛及脑疝形成。

（2）要求：去枕仰卧，头偏向一侧，两臂放在身体两侧，两腿自然放平。需要时将枕头横立置于床头（图 2-6）。

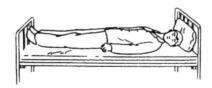

图 2-6　去枕仰卧位

2. 休克卧位

（1）适应证：休克患者。抬高下肢有利于静脉血回流，抬高头胸部有利于呼吸。

（2）要求：患者仰卧，抬高下肢 20°～30°，或抬高头胸部及下肢各 20°～30°（图 2-7）。

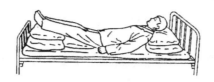

图 2-7　休克卧位

3．屈膝仰卧位

（1）适应证：①胸腹部检查。放松腹肌，便于检查。②妇科检查或行导尿术。

（2）要求：患者仰卧，头下放枕，两臂放于身体两侧，两腿屈曲或稍向外分开（图 2-8）。

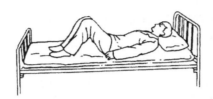

图 2-8　屈膝仰卧位

（三）侧卧位

1．适应证

侧卧位常用于变换受压部位，或做肛门检查。

（1）灌肠、肛门检查、臀部肌内注射、配合胃镜检查等。

（2）侧卧位与仰卧位交替，以减轻尾骶部压力，便于擦洗和按摩受压部位，以预防褥疮等。

（3）对一侧肺部病变的患者，视病情而定患侧卧位或健侧卧位。患侧卧位可阻止患侧肺部的活动度，有利于止血和减轻疼痛。健侧卧位，可改善换气，对咳痰和引流有利。

2．要求

患者侧卧，头下放枕，臀部后移靠近床沿。两臂屈肘，分别放在前胸与枕旁。两腿屈髋屈膝，下面髋关节屈度较上面为小。头部垫高与躯干成一直线，并防止脊柱扭曲，上面的手臂用枕垫起，勿使其牵拉肩胛带或妨碍呼吸，上面的腿以枕垫起防止髋内收。这种卧位较仰卧位支撑面扩大，使患者感到舒适安全，对昏迷瘫痪的患者，背部应置一枕，以支撑背部。

（四）半坐卧位

半坐卧位也可称半坐位或半卧位。

1．适应证

（1）常用于心肺疾病所引起的呼吸困难，这种卧位，因重力作用，使膈肌下降，扩大胸腔容积，可减轻对心肺的压力。

（2）对于腹部手术后有炎症的患者，可使渗出物流入盆腔，使感染局限化，同时可以防止感染向上蔓延而引起膈下脓肿，也可减轻腹部切口缝合处的张力，避免疼痛，有利于伤口愈合。

（3）面部或颈部手术后，此卧位可减少局部出血。

（4）恢复期体质虚弱患者，采用半坐卧位可使患者有一个逐渐适应站立起来的过程。

2．要求

将患者抬高 30°～60° 的斜坡位，扶患者坐起，使两腿自然弯曲，上肩垫软枕。抬高床头后，患者卧于倾斜的床面上，这时上身的重力在平行于斜面的方向有一个分力，使患者沿斜面下滑，因此需将患者由双膝所产生的力来抵抗下滑力。根据平行四边形法则，这种姿势便于形成一近乎垂直向下的合力。这样下滑力较小，比较稳定，患者感到舒适省力。

（五）坐位

坐位又名端坐位。

1. 适应证

适用于心力衰竭、心包积液、支气管哮喘发作，以及急性左心衰患者。

2. 要求

扶起患者坐起，床上放一跨床桌，上放软枕，患者可伏桌休息。若用床头支架或靠背架，将床头抬高，患者背部也能向后依靠，适用于心力衰竭、心包积液、支气管哮喘发作患者。当用于急性左心衰患者时，患者两腿向一侧床沿下垂，由于重力作用，使重返心脏的回流血量有所减少，出现呼吸困难时患者身体靠于床上小桌，用枕头支撑，借助压迫胸壁而呼吸。

（六）俯卧位

1. 适应证

（1）腰背部检查或配合胰、胆管造影检查时。

（2）脊椎手术后或腰背、臀部有伤口，不能平卧或侧卧的患者。

（3）胃肠胀气引起腹痛的患者。

2. 要求

患者腹部着床，头及肩下垫一小枕，枕头不宜过高，以免患者头部过度伸张，头偏向一侧，两臂弯曲，放于头旁，腹下以枕头支撑，维持腰椎正常曲度及减除女患者乳房受压。小腿下垫枕，以抬高双足，使其不接触床，避免足下垂，并可维持膝关节的弯曲。俯卧位时，膝关节承受了大部分的压力，故宜在大腿或膝关节下垫一小软枕，以减轻压力。

（七）膝胸卧位

1. 适应证

常用于肛门、直肠、乙状结肠镜检查，以及矫正子宫后倾及胎位不正等。

2. 要求

患者跪卧，两小腿平放于床上，大腿与床面垂直，两腿稍分开，胸及膝着床，头转向一侧，临床上常用于肛门、直肠、乙状结肠镜检查。因为臀部抬起，腹部悬空，由于重力作用，使腹腔脏器前倾，故用在矫正子宫后倾及胎位不正等。采用这种卧位时，要注意患者的保暖及预防患者不安的心理。

（八）膀胱截石位

1. 适应证

此卧位常用于肛门、会阴与阴道手术检查和治疗时，也用于膀胱镜检查女性患者导尿及接生。

2. 要求

患者仰卧于检查台上，两腿分开，放于检查台支架上，支架应垫软垫，以防压伤腓总神经。女性导尿时，则髋与膝关节弯曲，腿外展，露出会阴与阴道，以便插入导尿管。这种卧位会使患者感到不安，在耐心解释疏导的同时，适当地遮盖患者，尽量减少暴露患者身体，并注意保暖。

（九）头低脚高位

1. 适应证

（1）肺部分泌物引流，使痰易于咳出。

（2）十二指肠引流术，有利于胆汁引流。

（3）跟骨牵引或胫骨结节牵引时，利用人体重力作为反牵引力，预防上下滑。

（4）产妇胎膜早破及下肢牵引，可防止脐带脱垂。

2. 要求

患者平卧，头偏向一侧，枕头横立于床头，以免碰伤头部，床尾垫高 15～30 cm。如做十二指肠引流者，可采用右侧头低脚高位。这种体位使患者感到不适，因此不可长期使用，颅内压高者禁用。

（十）头高脚低位

1. 适应证

（1）颈椎骨折时，利用人体重力做颅骨牵引的反牵引力。

（2）预防脑水肿，减轻颅内压。

（3）开颅手术后，也常用此卧位。

2. 要求

患者仰卧，床头用支撑物垫高 15 ～ 30 cm。

三、体位的变换

（一）翻身侧卧

患者体弱无力，不能自行变换卧位时，需要护士协助。

1. 目的

（1）协助不能起床的患者变换卧位，使患者感到舒适。

（2）减轻局部组织长期受压，预防褥疮。

（3）减少并发症，如坠积性肺炎。

（4）适应治疗和护理的需要。

2. 操作步骤

（1）一人扶助患者翻身法：①放平靠背架，取下枕头放于椅上。使患者仰卧，双手放于腹部，屈曲双膝。②护士先将患者下肢移向近侧床缘，再将患者肩部移向近侧床缘。③一手扶肩、一手扶膝。轻轻将患者推转对侧，使患者背向护士。然后按侧卧位法用枕头将患者的背部和肢体垫好。这一方法适用于体重较轻的患者。

（2）两人扶助患者翻身法：①患者仰卧，两手放于腹部，两腿屈曲。②护士两人站在床的同一侧。一人托住患者的颈肩部和腰部，另一人托住臀部和腘窝部，两人同时将患者抬起移近自己，然后分别扶托肩、背、腰、膝部位，轻推，使患者转向对侧。③按侧卧位法用枕头将患者的背部和肢体垫好，使患者舒适。

（二）移向床头法

1. 目的

协助已滑向床尾而不能自己移动的患者移向床头，使患者感到舒适。

2. 操作步骤

（1）一人扶助患者移向床头法：①放平靠背架，取下枕头放于椅上，使患者仰卧，屈曲双膝。②护士一手伸入患者腰下，另一手放在患者大腿后面，在抬起的同时，嘱患者双手握住床头栏杆，双脚蹬床面，协助患者移向床头。③放回枕头，根据病情再支起靠背架，使患者卧位舒适。

（2）两人扶助患者移向床头法：①护士两人站立床的两侧。②使患者仰卧屈膝，让患者双臂分别勾在两护士的肩部。③护士对称地托起患者的肩部和臀部，两人同时行动，协调地将患者抬起移向床头。也可以一人托住肩部及腰部，另一个人托住背及臀部，同时抬起患者移向床头。④放回枕头，整理床单，协助患者取舒适的卧位。

3. 注意事项

（1）翻身间隔时间，根据患者病情及局部皮肤受压情况而定。

（2）变换卧位时，务必将患者稍抬起后再行翻转或移动，决不可拖、拉、推，以免损伤患者的皮肤，同时应注意保暖和安全，防止着凉或坠床。

（3）变换卧位的同时需注意患者的病情变化及受压部位的皮肤情况，根据需要进行相应的处理。

（4）患者身上带有多种导管时，应先将导管安置妥当，防止变换卧位后脱落或扭曲受压。

第三节　患者的清洁卫生及护理

清洁是患者的基本需求之一，是维持和获得健康的重要保证，清洁可以清除微生物及污垢，防止细菌繁殖，促进血液循环，有利于体内废物排泄，同时清洁使人感到愉快、舒适。

一、口腔护理

口腔护理的目的有以下几方面。

（1）保持口腔的清洁、湿润，使患者舒适，预防口腔感染等并发症。

（2）防止口臭、口垢，促进食欲，保持口腔的正常功能。

（3）观察口腔黏膜和舌苔的变化、特殊的口腔气味，可提供病情的动态信息，例如肝功能不全患者，出现肝臭，常是肝昏迷的先兆。

常用的漱口液有生理盐水、朵贝尔溶液（复方硼酸溶液）、1%～3%过氧化氢溶液、2%～3%硼酸溶液、1%～4%碳酸氢钠溶液、0.02%呋喃西林溶液、0.1%醋酸溶液。

（一）协助口腔冲洗

1. 目的

协助口腔手术后使用固定器，或对有口腔病变的患者清洁口腔。

2. 用物准备

治疗碗、治疗巾、弯盘、生理盐水、朵贝尔溶液、口镜、抽吸设备、压舌板、手电筒、20mL空针及冲洗针头。

3. 操作步骤

（1）洗手。

（2）准备用物携至患者床旁。

（3）向患者解释。协助患者采取半坐位式，并于胸前铺治疗巾及放置弯盘。

①装生理盐水及朵贝尔溶液于溶液盘内，并接上，用20mL注射器抽吸并连接针头。②协助医师冲洗。③冲洗毕，擦干患者嘴巴。④整理用物后洗手。⑤记录。

4. 注意事项

为了避免冲洗中弄湿患者，必要时给予手电筒照光，冲洗时需特别注意齿缝、前庭外，若有舌苔，可用压舌板外包纱布予以机械性刮除，冲洗中予以持续性的低压抽吸，必要时协助更换湿衣服。

（二）特殊口腔冲洗

1. 用物准备

（1）治疗盘：治疗碗（内盛含有漱口液的棉球12～16个，棉球湿度以不能挤出液体为宜）。弯血管钳、镊子、压舌板、弯盘、吸水管、杯子、治疗巾、手电筒，需要时备张口器。

（2）外用药：按需准备，如液状石蜡、冰硼散、西瓜霜、金霉素甘油、制霉素甘油等，酌情使用。

2. 操作步骤

（1）将用物携至床旁，向患者解释以取得合作。

（2）协助患者侧卧，面向护士，取治疗巾围于颌下，置弯盘于口角边。

（3）先湿润口唇、口角，观察口腔黏膜有无出血、溃疡等现象。对长期应用抗生素、激素者应注意观察有无真菌感染。有活动义齿者，应取下。一般先取上面义齿，后取下面义齿，并放置容器内，用冷开水冲洗刷净，待患者漱口后戴上或浸入清水中备用（昏迷的患者的义齿应浸于清水中保存）。浸义齿的清水应每日更换。义齿不可浸在乙醇或热水中，以免变色、变形和老化。

（4）协助患者用温开水漱口后，嘱患者咬合上下齿，用压舌板轻轻撑开一侧颊部，以弯血管钳夹有漱口液的棉球由内向门齿纵向擦洗。同法擦洗对侧。

（5）嘱患者张口，依次擦洗一侧牙齿上内侧面、上颌面、下内侧面、下颌面，再弧形擦洗一侧颊部。同法擦洗另一侧。洗舌面及硬腭部（勿触及咽部，以免引起恶心）。

（6）擦洗完毕，帮助患者用洗水管以漱口水漱口，漱口后用治疗巾拭去患者口角处水。

（7）口腔黏膜如有溃疡，酌情涂药于溃疡处。口唇干裂可涂擦液状石蜡。

（8）撤去治疗巾，清理用物，整理床单。

3. 注意事项

（1）擦洗时动作要轻，特别是对凝血功能差的患者要防止碰伤黏膜及牙龈。

（2）昏迷患者禁忌漱口，需用张口器时，应从臼齿放入（牙关紧闭者不可用暴力张口），擦洗时须用血管钳夹紧棉球，每次一个，防止棉球遗留在口腔内，棉球蘸漱口水不可过湿，以防患者将溶液吸入呼吸道。

（3）传染病患者的用物按隔离消毒原则处理。

二、头发护理

（一）床上梳发

1. 目的

梳发、按摩头皮，可促进血液循环，除去污垢和脱落的头发、头屑，使患者清洁舒适和美观。

2. 用物准备

治疗巾、梳子、30%乙醇、纸袋（放脱落头发）。

3. 操作步骤

（1）铺治疗巾于枕头上，协助患者把头转向一侧。

（2）将头发从中间梳向两边，左手握住一股头发，由发梢逐渐梳到发根。长发或遇有打结时，可将头发绕在示指上慢慢梳理。避免强行梳拉，造成患者疼痛。如头发纠集成团，可用30%乙醇湿润后，再小心梳理，同法梳理另一边。

（3）长发酌情编辫或扎成束，发型尽可能符合患者所好。

（4）将脱落头发置于纸袋中，撤下治疗巾。

（5）整理床单，清理用物。

（二）床上洗发（橡胶马蹄形垫法）

1. 目的

同床上梳发、预防头虱及头皮感染。

2. 用物准备

治疗车上备一只橡胶马蹄形垫，治疗盘内放小橡胶单和大、中毛巾各一条、眼罩或纱布、别针、棉球各两只（以不吸水棉花为宜）、纸袋、洗发液或肥皂、梳子、小镜子、护肤霜，水壶内盛40℃~45℃热水，水桶（接污水）。必要时备电吹风。

3. 操作步骤

（1）备齐用物携至床旁，向患者解释，以取得合作，根据季节关窗或开窗，室温以24℃为宜。按需要给予便盆。移开床旁桌椅。

（2）垫小橡胶单及大毛巾于枕上，松开患者衣领向内反折，将中毛巾围于颈部，以别针固定。

（3）协助患者斜角仰卧，移枕于肩下，患者屈膝，可垫膝枕于两膝下，使患者体位安全舒适。

（4）置马蹄形垫垫于患者后颈部，使患者颈部枕于突起处，头在槽中，槽形下部接污水桶。

（5）用棉球塞两耳，用眼罩或纱布遮盖双眼或嘱患者闭上眼。

（6）洗发时先用两手掬少许水于患者头部试温，询问患者感觉，以确定水温是否合适，然后用水壶倒热水充分湿润头发，倒洗发液于手掌上，涂遍头发，用指尖揉搓头皮和头发，用力要适中，揉搓方向由发际向头顶部，使用梳子除去落发，置于纸袋中，用热水冲洗头发，直到冲净为止。观察患者的一般情况，注意保暖，洗发完毕，解下颈部毛巾，包住头发，一手托头，一手撤去橡胶马蹄垫。除去耳内棉球及眼罩，用患者自备的毛巾擦干脸部，酌情使用护肤霜。

（7）帮助患者卧于床正中，将枕、橡胶单、浴巾一起自肩下移至头部，用包头的毛巾揉搓头发，再用大毛巾擦干或电吹风吹干。梳理成患者习惯的发型，撤去上述用物。

（8）整理床单，清理用物。

4. 注意事项

（1）要随时观察患者的病情变化，如脉搏、呼吸、血压有异常时应立即停止操作。

（2）注意室温和水温，及时擦干头发，防止患者受凉。

（3）防止水流入眼及耳内，避免沾湿衣服和床单。

（4）衰弱患者不宜洗发。

三、皮肤清洁与护理

（一）床上擦浴

1. 用物准备

治疗车上备面盆两只、水桶两只（一桶盛热水，水温在50℃～52℃，并按年龄、季节、习惯，增减水温，另一桶接污水）、治疗盘（内置小毛巾两条、大毛巾、浴皂、梳子、小剪刀、50%乙醇、爽身粉）、清洁衣裤、被服，另备便盆、便盆布和屏风。

2. 操作步骤

（1）推治疗车至床边，向患者解释，以取得合作。

（2）将用物放在便于操作处，关好门窗调节室温，用屏风或拉布遮挡患者，按需给予便盆。

（3）将脸盆放于床边桌上，倒入热水2/3满，测试水温，根据病情放平床头及床尾支架，松开床尾盖被。

（4）将微湿小毛巾包在右手上，为患者洗脸及颈部，左手扶患者头顶部，先擦眼，然后像写"3"字样，依次擦洗一侧额部、颊部、鼻翼部、人中、耳后下颌，直至颈部。同法另一侧用较干毛巾依次擦洗一遍，注意擦净耳郭，耳后及颈部皮肤。

（5）为患者脱下衣服，在擦洗部位下面铺上浴巾，按顺序擦洗两上肢、胸腹部。协助患者侧卧，背向护士依次擦洗后颈部、背部臀部，为患者换上清洁裤子。擦洗中，根据情况更换热水，注意擦净腋窝及腹股沟等处。

（6）擦洗的方法为先用涂肥皂的小毛巾擦洗，再用湿毛巾擦去皂液。清洗毛巾后再擦洗，最后用浴巾边按摩边擦干。动作要敏捷，为取得按摩效果，可适当用力。

（7）擦洗过程中，如患者出现寒战、面色苍白等病情变化时，应立即停止擦浴，给予适当的处理。同时注意观察皮肤有无异常。擦洗毕，可在骨突处用50%乙醇做按摩，扑上爽身粉。

（8）整理床单，必要时梳发、剪指甲及更换床单。

（9）如有特殊情况，需做记录。

3. 注意事项

护士操作时，要站在擦浴的一边，擦洗完一边后再转至另一边，站立时两脚要分开，重心应在身体中央或稍低处，拿水盆时，盆要靠近身边，减少体力消耗，操作时要体贴患者，保护患者自尊，动作要敏捷、轻柔，减少翻动和暴露，防止受凉。

（二）压疮的预防及护理

压疮是指机体局部组织由于长期受压，血液循环障碍，造成组织缺氧、缺血、营养不良而致的溃烂和坏死，亦称褥疮。导致活动受限的因素一般都会增加压疮的发生。常见的因素有压力、剪力、摩擦力、潮湿等。好发部位为枕部、耳郭、肩胛部、肘部、骶尾部、髋部、膝关节内外侧、外踝、足跟。

1. 预防措施

预防褥疮在于消除其发生的原因。因此，要求做到勤翻身、勤按摩、勤整理、勤更换。交班时要严格细致地交接局部皮肤情况及护理措施。

（1）避免局部长期受压：①鼓励和协助卧床患者经常更换卧位，使骨骼突出部位交替的受压，翻身间隔时间应根据病情及局部受压情况而定。一般2小时翻身1次，必要时1小时翻身1次，建立床头翻身记录卡。②保护骨隆突处和支持身体空隙处，将患者体位安置妥当后，可在身体空隙处垫软枕、海绵垫。需要时可垫海绵垫、气垫褥、水褥等，使支持体重的面积宽而均匀，作用于患者身上的正压及作用力分布在一个较大的面积上，从而降低在隆突部位皮肤上所受的压强。③对使用石膏、夹板、牵引的患者，衬垫应平整、松软适度，尤其要注意骨骼突起部位的衬垫，要仔细观察局部皮肤和肢端皮肤颜色改变的情况，认真听取患者反映，适当给予调节，如发现石膏绷带凹凸不平，应立即报告医生，及时修正。

（2）避免潮湿、摩擦及排泄物的刺激：①保持皮肤清洁干燥。大小便失禁、出汗及分泌物多的患者应及时擦干，以保护皮肤免受刺激。床铺要经常保持清洁干燥，平整无碎屑，被服污染要随时更换。不可让患者直接卧于橡胶单上。小儿要勤换尿布。②不可使用破损的便盆，以防擦伤皮肤。

（3）增进局部血液循环：对易发生褥疮的患者，要常检查，用温水擦澡、擦背或用湿毛巾行局部按摩。

手法按摩。①全背按摩：协助患者俯卧或侧卧，露出背部，先以热水进行擦洗，再以两手或一手沾上少许50%乙醇作按摩。按摩者斜站在患者右侧，左腿弯曲在前，右腿伸直在后，从患者骶尾部开始，沿脊柱两侧边缘向上按摩（力量要能够刺激肌肉组织）至肩部时用环状动作。按摩后，手再轻轻滑至尾骨处。此时，左腿伸直，右腿弯曲，如此有节奏按摩数次，再用拇指指腹由骶尾部开始沿脊柱按摩至第7颈椎。②受压处局部按摩：沾少许50%乙醇，以手掌大、小鱼际紧贴皮肤，作压力均匀向心方向按摩，由轻至重，由重至轻，每次约3~5分钟。

电动按摩器按摩：电动按摩器是依靠电磁作用，引导治疗器头震动，以代替各种手法按摩，操作者持按摩器根据不同部位选择合适的按摩头，紧贴皮肤，进行按摩。

（4）增进营养的摄入：营养不良是导致褥疮的内因之一，又可影响褥疮的愈合。蛋白质是身体修补组织所必需的物质，维生素也可促进伤口愈合，因此在病情允许时可给以高蛋白、高维生素膳食，以增进机体抵抗力和组织修复能力。此外，适当补充矿物质，可促进慢性溃疡的愈合。

2. 褥疮的分期及护理

（1）瘀血红润期：为褥疮初期，局部皮肤受压或受到潮湿刺激后，开始出现红、肿、热、麻木或有触痛。此期要及时除去致病原因，加强预防措施，如增加翻身次数以及防止局部继续受压、受潮。

（2）炎性浸润期：红肿部位如果继续受压，血液循环仍得不到改善，静脉回流受阻，局部静脉瘀血，受压表面呈紫红色，皮下产生硬结，表面有水疱形成，对未破小水泡要减少摩擦，防破裂感染，让其自行吸收，大水泡用无菌注射器抽出泡内液体，涂以消毒液，用无菌敷料包扎。

（3）溃疡期：静脉血液回流受到严重障碍，局部瘀血致血栓形成，组织缺血缺氧。轻者，浅层组织感染，脓液流出，溃疡形成；重者，坏死组织发黑，脓性分泌物增多，有臭味，感染向周围及深部扩展，可达骨骼，甚至可引起败血症。

四、会阴部清洁卫生的实施

（一）目的

保持清洁，清除异味，预防或减轻感染、增进舒适、促进伤口愈合。

（二）用物准备

便盆、屏风、橡胶单、中单、清洁棉球、大量杯、镊子、浴巾、毛巾、水壶（内盛50℃~52℃的温水）、清洁剂或呋喃西林棉球。

（三）操作方法

1. 男患者会阴的护理

（1）携用物至患者床旁，核对后解释。

（2）患者取仰卧位。为遮挡患者可将浴巾折成扇形盖在患者的会阴部及腿部。

（3）带上清洁手套，一手提起阴茎，一手取毛巾或用呋喃西林棉球擦洗阴茎头部、下部和阴囊。擦洗肛门时，患者可取侧卧位，护士一手将臀部分开，一手用浴巾将肛门擦洗干净。

（4）为患者穿好衣裤，根据情况更换衣、裤、床单。整理床单，患者取舒适卧位。

（5）整理用物，清洁整齐，记录。

2. 女患者会阴部护理

（1）用物至患者床旁，核对后解释。

（2）患者取仰卧位。为遮挡患者可将浴巾折成扇形盖在患者的会阴部及腿部。

（3）先将橡胶单及中单置于患者臀下，再置便盆于患者臀下。

（4）护士一手持装有温水的大量杯，一手持夹有棉球的大镊子，边冲水边用棉球擦洗。

（5）冲洗后擦干各部位。撤去便盆及橡胶单和中单。

（6）为患者穿好衣裤，根据情况更换衣、裤、床单。整理床单，患者取舒适卧位。

（7）整理用物，清洁整齐，记录。

（四）注意事项

（1）操作前应向患者说明目的，以取得患者的合作。

（2）在执行操作的原则上，尽可能尊重患者习惯。

（3）注意遮挡患者，保护患者隐私。

（4）冲洗时从上至下。

（5）操作完毕应及时记录所观察到的情况。

第四节　隔离原则及技术

一、隔离概念和原则

（一）隔离目的

控制传播源，切断传播途径，防止传染病蔓延。

（二）隔离的基本概念

隔离可分为传染病隔离和保护性隔离两大类。

1. 传染病隔离

传染病隔离指将处于传染期的传染病患者、可疑传染病患者及病原携带者控制在特定的区域，与一般人暂时分离，缩小传染范围，减少传染病的传播机会，同时，也便于污染物的集中处理。例如：传染病流行时的疫区、传染病医院和综合医院内的传染病区。

2. 保护性隔离

保护性隔离是将免疫功能低下的少数易感者置于基本无菌的环境中，使其免受感染，如器官移植病区等。

（三）隔离病区的划分

1. 隔离区域的设置

隔离区域应与市区或普通病区有一定的距离，远离水源、食堂、学校和公园等公共场所。隔离区域入口处有工作人员更衣、换鞋的过渡区，并备有足量的隔离衣、口罩、帽子、手套等必需品，还应有单独的接诊室、观察室、卫生处置室、化验室、熏蒸消毒室、消毒箱及污物处置炉、污水净化池等，以防病原体污染环境和水源，导致传染病蔓延。抢救室内应有必要的抢救设备，如监护仪、呼吸机等。

2. 隔离单位的划分

（1）以患者为单位：每一个患者有单独的环境与用具，与其他患者之间隔离。

（2）以病种为单位：同种传染患者住在一起，与其他病种的患者隔离。

（3）凡未确诊或已确诊混合感染具强烈传染性者，应安排单独隔离。

3. 清洁区与污染区的划分

（1）清洁区：凡患者不进入，未被病原微生物污染的区域称为清洁区，如医生办公室、治疗室、配餐室、库房、值班室等工作人员使用的场所。

（2）半污染区：凡有可能污染的地区称为半污染区，如走廊、检验室等。半污染区隔离要求：患者或穿了隔离衣的工作人员通过走廊时，不得接触墙壁、家具等物，各类检验标本有一定的存放盘或架，检查完毕的标本及玻璃管、载玻片等严格按要求分别处理。

（3）污染区：被患者直接或间接接触的区域称为污染区，如病房、患者。

污染区隔离要求：污染区的物品未经消毒处理，不得带到他处。工作人员进入污染区时，务必穿隔离衣、帽子、口罩，必要时换隔离鞋，离开前脱下隔离衣和鞋，消毒双手。

（四）隔离原则

1. 一般消毒隔离

（1）隔离单位应挂隔离标记，并采取相应的隔离措施，如门口设脚垫，门外设消毒液、清水各一盆及手刷、毛巾等供消毒手用，门口设衣架挂隔离衣等。

（2）患者不得随意走动，不得用手随处摸。

（3）工作人员进出隔离单位应戴口罩、帽子，穿隔离衣，且只能在规定的范围内活动。同时，在为患者做治疗或护理前，应将物品备齐，尽量将各种操作集中进行，以免反复穿脱隔离衣。穿隔离衣后，手是脏的，不得接触非污染物品及自己面部。为患者做完事后，应刷手。

（4）凡患者接触过的物品或落地的物品应视为污染，如听诊器、血压计等，消毒后方可给他人使用。患者的衣物、信件、报纸、票证等物需进行消毒后才能进出，其排泄物、分泌物、呕吐物须经消毒处理后方可排入公共下水道。

（5）三次培养传染性分泌物均为阴性或已度过隔离期，经医生同意可解除隔离，进行终末消毒处理。

2. 终末消毒处理原则

终末消毒是对转科、出院、解除隔离的隔离患者或死亡患者及其病室、用物和医疗器械进行的消毒处理。

（1）对患者的终末消毒处理：患者转科、出院前或解除隔离后应先洗澡、换清洁衣服，再移至清洁单位。如患者死亡，工作人员应穿隔离衣进行尸体料理，应用蘸消毒液的棉花塞住死亡患者的口、鼻、耳、阴道和肛门等孔道，用消毒液浸湿的尸体单包裹尸体，送至太平间，再对患者单位进行终末处理。

（2）患者单位及用物的终末处理：用物、布类物品，卷好后标明"隔离"字样送洗衣房消毒清洗，床、床褥、枕芯等用紫外线消毒。体温计用肥皂水、清水清洁后，泡于70%酒精中30分钟。肝炎患者用过的体温计泡在1%漂白粉澄清液或0.2%~0.5%过氧乙酸溶液中30分钟，食具、药杯、脸盆、便盆等煮沸30分钟。房间或患者单位：通风后，用紫外线照射60分钟。家具、墙面和地面可用0.5%过氧乙酸或1%洗消净擦拭。气性坏疽、破伤风、绿脓杆菌等传染病室，应用福尔马林熏蒸消毒后通风。

二、隔离措施和技术

（一）隔离种类及措施

1. 严密隔离

严密隔离是为了预防高度传染性及致命性的病原体而设计的隔离，以防经空气和接触等途径的传播，适用于炭疽、霍乱、鼠疫等传染病。隔离的主要措施是：

（1）设专门的隔离室，同种病原体感染的患者可同住一室，室内的用具力求简单，随时关闭通向过道的门窗，患者不得离开该室。

（2）凡进入室内者要穿隔离衣，戴帽子、口罩、手套，接触患者及污染敷料后，或护理另一个患者前，应洗手、消毒手。

（3）污染敷料应在隔离室内立即装袋，再装入隔离室外的另一袋中，标记后焚烧。

（4）室内空气每日消毒一次。

（5）探视者必须进入隔离室时，应征得护士许可，并采取相应的隔离措施。

2. 接触隔离

接触隔离是为预防高度传染性并经接触传播的病原体而设计的隔离类型，适用于新生儿脓疱病、狂犬病、破伤风、气性坏疽、铜绿假单胞菌感染等，隔离的主要措施如下。

（1）设专门的隔离室，同种病原体感染的患者可同室床旁隔离，教育患者勿握手、交换书刊，避免直接或间接地相互接触。

（2）工作人员接近患者时，要穿隔离衣，戴帽子、口罩、手套。接触患者及污染敷料后，或护理另一个患者前，应洗手、消毒手。

（3）污染敷料应装袋，标记后焚烧。布类及器械需先灭菌，再清洗。

3. 呼吸道隔离

呼吸道隔离是为防止传染病经飞沫传播而设计的隔离，适用于肺结核、流脑、百日咳、流感等传染病。隔离的主要措施是。

（1）同种病原体感染的患者可住同一室，随时关闭通向过道的门窗，患者离开病室时需戴口罩。

（2）工作人员进入病室时要戴帽子、口罩。

（3）患者的口鼻分泌物需消毒后再丢弃。

4. 肠道隔离

肠道隔离的目的是阻断粪-口传播途径，适用于通过间接或直接接触传染性粪便而传播的疾病，如细菌性痢疾、伤寒、病毒性胃肠炎、脊髓灰质炎等，隔离的主要措施如下。

（1）同种病原体感染的患者可同一室，或床旁隔离。教育患者勿握手、交换书刊，避免互相接触。

（2）室内应保持无蝇、无蟑螂、无鼠。

（3）工作人员接触不同病种的患者时要分别穿隔离衣，接触污染物时要戴手套。

（4）患者的食具、便器需消毒处理，排泄物、呕吐物及吃剩的食物均应消毒后才能倒掉。

（5）被粪便污染的物品要随时装袋，标记后焚烧或消毒处理。

5. 血液、体液隔离

血液、体液隔离是为防止直接或间接接触传染性血液和体液的感染而设计的隔离，适用于病毒性肝炎、艾滋病、梅毒等。

主要隔离措施有以下几种。

（1）同种病原体感染的患者可住同一室。

（2）血液、体液可能污染工作服时要穿隔离衣，接触血液、体液时要戴手套。

（3）血液、体液污染的敷料应装袋，标记后送消毒或焚烧。

（4）防止注射针头等利器损伤，患者用过的针头应放入防水、防刺破并有标记的容器内，直接送焚烧处理。

（5）被患者血液污染处要立即用消毒液清洗。

6. 昆虫隔离

凡以昆虫为媒介而传播的疾病应实施昆虫隔离。

（1）疟疾及流行性乙型脑炎，由蚊传播，此类患者入院后，应有严密防蚊措施，如纱窗、蚊帐等，并定期进行有效的灭蚊措施。

（2）斑疹伤寒及回归热由虱类传播，患者入院时必须彻底清洗、更衣、灭虱，其衣物也需灭虱后带回。

（3）流行性出血热是由寄生在野鼠身上的螨作为中间宿主叮入后传播的，患者入院时必须彻底清洗、更衣、灭螨，病室严密防鼠，野外工作人员应在皮肤外露处涂擦防虫剂，勿在草堆上坐、卧。

7. 保护性隔离（反向隔离）

保护性隔离是为防止易感者受环境中的微生物感染而设计的隔离，适用于抵抗力特别低下者，如大面积烧伤患者、早产儿、白血病患者、器官移植患者、免疫缺陷患者等。隔离措施有。

（1）设专门的隔离室，患者住单间病室隔离。

（2）凡进入室内应穿无菌的隔离衣，戴帽子、口罩、手套，穿拖鞋。

（3）接触患者前后及护理另一个患者前要洗手。

（4）凡患呼吸道疾病或咽部带菌者，均应避免接触患者。

（5）未经消毒处理的物品不能进入隔离区。

（6）病室应每日用紫外线消毒，并通风换气。

（二）隔离技术

1. 穿脱隔离衣

（1）穿隔离衣的步骤：①备齐操作用物。戴好帽子、口罩，取下手表，卷袖过肘（冬季卷过前臂中部即可）。②手持衣领取下隔离衣（衣领及隔离衣内面为清洁面），清洁面向自己。将衣领两端向外折叠，露出肩袖内口。③右手持衣领，左手伸入袖内，右手将衣领向上拉，使左手露出。换左手持衣领，右手伸入袖内，举手将袖朝上，注意衣袖勿触及面部。④两手持衣领，有领子中央顺着边缘至领后将领扣好，再扣肩扣、袖口（此时手已被污染）。⑤解开腰带活结，将隔离衣一边（约在腰下 5 cm 处）渐向前拉，见到边缘则捏住，同时捏住另一侧边缘（注意手不触及衣内面）双手在背后将边缘对齐，向一侧折叠，以一手按住折叠处，另一手将腰带拉至背后，压住折叠处，将腰带在背后交叉，回到前面打一活结，注意勿使折叠处松散。⑥扣上隔离衣后缘下部的扣子。

（2）脱隔离衣步骤：①解松后缘下部的扣子，解开腰带，在前面打一活结。②解开袖口及肩部扣子，在肘部将部分衣袖塞入袖内，然后消毒双手。③解开领口，一手伸入另一侧衣袖内，拉下衣袖过手（遮住手），再用衣袖遮住的手握住另一衣袖的外面将袖拉下，两手转换从袖管中退出。再以右手握住两肩缝退左手，用左手握住衣领外面，退出右手。④两手持衣领，将隔离衣两边对齐，挂在衣钩上（在半污染区，清洁面向外；若挂在污染区，则污染面向外）。不再穿的隔离衣，脱下后清洁面向外，卷好投入污物袋中。

（3）注意事项：①隔离衣长短要合适，须全部遮盖工作服，有破洞不可使用。②保持衣领清洁，系领子时污染的袖口不可触及衣领、面部和帽子。③穿隔离衣后不得进入清洁区。④隔离衣每天更换，如有潮湿或污染，应立即更换。

2. 避污纸的使用

避污纸即为清洁纸片。病室门口备避污纸，病室内备污物桶。

（1）目的：用避污纸垫着拿取物品或做简单操作，保持双手或物品不被污染，以省略消毒手续。如用清洁的手拿取污染物品或用污染的手拿取清洁物品，均可用避污纸。

（2）取避污纸法：从页面抓取，不可掀页撕取，以保持清洁。避污纸用后弃在污物桶内，定时焚烧。

第五节　鼻饲

鼻饲是将胃管经鼻腔插入胃内，从管内注入流质食物、药物及水分的方法。

一、适应证与禁忌证

（一）适应证

（1）不能经口进食者，如昏迷、口腔手术后、严重口腔疾患及张口困难（如破伤风患者），或吞咽功能障碍者。

（2）拒绝进食的患者。

（3）早产及病情危重的婴幼儿。

（二）禁忌证

（1）食管下段静脉曲张如肝硬化、门静脉高压者。

（2）食管梗阻的患者如食管狭窄、肿瘤等。

（3）鼻腔严重疾患者。

二、用物准备

治疗盘内备有治疗碗，碗内放消毒的胃管、镊子、纱布、压舌板、50 mL 注射器、棉签、弯盘、胶布、液状石蜡、治疗巾、夹子或橡皮圈、听诊器、鼻饲流质饮食 200 mL、适量温开水等。

三、操作方法

（一）插管法

（1）备齐用物，检查胃管是否通畅、完整，携至患者床旁。向清醒患者说明目的、方法，以取得患者合作。昏迷患者，应向家属解释。

（2）患者取坐位或半坐位，昏迷患者取仰卧位，头稍后仰，颌下铺治疗巾，弯盘置口角旁，检查并清洁鼻孔。

（3）测量长度，从前发际至剑突的长度。成人约 45 ~ 55 cm，婴幼儿 14 ~ 18 cm，必要时做标记。

（4）用液状石蜡润滑胃管的前端，左手以纱布托住胃管，右手持镊子夹住胃管前端，沿着一侧鼻孔缓缓插入，到咽喉部时（约 15 cm）嘱患者做吞咽动作，同时将胃管送至所需长度。

（5）昏迷患者因吞咽和咳嗽反射消失，不能合作。当胃管插至 14 ~ 16 cm 时，用左手将患者头部托起，使下颌靠近胸骨柄，以增大咽喉部的弧度，便于胃管前端沿咽后壁下滑，徐徐插至所需长度。

（6）用胶布将胃管固定于上唇或鼻翼两侧，待验证胃管在胃内后，再将胃管固定于面颊部。验证胃管在胃内的方法：①连接注射器，回抽有胃液吸出。②用注射器注入 10 mL 空气，同时用听诊器在胃部听到气过水声。③将胃管末端置于盛清水的杯中，无气体逸出，如有大量的气体逸出，表示误入气管内，应立即拔出。

（7）胃管外露口接注射器，有胃液抽出，先注入少量温开水，再缓慢注入流质液或药液（如为药片应研碎溶解后注入）。注毕再注入少量温开水，以冲净管内食物。

（8）将胃管提高，使液体流入胃内。将开口端反折，用纱布包好、夹子夹紧，再用别针固定于枕旁。必要时记录鼻饲量。

（9）撤去弯盘、治疗巾，整理床单位，将注射器冲净放入治疗盘内备用，用物每日消毒一次。

（二）拔管法

如患者停止鼻饲或长期鼻饲，为减少黏膜刺激，更换胃管时，需拔管。

（1）弯盘置患者口角旁，取下别针，轻轻揭去胶布。

（2）一手用纱布包裹鼻孔处的胃管，另一手拔管，拔到咽喉处时快速拔出，以免液体滴入气管，胃管放于弯盘中，必要时，用汽油擦拭胶布痕迹。

（3）撤去弯盘帮助患者取合适的卧位，整理床单位。

四、注意事项

（1）插管动作应轻稳，特别是通过食管三个狭窄处时（环状软骨水平处、平左支气管分叉处、食管穿膈肌处），以免损伤食管黏膜。

（2）插管过程中注意观察患者，若患者出现恶心，应停插片刻，嘱患者深呼吸以减轻不适，随后迅速将胃管插入。如胃管插入不畅时，应检查胃管是否盘在口中，若在口中盘曲，应拔出重插。如患者出现呛咳、呼吸困难、发绀等情况，表示误入气管，应立即拔出，待患者好转后重插。

（3）再次注食前，应确定胃管在胃内方可注入，每次鼻饲量不超过 200 mL，间隔时间不少于 2 小时。

（4）长期鼻饲者，应每天进行口腔护理，以防并发症的发生。胃管每周更换一次，一般于晚间最后一次注食后拔出，翌日晨由另一侧鼻孔插入。

第三章

急诊护理

第一节　急诊患者心理护理

急诊就诊患者病情多为意外或突然发生的，往往自身缺乏心理准备。急诊科护士是最先接触患者的医护人员之一，其语言行动都会对患者产生很大的影响。因此，急诊护士应以冷静、沉着、和蔼的态度，敏捷、有序地处理各种复杂情况；用温和的语言安慰患者，以减轻其恐惧心理，从而取得患者的信任，使其身心处于最佳状态。

一、概述

（一）基本要素

心理护理的基本要素，是指对心理护理的科学性、有效性具有决定性影响的关键因素，它主要包括。

（1）护士——心理护理的主体。

（2）患者——心理护理的客体。

（3）心理学理论和技术——心理护理过程中问题解决的方法体系。

（4）心理问题——心理护理的基本目标。

这四个基本要素相互依存，每个要素出现问题都会导致整个系统的运转失灵。

其他一些因素也可对心理护理的实施产生影响，如患者家属的配合、医生及其他工作人员的参与、患者彼此间的交往等，但这些因素并不直接对运转系统的启动产生作用。

（二）基本条件

1. 心理学理论与技术

（1）掌握心理学理论与技术是科学实施心理护理的重要因素。

（2）心理学知识和技能对临床心理护理的指南作用举足轻重，类似于政治思想工作的开导或仅满足于经验之谈的劝慰，都无法替代心理学知识和技能对临床心理护理的科学指导。

（3）只有较好地掌握了心理学知识和技能的护士，才会懂得如何掌握患者在疾病过程中发生心理反应的一般规律，才会学会如何分析具有较大个体差异的患者产生心理失衡的不同原因，才能学会如何客观地评估患者心理问题的性质及其程度，学会如何恰当地选择个体化的心理护理对策。

2. 心理问题的评估

（1）患者心理问题的准确评估，也如同正确诊治临床疾病一样，不仅要弄清患者存在什么临床病症，更需弄清引起这些病症的主要病因。因此既要抓住患者具有典型意义的情绪状态，又要善于从原因分析中抓住能充分体现患者心理问题特异性的本质特征。

（2）评估患者的心理问题，主要应把握三个环节。①确定患者主要心理反应的性质，是以焦虑、恐惧为主还是以抑郁为主。②确定患者主要心理反应的强度。③确定引起患者主要心理反应的个体原因。

3. 患者的密切合作

（1）能否取得患者的密切合作，主动权掌握在实施心理护理的护士手中。

（2）护士必须维护患者的个人尊严和隐私权，在向患者本人了解感受或进行相关调查时，应该采用征询的口吻和关切的态度，不宜用质询的口气和刨根问底的做法。

（3）护士应尊重患者的主观意愿和个人习惯，包括考虑患者原有的社会角色，以便选择较适当的场合，采用较适宜的方式为患者实施心理护理。

4. 职业心态

（1）护士积极的职业心态，是指护士在职业角色的扮演中，能始终如一地保持比较稳定、健康的身心状态，能比较主动、富于同情地关心患者的病痛，能在护理过程中注重凡事多替患者着想，能自省是否举手投足之间都体现出对患者身心状态的积极影响，擅长把心理护理的良好效应渗透到护理过程的每一个环节。

（2）护士积极的职业心态，是优化心理护理氛围的关键。

（3）从某种意义上说，由护士积极的职业心态所建立起来的和谐的护患关系本身就是一种最为有效的心理护理。

二、实施程序

心理护理的实施程序见图3-1。

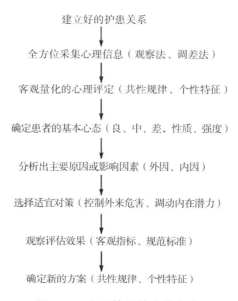

图 3-1　心理护理的实施程序

三、基本原则

（一）急诊患者的心理特点

1. 焦虑、恐惧心理

（1）急诊患者多是病情严重，生命危急，患者精神压力很大，迫切希望获得最佳和最及时的救治。

（2）有些患者甚至因过度焦虑恐惧，而加重躯体疾病或出现躁动不安等精神方面的障碍。

（3）瞬间的天灾人祸或恶性事故等超常的紧张刺激，可以摧毁一个人的自我防御机制而出现心理异常。

（4）一向认为自己健康的人，突然患有严重疾病，也会因为过度恐惧而失去心理平衡。

2. 被重视心理

（1）患者希望在就诊过程中，自己的病情被重视。

（2）医护人员能耐心、认真地倾听自己陈述病情。

（3）希望医护人员对自己的身体进行全面细致的检查，做出正确的诊断。

（4）期望得到迅速、有效的治疗。

3．敏感、多疑、易激惹心理

（1）多见于慢性病急性发作，或病情恶化加重的患者。

（2）常通过观察医护人员的言行来猜测自己病情的严重性。

（3）希望自己的家属、亲人陪伴，以分担精神上的痛苦。

（4）家属亦急于叙述患者的病情，盼望及早得到初步诊断，并想及时了解抢救结果，因此亦常常不愿离开患者。

4．抑郁、悲观心理

（1）多见于病情危重或长期住院痛苦较重的患者。

（2）往往缺乏医学常识，认为自己的生命即将终结，或由于长期的病痛折磨，认为生不如死，无人能帮助自己，因而悲观失望，甚至绝望。

（3）往往表现为对检查不合作，对治疗不配合。

（二）一般原则

1．"患者中心"护理

急诊患者多数求医心切，一旦进入医院，顿有绝路逢生的感觉。此时，护士应紧张而热情地接诊，亲切而耐心地询问病情，悉心体贴，关怀周到，使患者体验到危难时遇到了可信赖的救命恩人，这种护患关系的建立有助于减轻焦虑，消除患者的无助感。

2．支持性心理护理

抢救过程中，护士娴熟的操作技术和严谨的工作作风以及医护人员的密切配合，不仅是使患者转危为安的保证，同时对患者来说又是心照不宣的心理支持和鼓舞，使患者感到医护人员可信、可敬，从而潜移默化地影响患者，减缓其焦虑、恐惧心理的发展。

3．及时有效地进行心理疏导

急诊患者大多数存在不同程度的心理冲突或心理障碍，护士应针对每位患者的具体情况及时做好心理疏导工作，缓解心理冲突，减轻精神痛苦，原则上给予肯定的保证、支持、鼓励，尽量避免消极暗示，尤其是来自家属、病友方面的暗示。医护人员之间交谈重要病情，或向家属交代病情，应注意回避患者；检查或诊治后病情有轻微好转，或基本稳定，也要告知患者，增强治愈疾病的信心。

4．就诊顺序按轻重缓急

在急诊就诊的患者，虽然都是急诊，但病情轻重不一样，对每位患者及家属来讲，只认为自己的病最重要，最难忍受，希望尽早得到医生护士的诊断治疗，对这种心情护士应给予充分地理解。护士应有条不紊地提醒医生，注意对危重患者的抢救，优先抢救生命垂危的患者。为了解决患者的焦虑心理，提高医生的工作效率，缩短候诊时间，医生对一般患者问诊后，护士可提前给予常规处理，如测体温、血压等，体温过高给予物理降温，同时耐心诚恳地向患者及家属解释等候的原因，使患者体验到医护人员没有忘记他，一直在关心他，使他们在心理上得到安慰。

5．耐心、科学地解释诊治过程中的问题

若患者的医学知识甚少，对医生的诊治往往会产生种种疑虑，但由于医生较忙或担心医生不耐烦，他们不直接问医生而去问护士，护士有责任和义务满足患者的要求，清晰、科学地解释诊治中的各种问题（如诊断的是什么病？这种病多长时间才能治好？这种药物效果怎样？）以解除患者的疑虑。

6．营造和谐的人际关系

急诊患者由于病痛造成心理创伤，多数可出现言语、行为方面的异常行为，如大吵大闹、大声呻吟，这种情况下，护士应表现宽广的胸怀，热情、耐心地照顾患者，启发和帮助患者正确地对待疾病，对激惹性高、发脾气的患者，要态度温和、诚恳，运用语言技巧，反复解释、说服。

（三）注意事项

1．重视心理护理的作用

虽然急诊的任务特点是在最短的时间内，用最快的速度，最有效的措施制止生命活动的终止，或缓解急性发作的症状，但是心理护理的作用不能忽视。如一些服毒患者，如仅是洗胃，使用药物，患者的心理问题没有解决，则极可能拒绝治疗甚至再次服毒。

2. 重视非语言信息的作用

心理护理多是在和患者交谈的过程中发现并解决患者的心理障碍。但沟通的方法包括使用语言信息与非语言信息，交谈只是沟通的方法之一。由于急诊工作的特殊性质，在心理护理方面，尤其应当注意非语言信息的应用。护士冷静沉着的态度、整洁的衣着、娴熟的操作技术以及有条不紊的抢救程序，都是对患者有效的安慰。对于某些病情危重的患者和被痛苦折磨得精疲力竭的患者，利用抚摸手或轻拍肩部等非语言手段与患者沟通，都会收到良好的效果。

3. 重视患者亲属的心理需求

患者亲属的心理反应可能比患者还要复杂，很多人都表现出担忧、焦虑，情绪不稳定和易激惹现象。护士应充分理解患者亲属的心情，在认真做好抢救工作的同时，对患者亲属也要有同情心及耐心，稳定其情绪。

四、护理措施

（一）患者就诊

急诊护士最先接待患者，其一言一行、一举一动都会对患者产生很大影响。

（1）护士应仪表端庄，衣着整洁大方朴素，工作热情和蔼，举止稳重，使患者一踏进急诊科就有一种平静的心理，树立战胜疾病的信心。

（2）患者诉说病情时要认真聆听，不要东张西望，不要随意插话，同时仔细分析，尽量做到判断准确，缩短不必要的转诊时间。

（3）一切手续要求简单，使患者产生一种轻便感。

（二）处置结束

（1）多数患者取得药物后，常担心药物的效果，此时护士要配合医生对所用药物做一定程度的解释，如用阿托品可能出现心慌、口干、面红等反应，嘱患者不要害怕，可多饮水。

（2）对一些不够住院条件而主动要求住院的患者，要向其说明不住院的理由，仔细指导回家后的注意事项及随诊时间，使患者放心离去，这样如果病情反复，也不会产生恐慌心理。

（三）注射治疗

患者在注射时带有恐惧、紧张心理，因为注射引起疼痛，有的患者担心折针，因此使心理应激增强。尤其是对刺激性大的注射药物，如果较长时间使用，患者会感到紧张，注射部位也处于紧张状态。护士应注意以下几点。

1. 语言的安抚作用

注射前要和患者做简短的交谈，语言表达要情感真实、诚挚，要向患者解释注射的程序，及将会产生何种程度的痛感。告诉患者痛如蚊咬，慢慢推药疼痛会减轻的，嘱患者放松，使患者心理上有准备，从而起积极安抚作用。

2. 利用注意力转移来减轻疼痛

为了避免患者对注射引起疼痛的恐惧心理，最好的办法是转移患者的注意力，跟患者说话，使患者的兴趣集中到另一个问题上，在注意力转移时完成注射任务。

3. 增强患者对护士的信任感

患者对护士的崇敬和信赖是减轻注射疼痛的重要因素，所以护士在操作中对患者态度要友善，耐心解答患者提出的问题，操作技术要熟练，使患者放心，减少紧张心理。

4. 环境

注射的环境既要避免过于嘈杂，又要避免过于安静，病室内注射是较为理想的环境；患者之间的谈话、看书报、同护士的简短交谈，都有利于分散患者的注意力，以减轻疼痛，克服恐惧心理。

（四）灌肠操作

患者对灌肠通常不习惯，常有一种害怕、恐惧的心理。

1．灌肠前

护士应向患者做好解释，使之了解灌肠的目的，说明灌肠并没有什么危险，只是灌进药液后稍有胀感，待解完大便后，即感轻松，从而消除患者紧张、恐惧和不安的心理，使患者主动地配合。

2．灌肠时

（1）护士要保持平静，动作要轻柔。

（2）尤其是在插肛管时，更应观察患者的情绪。

（3）如果患者紧张，肛门括约肌禁闭，肛管插不进，这时切忌用暴力蛮插，以防损伤肛门、直肠。

（4）护士要沉着镇静，转移患者注意力，待患者心理平静，肛门括约肌松弛后再插。

（五）导尿操作

除昏迷、神志不清的患者外，一般患者对导尿都有羞涩感，特别是男性年轻患者，羞涩感更强，心理十分紧张，有时导尿管难以插入。年轻的护士在进行插管导尿时，也常感不好意思，心理忐忑不安，甚至手颤抖，影响导尿操作。

（1）护士自己要提高对导尿的认识，解除心理矛盾的冲突，控制羞涩感，使自己的心理平静下来。

（2）根据患者的病情，认真而严肃地向患者讲明导尿的必要性和安全性，从而消除患者疑虑、羞涩、恐惧和害怕的紧张心理，使患者乐意、主动地配合护士的操作。

（六）急性中毒患者

1．自服毒物的患者

（1）多数患者处于狭隘心理状态，心理变化极为复杂，当毒性发作时，又多具有后悔心理，来急诊就诊时，因碍于面子，故意与医护人员不合作。此时若不做好心理护理，很难取得患者的配合，抢救就很难奏效，甚至因此失去有利抢救时间，造成死亡。

（2）具有自杀心理的患者，都存在一定的社会或家庭因素，对这类患者，除了从治疗上、生活上给予关心爱护，还应根据具体情况给予开导。

（3）要用温和、体贴、同情的语言去感化患者，不能用刺激性话语，要使患者真正体会到医务人员为抢救其生命在尽心尽职地工作，使其认识到自己的做法是错误的。

（4）这类患者很大程度上更需要家属的安慰，因此做好家属的说服工作尤为重要。

2．误服毒物的患者

（1）多具有焦虑、担心、害怕的心理。

（2）应向患者耐心解释所服药物的毒性反应，使患者有一定的思想准备，不至于在某种毒性突然发生时感到恐慌。

（3）指导患者进行正常的口服洗胃，若剂量大、病情重者应插管洗胃。

（七）外伤患者

（1）因各种不同原因所致的外伤患者，多有伤口和出血，后者使患者感到不安、焦虑甚至惊恐。

（2）来急诊后，嘱咐患者不要直视伤口，以免增加恐惧心理。

（3）在输液、输血、给氧和清创止血等治疗中，始终保持神态自若、忙而不乱，操作准确无误，并主动和患者交谈，转移患者注意力，使患者产生一种亲切感和信任感。

（4）应尽量满足患者提出的合理要求，同时也要注意安慰家属，要求家属尽量不要在患者面前流露悲伤、焦急、埋怨的表情和态度。

（5）对有纠纷因素在内的患者，主动承担调解义务，要求双方都不要夸大或隐藏病情，同时说明夸大或隐藏病情的危害。

（八）腹痛患者

（1）腹痛剧烈，多有烦躁、厌闷、不信任的心理。

（2）患者多有迫切要求止痛的心理，认为医院不给用止痛药就是不积极治疗，护士应耐心解释不能随便使用止痛药的道理。

（3）应尽快明确诊断，以解除患者疼痛。

第二节　常用的急救技术

危重患者的急救技术是急救成功的关键，它直接影响到患者的生命安全和生命质量。护理人员必须熟练掌握常用的急救技术，保证急救工作及时、准确、有效地进行。

一、吸氧法

氧气疗法是指通过给氧，增加吸入空气中氧的浓度，提高肺泡内的氧浓度，进而提高动脉血氧分压（PaO_2）和动脉血氧饱和度（SaO_2），增加动脉血氧含量（CaO_2），纠正各种原因造成的缺氧状态，促进组织的新陈代谢，维持机体生命活动的一种治疗方法。其是临床常用的急救技术之一。

（一）缺氧的分类

根据发病原因不同，缺氧可分为四种类型。不同类型的缺氧具有不同的血氧变化特征，氧疗的效果也不尽相同。

1. 低张性缺氧

低张性缺氧是指由于吸入气体中氧分压过低、肺泡通气不足、气体弥散障碍、静脉血分流入动脉而引起的缺氧。主要特点是 CaO_2 降低，SaO_2 降低，组织供氧不足。常见于慢性阻塞性肺部疾病、呼吸中枢抑制、先天性心脏病等。

2. 血液性缺氧

血液性缺氧是指由于血红蛋白数量减少或性质改变使血红蛋白携氧能力降低而引起的缺氧。主要特点是 CaO_2 降低，PaO_2 一般正常。常见于严重贫血、一氧化碳中毒、高铁血红蛋白症、输入大量库存血等。

3. 循环性缺氧

循环性缺氧是指由于动脉血灌注不足、静脉血回流障碍引起的缺氧。主要特点是 PaO_2、SaO_2、CaO_2 均正常，而动 - 静脉氧压差增加。常见于休克、心力衰竭、大动脉栓塞等。

4. 组织性缺氧

组织性缺氧是指由于组织细胞生物氧化过程障碍，利用氧能力降低而引起的缺氧。主要特点是 PaO_2、SaO_2、CaO_2 均正常，而静脉血氧含量和氧分压较高，动 - 静脉氧压差小于正常。常见于氰化物中毒、组织损伤、大量放射线照射等。

以上四种类型的缺氧中，氧疗对低张性缺氧的疗效最好，吸氧能提高 PaO_2、SaO_2、CaO_2，使组织供氧增加。氧疗对心功能不全、严重贫血、一氧化碳中毒、休克等患者也有一定的疗效。

（二）缺氧的症状和程度判断及给氧的标准

1. 判断缺氧程度

对缺氧程度的判断，除患者的临床表现外，主要根据血气分析检查结果来判断（表3-1）。

表3-1　缺氧的症状和程度判断

程度	发绀	呼吸困难	神志	血气分析			
				氧分压（PaO_2）		二氧化碳分压（$PaCO_2$）	
				kPa	mmHg	kPa	mmHg
轻度	轻	不明显	清楚	6.6 ~ 9.3	50 ~ 70	> 6.6	> 50
中度	明显	明显	正常或烦躁不安	4.6 ~ 6.6	35 ~ 50	> 9.3	> 70
重度	显著	严重，三凹征明显	昏迷或半昏迷	4.6 以下	35 以下	> 12.0	> 90

注：动脉血气分析正常值 PaO_2 80 ~ 100 mmHg，$PaCO_2$ 35 ~ 45 mmHg，SaO_2 95%

2. 给氧指征

（1）轻度缺氧：一般不需要给氧，如果患者有呼吸困难可给予低流量的氧气（1 ~ 2 L/min）。

（2）中度缺氧：须给氧。当患者 PaO_2 < 50 mmHg（6.67 kPa），均应给氧。对于慢性阻塞性肺疾病并发冠心病患者，其 PaO_2 < 60 mmHg（7.99 kPa）时即需要给氧。

（3）重度缺氧：是给氧的绝对适应证。

（三）氧气疗法的种类及适用范围

动脉血二氧化碳分压（$PaCO_2$）是评价通气状态的指标，是决定以何种方式给氧的重要依据。

1. 低浓度氧疗

低浓度氧疗又称控制性氧疗，吸氧浓度低于 40%，用于低氧血症伴二氧化碳潴留的患者。例如，慢性阻塞性肺部疾病和慢性呼吸衰竭的患者，呼吸中枢对二氧化碳增高的反应很弱，呼吸的维持主要依靠缺氧刺激外周化学感受器；如果给予高浓度的氧气吸入，低氧血症迅速解除，同时也解除了缺氧兴奋呼吸中枢的作用，因此可导致呼吸进一步抑制，加重二氧化碳的潴留，甚至发生二氧化碳麻醉。

2. 中等浓度氧疗

中等浓度氧疗吸氧浓度为 40% ~ 60%，主要用于有明显通气 / 灌注比例失调或显著弥散障碍的患者，特别是血红蛋白浓度很低或心输出量不足者，如肺水肿、心肌梗死、休克等。

3. 高浓度氧疗

高浓度氧疗吸氧浓度在 60% 以上，应用于单纯缺氧而无二氧化碳潴留的患者，如心肺复苏后的生命支持阶段、成人型呼吸窘迫综合征等。

（四）供氧装置

供氧装置有氧气筒、氧气压力表和管道氧气装置（中心供氧装置）。

1. 氧气筒和氧气压力表装置

（1）氧气筒。

氧气筒为柱形无缝钢筒，筒内可耐高压达 14.7 MPa，容纳氧气约 6 000 L。

①总开关：在筒的顶部，可控制氧气的放出。使用时，将总开关向逆时针方向旋转 1/4 周，即可放出足够的氧气，不用时可按顺时针方向将总开关旋紧。

②氧气筒装置气门：在氧气筒颈部的侧面，有一气门与氧气表相连，是氧气自筒中输出的途径。

（2）氧气表。

①组成：由以下几部分组成。a. 压力表：从表上的指针能测知筒内氧气的压力，以 MPa 或 kgf/cm² （非法定计量单位，1 ksf/cm² ≈ 0.1 MPa）表示。压力越大，则说明氧气储存量越多。b. 减压器：是一种弹簧自动减压装置，可将来自氧气气筒内的压力降至 0.2 ~ 0.3 MPa，使流量平衡，保证安全，便于使用。c. 流量表：可以测知每分钟氧气的流出量，用 L/min 表示，以浮标上端平面所指刻度读数为标准。d. 湿化瓶：用于湿润氧气，以免呼吸道黏膜被干燥的气体所刺激。瓶内装入 1/3 ~ 1/2 的冷开水，通气管浸入水中，出气管和鼻导管相连。湿化瓶应每日换水一次。e. 安全阀：由于氧气表的种类不同，安全阀有的在湿化瓶上端，有的在流量表下端。当氧气流量过大、压力过高时，安全阀的内部活塞即自行上推，使过多的氧气由四周小孔流出，以保证安全。

②装表法。a. 吹尘：将氧气筒置于架上，取下氧气筒帽，用手将总开关按逆时针方向打开，使少量氧气从气门处流出，随即迅速关好总开关，以达清洁该处的目的，避免灰尘吹入氧气表内。b. 接氧气表：是将氧气表的旋紧螺帽口与氧气筒气门处的螺丝接头衔接，将表稍向后倾，用手按顺时针方向初步旋紧，然后再用扳手旋紧，使氧气表直立于氧气筒旁。c. 接湿化瓶：连接通气管和湿化瓶。d. 接管与检查：连接出气橡胶管于氧气表上，检查流量调节阀关好后，打开氧气筒总开关，再打开流量调节阀，检查氧气流出是否通畅、有无漏气以及全套装置是否适用。最后关上流量调节阀，推至病房待用。

③卸表法。a. 放余气：旋紧氧气筒总开关，打开氧气流量调节阀，放出余气，再关好流量调节阀，卸下湿化瓶和通气管。b. 卸氧气表：一手持表，一手用扳手将氧气表上的螺帽旋松，然后再用手旋开，将表卸下。

2. 管道氧气装置

管道氧气装置即中心供氧装置。氧气通过中心供氧站提供，中心供氧站通过管道将氧气输送至各病区床单位、门诊、急诊科。中心供氧站通过总开关进行管理，各用氧单位有分开关，并配有氧气表，患者需要时，打开床头流量表开关，调整好氧流量即可使用。

（五）氧气成分、浓度及关于用氧的计算

1. 氧气成分

根据条件和患者的需要，一般常用 99% 氧气，也可用 5% 二氧化碳和纯氧混合的气体。

2. 氧气吸入浓度

氧气在空气中占 20.93%，二氧化碳为 0.03%，其余 79.04% 为氮气、氢气和微量的惰性气体。掌握吸氧浓度对纠正缺氧起着重要的作用，低于 25% 的氧浓度则和空气中氧含量相似，无治疗价值；高于 70% 的浓度，持续时间超过 1 ~ 2 d，则可能发生氧中毒，表现为恶心、烦躁不安、面色苍白、进行性呼吸困难。故掌握吸氧浓度至关重要。

3. 氧浓度和氧流量的换算方法

换算公式如下：

吸氧浓度（%）＝ 21 ＋ 4× 氧流量（L/min）

4. 氧气筒内的氧气量的计算

计算公式如下：

氧气筒内的氧气量（L）＝ 氧气筒容积（L）× 压力表指示的压力（kgf/cm^2）÷ $1\ kgf/cm^2$

5. 氧气筒内氧气的可供应时间的计算

计算公式（公式中 5 是指氧气筒内应保留压力值）如下：

氧气筒内的氧气可供应的时间（h）＝（压力表压力 – 5）（kgf/cm^2）× 氧气筒容积（L）÷ $1\ kgf/cm^2$ ÷ 氧流量（L/min）÷ 60 min

（六）鼻导管给氧法

鼻导管给氧法有单侧鼻导管给氧法和双侧鼻导管给氧法两种。①单侧鼻导管给氧法：是将一细鼻导管插入一侧鼻孔，经鼻腔到达鼻咽部，末端连接氧气的供氧方法。此法节省氧气，但可刺激鼻腔黏膜，长时间应用，患者感觉不适，因此目前不常用。②双侧鼻导管给氧法：是将特制双侧鼻导管插入双鼻孔内，末端连接氧气的供氧方法。插入深约 1 cm，导管环稳妥固定即可。此法操作简单，对患者刺激性小，适用于长期用氧的患者。其是目前临床上常用的给氧方法之一。

1. 目的

（1）改善各种原因导致的缺氧状况。

（2）提高 PaO_2 和 SaO_2。

（3）促进组织代谢，维持机体生命活动。

2. 评估

（1）患者：了解患者病情，缺氧原因、缺氧程度及缺氧类型，患者呼吸道是否通畅、鼻腔黏膜情况、有无鼻中隔偏曲等。

（2）操作者双手不可接触油剂。

（3）用物氧气筒是否悬挂有"有氧"及"四防"标志。

（4）环境病房有无烟火及易燃品。

3. 计划

（1）用物准备。①治疗盘内备：治疗碗（内放鼻导管、纱布数块）、小药杯（内盛冷开水）、通气管、棉签、乙醇、弯盘、胶布、玻璃接管、湿化瓶（内装 1/3 ~ 1/2 湿化液）、安全别针、扳手。②治疗盘外备：氧气筒及氧气压力表装置、吸氧记录单、笔。

（2）患者准备：体位舒适，情绪稳定，理解目的，愿意配合。

（3）环境准备：清洁，安静，光线充足，室温适宜，1 m 之内无热源，5 m 之内无明火，远离易燃易爆品。

4. 评价

（1）患者缺氧症状得到改善，无鼻黏膜损伤，无氧疗不良反应发生。

（2）氧气装置无漏气，护士操作规范，用氧安全。

（3）患者知晓用氧安全注意事项，能主动配合操作。

5. 健康教育

（1）指导患者及其家属认识氧疗的重要性和配合氧疗的方法。

（2）指导患者及探视者用氧时禁止吸烟，保证用氧安全。

（3）告知患者及其家属不要自行摘除鼻导管或者调节氧流量。

（4）告知患者如感到鼻咽部干燥不适或者胸闷憋气，应及时通知医务人员。

6. 其他注意事项

（1）注意用氧安全，切实做好"四防"，即防震、防火、防热、防油。氧气筒内压力很高，在搬运时避免倾倒撞击，防止爆炸；氧气助燃，氧气筒应放阴凉处，在筒的周围严禁烟火和易燃品，至少距明火 5 m，暖气 1 m；氧气表及螺旋口上勿涂油，也不可用带油的手拧螺旋，避免引起燃烧。

（2）氧气筒的氧气不可全部用尽，当压力表上指针降至 0.5 MPa（5 kgf/cm^2）时，即不可再用，以防灰尘进入筒内，再次充气时发生爆炸的危险。

（3）对未用和已用完的氧气筒应分别注明"满"或"空"的字样，便于及时储备，以应急需。

（4）保护鼻黏膜防止交叉感染：①用鼻导管持续吸氧者，每日更换鼻导管两次以上，双侧鼻孔交替使用，以减少对鼻黏膜的刺激。②及时清洁鼻腔，防止导管阻塞。③湿化瓶一人一用一消毒，连续吸氧患者应每日更换湿化瓶、湿化液及一次性吸氧管。

（七）鼻塞给氧法

鼻塞给氧法是将鼻塞塞于一侧鼻孔内的给氧方法。鼻塞是用塑料或有机玻璃制成带有管腔的球状物，大小以恰能塞鼻孔为宜。此法可避免鼻导管对鼻黏膜的刺激，两侧鼻孔可交替使用，患者较为舒适，适用于慢性缺氧者长期氧疗时。

（八）面罩给氧法

将面罩置于患者口鼻部供氧，用松紧带固定，氧气自下端输入，呼出的气体从面罩侧孔排出的方法是面罩给氧法。由于口、鼻部都能吸入氧气，效果较好，同时此法对呼吸道黏膜刺激性小，简单易行，患者较为舒适。可用于病情较重，氧分压明显下降者。面罩给氧时必须要足够的氧流量，一般为 6 ~ 8 L/min。

（九）氧气袋给氧法

氧气袋为一长方形橡胶袋，袋的一角有橡胶管，上有调节器以调节流量。使用时将氧气袋充满氧气，连接湿化瓶、鼻导管，调节好流量，让患者头部枕于氧气袋上，借助重力使氧气流出。主要用于家庭氧疗、危重患者的急救或转运途中。

（十）头罩给氧法

头罩给氧法适用于新生儿、婴幼儿的给氧，将患儿头部置于头罩里，将氧气接于进气孔上，可以保证罩内一定的氧浓度。此法简便，无刺激，同时透明的头罩也易于观察病情变化。

（十一）氧疗监护

1. 缺氧症状改善

患者由烦躁不安变为安静、心率变慢、血压上升、呼吸平稳、皮肤红润温暖、发绀消失，说明缺氧症状改善。

2. 实验室检查

实验室检查可作为氧疗监护的客观指标。主要观察氧疗后 PaO_2、$PaCO_2$、SaO_2 等指标的变化。

3. 氧气装置

有无漏气，管道是否通畅。

4. 氧疗的不良反应及预防

当氧浓度高于 60%、持续时间超过 24 h，可能出现氧疗的不良反应。

常见的不良反应有以下几种。

（1）氧中毒：长时间高浓度氧气吸入的患者可导致肺实质的改变，如肺泡壁增厚、出血。氧中毒患者常表现为胸骨后不适、疼痛、灼热感，继而出现干咳、恶心呕吐、烦躁不安、进行性呼吸困难，继续增加吸氧浓度患者的 PaO_2 不能保持在理想水平。

预防措施：预防氧中毒的关键是避免长时间、高浓度吸氧，密切观察给氧的效果和不良反应，定时进行血气分析，根据分析结果调节氧流量。

（2）肺不张：呼吸空气时，肺内含有大量不被血液吸收的氮气，构成肺内气体的主要成分。当高浓度氧疗时，肺泡气中氮逐渐被氧所取代，一旦发生支气管阻塞时肺泡内的气体更易被血液吸收而发生肺泡萎缩，从而引起吸收性肺不张。患者表现为烦躁不安，呼吸、心率增快，血压上升，继而出现呼吸困难、发绀，甚至昏迷。

预防措施：控制吸氧浓度，鼓励患者深呼吸、有效咳嗽、经常翻身叩背以促进痰液排出，防止分泌物阻塞。

（3）呼吸道分泌物干燥：如持续吸入未经湿化且浓度较高的氧气，超过 48 h，支气管黏膜因干燥气体的直接刺激而产生损害，使分泌物黏稠、结痂、不易咳出。特别是气管插管或气管切开的患者，因失去了上呼吸道对气体的湿化作用则更易发生。

预防措施：氧气吸入前一定要先湿化，必要时配合做超声波雾化吸入。

（4）眼晶状体后纤维组织增生：仅见于新生儿，尤其是早产儿。当患儿长时间吸入高浓度氧时，可导致患儿视网膜血管收缩，从而发生视网膜纤维化，最后导致不可逆的失明。

预防措施：新生儿吸氧浓度应严格控制在 40% 以下，并控制吸氧的时间。

（5）呼吸抑制：常发生于低氧血症伴二氧化碳潴留的患者吸入高浓度的氧气之后。由于 $PaCO_2$ 长期升高，呼吸中枢失去了对二氧化碳的敏感性，呼吸的调节主要依靠缺氧对外周感受器的刺激来维持，如果吸入高浓度氧，虽然缺氧得到某种程度的改善，但却解除了缺氧对呼吸的刺激作用，使呼吸中枢抑制加重，甚至呼吸停止。

预防措施：低浓度低流量持续给氧，并检测 PaO_2 的变化，维持患者的 PaO_2 在 60 mmHg（7.99 kPa）左右。

二、吸痰法

吸痰法（aspiration of sputum）是指利用机械吸引的方法，经口、鼻腔、人工气道将呼吸道的分泌物吸出，以保持呼吸道通畅的一种治疗方法。临床上主要用于年老体弱、危重、昏迷、麻醉未清醒前、气管切开等不能有效咳嗽、排痰者。

（一）吸痰装置

临床上常用的吸痰装置有电动吸引器和中心负压吸引装置两种，它们利用负压吸引原理，连接导管吸出痰液。

1. 电动吸引器

（1）构造：主要由电动机、偏心轮、气体过滤器、压力表及安全瓶和储液瓶组成。安全瓶和储液瓶是两个容量为 1 000 mL 的容器，瓶塞上各有两个玻璃管，并通过橡胶管相互连接。

（2）原理：接通电源后，电动机带动偏心轮，从吸气孔吸出瓶内的空气，并由排气孔排出，这样不断地循环转动，使瓶内产生负压，将痰吸出。

2. 中心负压吸引装置

目前各大医院均设中心负压吸引装置，吸引管道连接到各病房床单位，使用十分方便。

（二）电动吸引器吸痰法

1. 目的

清除呼吸道分泌物，保持呼吸道通畅，预防肺不张、坠积性肺炎、窒息等并发症的发生。

2. 评估

（1）患者：评估患者鼻腔有无分泌物堵塞，有无鼻息肉、鼻中隔偏曲等情况；评估患者的意识及有无将呼吸道分泌物排出的能力，以判断是否具有吸痰的指征，是否需要同时备压舌板或开口器及舌钳。

（2）环境：病房是否安静，温、湿度是否适宜。

（3）用物：吸痰管型号是否合适，吸痰用物是否保持无菌状态；备好不同型号的无菌吸痰管或消毒吸痰管（成人 12 ～ 14 号，小儿 8 ～ 12 号）；将内盛消毒液的瓶子系于吸引器一侧（内放吸痰后的玻璃接管）；电动吸引器性能是否良好，各管道连接是否正确。

3. 计划

（1）患者准备：体位舒适，情绪稳定，理解目的，愿意配合。

（2）操作者准备：根据患者情况及痰液的黏稠度调节负压（成人 39.9 ～ 53.3 kPa，儿童 < 39.9 kPa）。

（3）用物准备。①无菌治疗盘内备：无菌持物镊或血管钳、无菌纱布、无菌治疗碗，必要时备压舌板、开口器、舌钳。②治疗盘外备：盖罐 2 个（分别盛 0.9% 氯化钠注射液和消毒吸痰管数根，也可用一次性无菌吸痰管）、弯盘、无菌手套。③吸痰装置：电动吸引器 1 台、多头电插板。

4. 评价

（1）患者呼吸道内分泌物及时清除，气道通畅，缺氧症状得到缓解。

（2）护士操作规范，操作中未发现呼吸道黏膜损伤。

5. 健康教育

（1）告诉清醒患者不要紧张并教会患者正确配合吸痰。

（2）告知患者适当饮水，以利痰液排出。

6. 其他注意事项

（1）电动吸引器连续使用不得超过 2 h。

（2）储液瓶内应放少量消毒液，使吸出液不致黏附于瓶底，便于清洗消毒；储液瓶内吸出液应及时倾倒，液面不应超过储液瓶的 2/3 满，以免痰液被吸入电动机而损坏机器。

（3）按照无菌技术操作原则，治疗盘内吸痰用物应每日更换 1 ～ 2 次，吸痰管每次更换，储液瓶及连接导管每日清洁消毒，避免交叉感染。

（4）小儿吸痰时，吸痰管要细，吸力要小。

（5）痰液黏稠者，可以配合翻身叩背、雾化吸入等方法，增强吸痰效果。

（6）经鼻气管内吸引时插入导管长度：成人 20 cm、儿童 14 ～ 20 cm、婴幼儿 8 ～ 14 cm。

（7）颅底骨折患者严禁从鼻腔吸痰，以免引起颅内感染及脑脊液被吸出。

（三）中心负压吸引装置吸痰法

使用中心负压吸引装置吸痰时，只需将吸痰导管和负压吸引管道相连接，开动吸引开关即可抽吸痰液。因中心负压吸引装置无脚踏开关，手控开关打开后即为持续吸引，因此每次插管前均需反折吸痰管，以免负压吸附黏膜，引起损伤。

（四）注射器吸痰法

一般用 50 mL 或 100 mL 注射器连接吸痰管进行抽吸。适用于紧急状态下吸痰。

三、洗胃法

洗胃是将胃管插入患者胃内，反复注入和吸出一定量的溶液，以冲洗并排出胃内容物，减轻或避免吸收毒物的胃灌洗方法。

（一）目的

1. 解毒

清除胃内毒物或刺激物，减少毒物吸收，还可利用不同灌洗液进行中和解毒，用于急性食物或药物中毒。服毒后 6 h 内洗胃效果最有效。

2. 减轻胃黏膜水肿

幽门梗阻患者，饭后常有滞留现象，引起上腹胀闷、恶心呕吐等不适，通过洗胃可将胃内潴留食物洗出，减轻潴留物对胃黏膜的刺激，从而减轻胃黏膜水肿。

3．为手术或检查做准备

如行胃部、食管下段、十二指肠等手术前，洗胃可减少术中并发症，便于手术操作。

（二）口服催吐法

口服催吐法适用于清醒又能合作的患者。

（1）用物：治疗盘内备量杯（按需要备 10 000 ～ 20 000 mL 洗胃溶液，温度为 25℃ ～ 38℃）、压舌板、橡胶围裙、盛水桶、水温计。

（2）操作方法：①患者取坐位或半坐卧位，戴好橡胶围裙，盛水桶置患者座位前。②嘱患者在短时间内自饮大量灌洗液，即可引起呕吐，不易吐出时，可用压舌板压其舌根部引起呕吐。如此反复进行，直至吐出的灌洗液澄清无味为止。③协助患者漱口、擦脸，必要时更换衣服，卧床休息。④记录灌洗液名称及量，呕吐物的量、颜色、气味，患者主诉，必要时送检标本。

（三）自动洗胃机洗胃法

自动洗胃机洗胃法是利用电磁泵作为动力源，通过自控电路的控制，使电磁阀自动转换动作，先向胃内注入冲洗药液，随后从胃内吸出内容物的洗胃过程。自动洗胃机台面上装有电子钟、调节药量的开关（顺时针为开，冲洗时压力在 39.2 ～ 58.8 kPa，流量约 2.3 L/min）、停机、手吸、手冲、自动清洗键等，洗胃机侧面装有药管、胃管、污水管口等，机内备滤清器（防止食物残渣堵塞管道），背面装有电源插头。用自动洗胃机洗胃能迅速、彻底地清除胃内毒物。

1．评估

（1）患者：①评估患者意识及有无配合的能力以方便操作及减轻患者的痛苦。②了解患者中毒情况、既往健康状况以便掌握洗胃禁忌证，增加洗胃的安全性。③患者口腔黏膜情况，有无活动义齿等。

（2）用物：自动洗胃机性能是否良好。

（3）环境：病房是否安静、整洁、宽敞。

2．计划

（1）环境准备：环境安静、整洁、宽敞，避免人群围观，必要时备屏风以保护患者隐私。

（2）操作者准备：洗手，戴口罩，必要时戴手套。

（3）用物准备。①备洗胃溶液：根据毒物性质准备洗胃溶液，毒物性质不明时可选用温开水或等渗盐水洗胃；一般用量为 10 000 ～ 20 000 mL，温度为 25℃ ～ 38℃。②备洗胃用物：备无菌洗胃包（内有胃管、纱布、镊子或使用一次性胃管）、止血钳，液状石蜡、棉签、弯盘、治疗巾、橡胶围裙或橡胶单、胶布、检验标本容器或试管、量杯、水温计、压舌板、50 mL 注射器、听诊器、手电筒，必要时备开口器、牙垫、舌钳于治疗碗中；水桶两只（分别盛放洗胃液、污水）。③备洗胃机：接通电源，连接各种管道，将三根橡胶管分别与机器的药水管（进液管）、胃管、污水管（出液管）连接，将已配好的洗胃液倒入洗胃液桶内，药管的一端放入洗胃液桶内；污水管的一端放入空水桶内。调节药量流速，备用。

（4）患者准备：有义齿者取下，体位舒适，清醒者愿意配合。

3．实施

自动洗胃机洗胃法见表 3-2。

4．评价

（1）患者痛苦减轻，毒物或胃内潴留物被有效清除，症状缓解。

（2）护士操作规范，操作中患者未发生并发症。

5．健康教育

（1）告知患者及其家属洗胃后的注意事项。

（2）对自服毒物者应给予针对性的心理护理。

表 3-2　自动洗胃机洗胃法

流程	步骤详解	要点与注意事项
1.备物核对	携用物至床旁,核对并再次解释	◇尊重患者,取得合作,昏迷者取得家属配合
2.插胃管		
(1)卧位:	协助患者取合适的卧位:清醒或中毒较轻者可取坐位或半坐卧位;中毒较重者取侧卧位,昏迷患者取去枕仰卧位,头偏向一侧	◇左侧卧位可减慢胃排空,延缓毒物进入十二指肠
(2)保护衣被:	围橡胶单于胸前	
(3)插胃管:	弯盘放于口角处,润滑胃管,由口腔插入,方法同鼻饲法	◇昏迷者使用张口器和牙垫协助打开口腔 ◇插管时动作要轻柔,切忌损伤食管黏膜或误入气管
(4)验证固定:	确定胃管在胃内,用胶布固定	◇同鼻饲法
3.连接胃管	洗胃机胃管的一端与已插好的患者的胃管相连	
4.自动洗胃	(1)按"手吸"按钮,吸出胃内容物。	◇以彻底有效清除胃内毒物
	(2)按"自动"按钮,机器即开始对胃进行自动冲洗,直至洗出液澄清无味为止。	◇冲洗时"冲"灯亮,吸引时"吸"灯亮 ◇提示胃内残留毒物已基本洗净
5.观察	洗胃过程中,随时注意洗出液的性质、颜色、气味、量及患者的面色、脉搏、呼吸和血压的变化	◇如患者有腹痛、休克,洗出液呈血性,应立即停止洗胃,通知医生采取相应的急救措施
6.拔管	洗毕,反折胃管、拔出	◇防止管内液体误入气管
7.整理记录	(1)协助患者漱口、必要时更换衣服,取舒适卧位,整理床单位。	◇使患者清洁、舒适
	(2)清理用物,洗手。	
	(3)记录灌洗液名称、量,洗出液的颜色、气味、性质、量,患者的反应。	◇自动洗胃机三管(进液管、胃管、污水管)同时放入清水中,按"清洗"键清洗各管腔,洗毕将各管同时取出,待机器内水完全排尽后,按"停机"键关机

6. 其他注意事项

（1）急性中毒者，应先迅速采用口服催吐法，必要时进行洗胃，以减少毒物被吸收。

（2）当所服毒物性质不明时，应先抽吸胃内容物送检，以明确毒物性质，同时可选用温开水或0.9%氯化钠注射液洗胃，待毒物性质明确后，再采用拮抗剂洗胃。

（3）若服强酸或强碱等腐蚀性毒物，则禁忌洗胃，以免导致胃穿孔。可按医嘱给予药物或物理性对抗剂，如喝牛奶、豆浆、蛋清（用生鸡蛋清调水至200 mL）、米汤等，以保护胃黏膜。

（4）食管、贲门狭窄或梗阻，主动脉弓瘤，最近曾有上消化道出血，食管静脉曲张，胃癌等患者均禁忌洗胃，昏迷患者洗胃宜谨慎。

（5）每次灌洗液量以300 ~ 500 mL 为宜，如灌洗液量过多可引起急性胃扩张，胃内压增加，加速毒物吸收；也可引起液体反流致呛咳、误吸。并且要注意每次入量和出量应基本平衡，防止胃潴留。

（6）洗胃结束后应立即清洗洗胃机各管腔，以免被污物堵塞或腐蚀。

（四）电动吸引器洗胃法

电动吸引器洗胃法是利用负压吸引原理，吸出胃内容物和毒物的方法。用于急救急性中毒患者。

1. 操作方法

（1）接通电源，检查吸引器功能。

（2）将灌洗液倒入输液瓶，悬挂于输液架上，夹紧输液管。

（3）同自动洗胃机洗胃法插入、固定胃管。

（4）取"Y"形管（三通管），将其主干与输液管相连，两个分支分别连接胃管末端、吸引器的储液瓶引流管。

（5）开动吸引器，吸出胃内容物，留取第一次标本送检。

（6）将吸引器关闭，夹住引流管，开放输液管，使溶液流入胃内300 ~ 500 mL。夹住输液管，开放引流管，开动吸引器，吸出灌入的液体。

（7）如此反复灌洗，直到吸出的液体澄清无味为止。

2. 注意事项

负压应保持在 100 mmHg（13.33 kPa）左右，以防损伤胃黏膜。其余同自动洗胃机洗胃。

（五）漏斗胃管洗胃法

漏斗胃管洗胃法是利用虹吸原理，将洗胃溶液灌入胃内后，再吸引出来的方法。适用于家庭和社区现场急救缺乏仪器的情况下。

1. 操作方法

（1）同自动洗胃机洗胃法插入、固定胃管。

（2）将胃管漏斗部分放置低于胃部，挤压橡胶球，吸出胃内容物。

（3）举漏斗高过头部 30 ~ 50 cm，将洗胃液缓慢倒出 300 ~ 500 mL 于漏斗内，当漏斗内尚余少量溶液时，迅速将漏斗降至低于胃的位置，倒置于盛水桶内，利用虹吸作用引出胃内灌洗液；流完后，再举漏斗注入溶液。

（4）反复灌洗，直至洗出液澄清为止。

2. 注意事项

若引流不畅，可将胃管中段的皮球挤压吸引，即先将皮球末端胃管反折，然后捏皮球，再放开胃管。其余同自动洗胃机洗胃。

（六）注洗器洗胃法

注洗器洗胃法适用于幽门梗阻、胃手术前准备及术后吻合口水肿、吻合口狭窄者。

1. 用物

治疗盘内放治疗碗、胃管、镊子、50 mL 注洗器、纱布、液状石蜡及棉签，另备橡皮单、治疗巾、弯盘、污水桶，灌洗液及量按需要准备。

2. 操作方法

插入洗胃管方法同前，证实胃管在胃内并固定后，用注洗器吸尽胃内容物，注入洗胃液约 200 mL 后抽出弃去，反复冲洗，直到洗净为止。

3. 注意事项

（1）为幽门梗阻患者洗胃，可在饭后 4 ~ 6 h 或空腹进行。应记录胃内潴留量，以了解梗阻情况，胃内潴留量 = 洗出量 − 灌入量。

（2）胃手术后吻合口水肿宜用 3% 氯化钠洗胃，每日两次，有消除水肿的作用。

第三节　危重患者的护理

一、定义

危重患者是指病情危重，随时可能发生生命危险的患者，如呼吸困难、呛咳窒息、大出血、突发昏迷、心搏骤停、剧痛者等。

二、支持性护理

对于危重患者的护理，护士不仅要注重高技术性的专科治疗护理，同时也不能忽视患者的基础生理需要。支持性护理是危重病护理的重要工作内容之一，其目的是满足患者的基本生理功能、基本生活需要、舒适安全的需求，预防压疮、坠积性肺炎、失用性萎缩、退化及静脉血栓形成等并发症的发生。护士应全面、仔细地观察病情，判断疾病转归。必要时设专人护理，并于护理记录单上详细记录观察结果、治疗经过、护理措施，以供医务人员进一步诊疗、护理时参考。

（一）严密观察病情

（1）护士应严密观察患者的生命体征、意识、瞳孔及其他情况，以掌握患者的病情变化。

（2）随时了解重要脏器的功能状况及治疗反应与效果，以便及时、正确地采取有效的救治措施。

（二）保持呼吸道通畅

昏迷患者常因咳嗽、吞咽反射减弱或消失，呼吸道分泌物及唾液等积聚喉头，从而引起呼吸困难甚至窒息，故应使患者头偏向一侧，及时吸出呼吸道分泌物，保持呼吸道通畅；清醒患者应鼓励其定时深呼吸或轻叩背部，以助分泌物咳出；长期卧床者可鼓励患者变换卧位以预防坠积性肺炎。必要时可通过肺部物理治疗、吸痰等方式预防肺部并发症，保持呼吸道通畅。

（三）加强基础护理

1. 眼部护理

对眼睑不能闭合的患者应注意眼睛护理，涂敷眼药膏或用湿纱布覆盖患者双眼，以防角膜干燥而引起角膜溃疡、结膜炎。

2. 口腔护理

保持患者口腔清洁，根据需要进行口腔护理，增进食欲。对不能经口腔进食者，更应做好口腔护理，防止并发症的发生。

3. 皮肤护理

患者由于长期卧床、大小便失禁、大量出汗、营养不良及应激等因素，有发生皮肤完整性受损的危险。故应加强皮肤护理，做到七勤。通过规律翻身、变换体位、保持床单位清洁及使用缓解局部压力的装置来避免患者发生压疮。

（四）保持肢体功能

为保持肢体功能，应经常为患者翻身和做四肢的主动或被动运动。患者病情平稳时，应尽早协助其进行被动肢体运动，每日 2 ～ 3 次，轮流将患者的肢体进行伸屈、内收、外展、内旋、外旋等活动，同时进行按摩，以促进血液循环，增加肌张力，帮助恢复功能，预防肌腱及韧带退化、肌萎缩、关节僵直、静脉血栓形成和足下垂的发生。必要时可给予矫形装置。

（五）维持排泄功能

排便异常者应加强护理，大便干结者可用各种通便方法协助其排出，必要时给予人工通便。尿潴留者，采取帮助患者排尿的方法，以减轻患者的痛苦，必要时可在无菌操作下导尿。留置尿管者应执行留置导尿护理常规。

（六）保持引流管通畅

危重患者身上有时会有多根引流管，应注意妥善固定、安全放置，防止扭曲、受压、堵塞、脱落，保持其通畅，发挥其应有的作用。同时注意严格执行无菌操作技术，防止逆行感染。

（七）补充营养和水分

危重患者分解代谢增强，机体消耗大，因此需要补充营养和水分，维持体液平衡。对不能进食者，可采用鼻饲或全肠外营养；对大量引流或额外体液丢失较多的患者，应遵医嘱补充足够的水分。

（八）注意患者安全

注意患者安全包括：使用床档或其他保护用具约束患者，防止坠床或自行拔管等；对谵妄、躁动和意识障碍的患者，要注意安全、合理使用保护具，防止意外发生；牙关紧闭、抽搐的患者，可用牙垫、开口器，防止舌咬伤，同时室内光线宜暗，工作人员动作要轻，避免因外界刺激而引起抽搐。准确执行医嘱，确保患者的医疗安全。

（九）心理护理

在对危重患者进行抢救的过程中，由于各种因素的影响，会导致患者产生极大的心理压力，表现出各种各样的心理问题如焦虑、恐惧、绝望、悲观等。患者的家人也会因患者的生命受到威胁而经历一系列心理应激反应，因而心理护理是护理人员的重要职责之一。在护理危重患者时护理人员应做到以下几方面。

（1）表现出对患者的照顾、关心、同情、尊敬和接受。态度要和蔼、宽容、诚恳、富有同情心。

（2）在任何操作前应向患者做简单、清晰的解释，以取得患者的配合。

（3）对因人工气道或呼吸机治疗而出现语言沟通障碍者，应与患者建立其他有效的沟通方式，鼓励患者表达自己的感受，并让患者了解自己的病情和治疗情况，保证与患者的有效沟通。

（4）鼓励患者参与自我护理活动和治疗方法的选择。

（5）减少环境因素刺激，病房光线宜柔和，夜间降低灯光亮度，使患者有昼夜差别感，防止睡眠剥夺；病房内应保持安静。在操作检查治疗时注意保护患者隐私。

三、急救管理

急救危重患者是医疗护理工作中的一项重要而紧急的任务，急救的质量直接关系到患者的生命和生存质量。因此病区应从组织上、物质上、人员上做好充分准备，遇有危重患者，要争分夺秒、全力以赴地进行抢救。

（一）急救工作的组织管理

1. 立即指定急救负责人，组成抢救小组

急救过程中的指挥者应为在场工作人员中职务最高者，各级人员必须听从指挥。参加急救的医务人员态度严肃认真、动作迅速正确，既要分工明确，又要密切协作。护士是急救小组的重要成员，在医生未到达之前，护士应根据病情需要，给予适当、及时的紧急处理，如给氧、吸痰、测生命体征、止血、配血、人工呼吸、胸外心脏按压、建立静脉通路等。

2. 即刻制订急救方案

医生、护士共同参与急救方案的制订，使危重患者能及时、迅速地得到抢救。

3. 制订急救护理计划

建立预定目标，确定护理措施，解决患者现存的或潜在的健康问题。

4. 做好抢救记录及查对工作

一切急救工作均应做好记录，要求准确、清晰、扼要、完整，且注明执行时间。各种急救药物经两人核对后方可使用。执行口头医嘱时，护士必须向医生复述一遍，双方确认无误后方可执行，急救完毕须及时由医生补写医嘱。急救中各种药物的安瓿瓶、输液空瓶、输血空瓶（袋）等应集中放置，以便统计与查对。

5. 安排护士随医生参加每次查房、会诊、病例讨论

了解危重患者的抢救过程，配合治疗和护理。

6. 抢救室内急救器械和药品管理

严格执行"五定"制度，即定数量品种、定点安置、定人保管、定期消毒灭菌、定期检查维修。急救用品合理放置、完好率达100%，各类仪器保证性能良好，随时备用。护士应熟悉急救物品性能和使用方法，并能排除一般故障。

7. 做好交接班工作

保证急救、护理措施的落实。

（二）急救设备

急救设备主要是指抢救室、抢救床、抢救车、急救器械。

1. 抢救室

抢救室由专职人员负责。急诊科要有单独抢救室，病区抢救室宜设置在靠近护士办公室的单独房间内，抢救室要宽敞、明亮、安静、整洁。

2. 抢救床

最好选用能升降的活动床，必要时另备木板一块，以备胸外心脏按压时使用。

3. 抢救车

常用急救药品：如表3-3所示。

表 3-3　常用急救药品

类别	药品
中枢神经兴奋药	尼可刹米（可拉明）、山梗菜碱（洛贝林）等
升压药	多巴胺、去甲肾上腺素、盐酸肾上腺素、间羟胺（阿拉明）
强心药	毛花苷 C（西地兰）、毒毛花苷 K 等
抗心律失常药	利多卡因、普罗帕酮（心律平）、维拉帕米等
平喘药	氨茶碱等
抗高血压药	利血平、硫酸镁注射液、硝苯地平、卡托普利等
血管扩张药	硝酸甘油、酚妥拉明、硝普钠等
脱水利尿药	20% 甘露醇、25% 山梨醇、呋塞米（速尿）等
镇痛镇静药	哌替啶、吗啡、安定（地西泮）、苯巴比妥（鲁米那）等
促凝血药	6- 氨基乙酸（氨甲环酸）、氨甲苯酸（止血芳酸）、酚磺乙胺（止血敏）、维生素 K 等
解毒药	解磷定、氯磷定（氯解磷定）、阿托品、山莨菪碱(654-2)、亚甲蓝（美蓝）等
抗过敏药	苯海拉明（可他敏）、异丙嗪（非那根）、氯苯那敏（扑而敏）等
抗惊厥药	地西泮（安定）、苯巴比妥钠、硫喷妥钠、硫酸镁等
激素类药	地塞米松、氢化可的松等
碱性药	5% 碳酸氢钠、11.2% 乳酸钠等
其他	0.9% 氯化钠注射液、各种浓度的葡萄糖注射液、低分子右旋糖酐、平衡液、10% 葡萄糖酸钙、氯化钾、氯化钙、羟乙基淀粉

第四章

循环系统疾病护理

第一节　心力衰竭

心力衰竭是指在静脉回流正常情况下，由于心肌收缩力下降，心室舒张功能受限、排出受阻，使心排出量不足以维持机体代谢需要的一组临床综合征。心力衰竭按其病程和发展速度分为急性心力衰竭和慢性心力衰竭，以慢性心力衰竭多见；按其发生部位分为左心衰、右心衰和全心衰，以左心衰较常见。

（一）慢性心力衰竭

1. 病因和发病机制

（1）基本病因：①原发性心肌损害（心肌收缩力减弱），常见冠心病、心肌炎、心肌病、糖尿病等。②心脏负荷过重，常见于高血压病、主动脉瓣关闭不全、肺动脉高压等引起的后负荷过重；心脏瓣膜关闭不全、室间隔缺损等引起的前负荷过重。

（2）诱因：感染是最重要的诱因，特别是呼吸道感染。心律失常尤其是心房颤动、过度劳累和情绪激动、血容量增加、治疗和用药不当等也常诱发心衰。

（3）发病机制：心衰早期机体通过代偿机制，使心排血量维持正常。另外，一些神经激素、体液因子导致心肌损害和心室重塑，又进一步激活神经体液机制，形成恶性循环，从而出现心衰。

2. 临床表现

（1）左心衰竭：主要是由肺循环瘀血及心排血量降低所引起的症状。①心源性呼吸困难：劳力性呼吸困难出现最早，夜间阵发性呼吸困难最典型，严重时发生急性肺水肿，晚期表现端坐呼吸。②咳嗽、咳痰、咯血，咳嗽、咳痰常发生在夜间。③心排出量减少引起心悸、疲乏、头昏和少尿，严重时可出现精神症状。④体检：主要有心率增快、第一心音减弱、心尖区舒张期奔马律，以及双肺底有湿啰音等。

（2）右心衰竭：主要是由体循环瘀血所引起的表现。①症状：腹胀、食欲缺乏、恶心、呕吐等消化道症状是最常见的表现，还可有少尿、肝区胀痛等症状。②体检：颈静脉充盈或怒张是主要体征，肝颈静脉反流征阳性具有特征性，还可出现肝大、心源性水肿等。

（3）全心衰竭：同时出现左右心衰的表现。当出现右心衰后，右心排血量减少，使阵发性呼吸困难等肺循环瘀血症状有所减轻。

（4）心功能分级：Ⅰ级系患者患有心脏病，但活动量不受限制，平时一般活动不引起疲乏、心悸、呼吸困难或心绞痛；Ⅱ级系患者体力活动稍受限制，休息时无自觉症状，但平时一般活动下可引起疲乏、心悸、呼吸困难或心绞痛；Ⅲ级系患者体力活动明显受限，小于平时一般活动即引起上述症状；Ⅳ级系患者不能从事任何体力活动，休息状态下也出现心衰的症状，体力活动后加重。

3. 治疗要点

治疗目的是提高运动耐量，阻止或延缓心室重塑，防止心肌损害进一步加重，降低死亡率。

（1）治疗病因，祛除诱因。

（2）一般治疗包括控制体力活动，避免精神刺激，减少钠盐的摄入。

（3）药物治疗。①利尿剂：是心力衰竭治疗中最常用的药物，能减轻心脏的容量负荷、减轻水肿。②血管紧张素转换酶抑制剂（ACEI）或血管紧张素Ⅱ受体阻滞剂：除能扩张血管、减轻瘀血外，更重要的是降低心衰患者神经－体液因子的不利影响，保护心功能。③正性肌力药：主要是增强心肌收缩力、增加心排血量。④β受体阻滞剂：可对抗交感神经的作用而提高患者的运动耐量。

（二）急性心力衰竭

急性心力衰竭是指急性心脏病变引起的心排血量显著、急骤降低，导致组织器官灌注不足和急性瘀血的综合征。以急性左心衰最常见，多表现为急性肺水肿。

1. 病因

多见于急性广泛心肌梗死、高血压急症等。严重心律失常、静脉输液过多过快等为其常见诱因。

2. 临床表现

①严重的呼吸困难，伴极度的烦躁不安、有窒息感、大汗淋漓。②频繁地咳嗽，咳出大量粉红色泡沫痰。③两肺满布湿性啰音和哮鸣音，心前区舒张期奔马律，严重者可出现心源性休克。

3. 治疗要点

①高流量吸氧。②镇静：可皮下或肌内注射吗啡或哌替啶，使患者安静，扩张外周血管，减少回心血量，减轻呼吸困难。③减少静脉回流：可取两腿下垂坐位或半坐位。④利尿：可给予作用快而强的利尿剂静脉注射。⑤血管扩张剂：静脉滴注硝普钠、酚妥拉明或舌下含化硝酸酯制剂，以降低肺静脉压。⑥强心药：可静脉注射快速作用的洋地黄类制剂。⑦氨茶碱：可减轻支气管痉挛，扩张冠状动脉和加强利尿。⑧糖皮质激素：有助于控制肺水肿。⑨治疗原有疾病和诱发因素。

（三）心力衰竭的护理问题

1. 活动无耐力。

2. 气体交换受损。

3. 体液过多。

4. 潜在并发症：洋地黄中毒等。

（四）心力衰竭的护理措施

1. 一般护理

（1）休息与活动：应保持病室环境安静、舒适、空气新鲜、温度适宜。休息可以减少心肌耗氧量和对交感神经的刺激，减轻心脏负荷。应根据心功能状况安排休息与活动，如心功能Ⅰ级，可进行一般的体力活动，避免剧烈运动和重体力劳动；心功能Ⅱ级，稍事轻微活动，增加午睡时间，强调下午休息；心功能Ⅲ级，严格限制活动量，以卧床休息为宜；心功能Ⅳ级，严格卧床休息，患者采取坐位或半卧位。病情好转后，逐渐增加活动量，以防止长期卧床导致肌肉萎缩、静脉血栓形成、皮肤损伤及消化功能减退等不良反应。但活动中如有呼吸困难、胸痛、心悸、疲劳等不适时，应立即停止活动，并以此作为限制最大活动量的指征。

（2）饮食护理：应给予低热量、低盐、低动物脂肪、低胆固醇、适量蛋白质、富含维生素C、适量纤维素的食物。少食多餐、避免刺激性食物、戒烟限酒。应用排钾利尿剂时，应适量补充含钾丰富的食物并适当放宽对盐的限制。病情好转后适当增加热量摄入。

（3）保持大便通畅：心衰患者由于肠道瘀血、进食减少、长期卧床、焦虑及排便方式改变等因素，常发生便秘现象，而用力排便可增加心脏负荷和诱发心律失常。因此，应多吃富含纤维素的蔬菜和水果，进行腹部按摩，指导患者在床上使用便盆或在床边使用便椅排便，病情许可时让患者适当增加活动量，每日清晨给予蜂蜜20 mL加适量温开水饮服或遵医嘱应用缓泻剂，必要时给予开塞露塞肛、低压灌肠或人工取便。

（4）合理吸氧：通常以2～4 L/min的氧流量吸入。但肺心病心衰应给1～2 L/min的氧流量持续吸入；急性左心衰竭应给6～8 L/min的氧流量，经25%～70%的乙醇湿化吸入（乙醇能降低泡沫的表面张力使泡沫破裂，从而改善通气）；病情特别严重者可给加压吸氧（加压可减少肺泡内液体渗出），也可使用有机硅消泡剂消除泡沫。

2. 心理护理

主要措施是增强安全感，减少不良刺激。

3. 病情观察

①注意心力衰竭早期征象及严重表现。②观察出入液量及体重变化。③观察并发症及洋地黄中毒表现。④定时监测血清电解质及酸碱平衡情况。

4. 并发症的护理

常见并发症有呼吸道感染、下肢静脉血栓形成或动脉栓塞等。在心功能改善后，应鼓励患者尽早活动，增加肺活量，注意保暖，保持气道通畅可防止呼吸道感染；长期卧床患者应协助做下肢被动运动或用温水浸泡下肢、局部按摩，以防止下肢静脉血栓形成；心力衰竭加重时应警惕心腔内血栓脱落引起脑、肾、四肢或肺动脉栓塞，需加强有关症状的观察。

5. 用药护理

（1）使用洋地黄类药物：①应严格按时、按医嘱给药。②老年人、心肌缺血、缺氧、肝肾衰竭、低血钾、高血钙时尤其应注意观察洋地黄中毒症状。③使用毛花苷 C 或毒毛花苷 K 时务必稀释后缓慢静脉注射。④用药后注意观察疗效，如出现心率减慢、呼吸困难减轻、肝缩小、尿量增加、水肿减退、体重下降、食欲增加等心衰改善的表现，表示洋地黄治疗有效。⑤每次给药前应询问患者有无胃肠道和神经系统症状及心律变化，若出现食欲下降、恶心、呕吐，各种心律失常（特别是室早二联律），头痛、头晕、视物模糊和黄绿视等，应考虑为洋地黄中毒。⑥发现洋地黄中毒应遵医嘱立即停用洋地黄及排钾利尿剂，出现低钾、低镁血症可予静脉补充钾盐和镁盐，出现快速性心律失常首选苯妥英钠或利多卡因，出现心率缓慢者可用阿托品静脉注射或安置临时起搏器。

（2）应用利尿剂：应准确记录 24 小时出入液量，测量体重变化；观察药物不良反应；除非紧急情况，一般利尿剂的应用时间宜选择在早晨或日间，避免夜间用药后排尿过频而影响患者的休息。

（3）应用血管扩张剂：应密切观察血压及心率变化，随时调整静脉滴入的速度和剂量，当血压下降超过原有血压的 20% 或心率增加 20 次 / 分钟时应及时停药，并与医师联系；告知患者在用药过程中，起床动作宜缓慢，以防发生体位性低血压；使用血管紧张素转换酶抑制剂主要应注意咳嗽、间质性肺炎、体位性低血压、蛋白尿等副反应；硝普钠静滴时应用避光纸包裹。

6. 健康教育

①避免感冒，合理饮食，合理安排活动与休息。②育龄妇女应避孕或在医生的指导下控制妊娠与分娩。③严格遵医嘱服药。④指导患者加强病情监测。⑤应定期门诊随访，若出现频繁咳嗽、气急、咳粉红色泡沫痰时应及时就医。⑥积极治疗原有心脏疾病。

第二节　心律失常

心脏的传导系统由产生和传导冲动的特殊分化的传导组织构成。包括窦房结、结间束、房室结、希氏束、左右束支及浦肯野纤维网。

冲动由窦房结产生，沿结间束和心房肌传递，到达房室结及左心房，冲动此时传递速度极慢，当冲动传递到希氏束后传递速度再度加速，左右束支及浦肯野纤维网传递速度极快捷，使整个心室几乎同时被激动，最终冲动到达心外膜，完成一次完整的心动周期。

心脏传导系统也接受迷走神经和交感神经的支配，迷走神经兴奋性增加会使窦房结的自律性和传导性抑制，延长窦房结和周围组织的不应期，减慢房室结的传导，延长了房室结的不应期。交感神经作用与迷走神经相反。

各种原因引起心脏冲动频率、节律、起源部位、冲动传导速度和次序的异常均可引起心脏活动的规律发生紊乱，称为心律失常。

（一）分类

临床上根据心律失常发作时心率的快慢可分为快速性心律失常和缓慢性心律失常。心律失常按其发生原理可分为冲动形成异常和冲动传导异常两大类。

1. 冲动形成异常

（1）窦性心律失常：由窦房结发出的冲动频率过快、过慢或有明显不规则形成的心律失常，如窦性心动过速、窦性心动过缓、窦性心律不齐、窦性停搏。

（2）异位心律：起源于窦房结以外（异位）的冲动，则形成期前收缩、阵发性心动过速、扑动、颤动以及逸搏心律等心律失常。

2. 冲动传导异常

（1）生理性：干扰及房室分离。

（2）病理性：传导阻滞常见的有窦房传导阻滞、房室传导阻滞、房内传导阻滞、室内传导阻滞（左、右束支及左束支分支传导阻滞）。

（3）房室间传导途径异常：预激综合征。

（二）发病机制

心律失常有多种不同机制，如折返、异常自律性、后除极触发激动等，主要心律失常的电生理机制主要包括冲动形成异常、冲动传导异常以及两者并存。

1. 冲动形成异常

（1）正常自律性状态：窦房结、结间束、冠状窦口周围、房室结的远端和希氏束－浦肯野系统的心肌细胞均有自律性。自主神经系统兴奋性改变或心脏传导系统的内在病变，均可导致原有正常自律性的心肌细胞发放不适当的冲动。如窦性心律失常、逸搏心律。

（2）异常自律性状态：正常情况下心房、心室肌细胞是无自律性的快反应细胞，由于病变使膜电位降低 $-50 \sim -60$ mV 时，使其出现异常自律性，而原本有自律性的快反应细胞（浦肯野纤维）的自律性也增高，异常自律性从而引起心律失常，如房性或室性快速心律失常。

（3）后除极触发激动：当局部儿茶酚胺浓度增高、低血钾、高血钙、洋地黄中毒及心肌缺血再灌注时，心房、心室与希氏束－浦肯野组织在动作电位后可产生除极活动，被称为后除极。若后除极的振幅增高并抵达阈值，便可引起反复激动，可导致持续性快速性心律失常。

2. 冲动传导异常

折返是所有快速性心律失常最常见的发病机制，传导异常是产生折返的基本条件。传导异常包括：①心脏两个或多个部位的传导性与应激性各不相同，相互连接形成一个有效的折返环路；②折返环的两支应激性不同，形成单向传导阻滞；③另一通道传导缓慢，使原先发生阻滞的通道有足够时间恢复兴奋性；④原先阻滞的通道再次激动，从而完成一次折返激动。冲动在环内反复循环，从而产生持续而快速的心律失常。

（三）辅助检查

1. 心电图检查

心电图检查是诊断心律失常最重要、最常用的无创性检查技术。需记录 12 导联，并记录显示 P 波清楚导联的心电图长条，以备分析，往往选择 II 或 V1 导联。

心电图分析主要包括：①心房、心室节律是否规则，频率如何；②P-R 间期是否恒定；③P 波、QRS 波群形态是否正常，P 波与 QRS 波的相互关系等。

2. 长时间心电图记录

（1）动态心电图：动态心电图检查是在病人日常工作和活动情况下，连续记录病人 24 h 的心电图。其作用是：①了解病人症状发生如心悸、晕厥等，是否与心律失常有关；②明确心律失常或心肌缺血的发作与活动关系、昼夜分布特征；③帮助评价抗心律失常药物的疗效、起搏器、埋藏式心脏复律除颤器的效果和功能状态。

（2）事件记录器：①事件记录器。应用于间歇、不频繁发作的心律失常病人，通过直接回访、电话、互联网将实时记录的发生心律失常及其发生心律失常前后的心电图传输至医院。②埋植皮下事件记录器。这种事件记录器可埋于病人皮下，记录器可自行启动、监测和记录心律失常，应用于发作不频繁，可能是心律失常所致的原因不明晕厥的病人。

3. 运动试验

运动试验用于运动时出现心悸的病人以协助诊断。但运动试验的敏感性不如动态心电图，须注意正常人进行运动试验时亦可出现室性期前收缩。

4. 食管心电图

将食管电极导管插入食管并置于心房水平位置，能记录心房电位，并能进行心房快速起搏和程序电刺激。其作用为：①有助于对常见室上性心动过速发生机制的判断，帮助鉴别室上性心动过速；②可以诱发和终止房室结折返性心动过速；③有助于不典型预激综合征的诊断；④评价窦房结功能；⑤评价抗心律失常药物的疗效。

5. 临床心电生理检查

（1）心电生理检查的临床作用。

①诊断性应用：确立心律失常诊断及类型，了解心律失常起源部位及发生机制。

②治疗性应用：a. 以电刺激终止心动过速发作，评价某些治疗措施（如起搏器、置入式心脏复律除颤器、导管消融、手术治疗、药物治疗等）能否防止电刺激诱发心动过速。b. 通过电极导管进行消融如射频、冷冻，达到治愈心动过速的目的。c. 判断预后：通过电刺激确定病人是否易于诱发室性心动过速，有无发生猝死的危险。

（2）心电生理检查适应证：①窦房结功能测定；②房室与室内传导阻滞；③心动过速；④不明原因晕厥。

一、窦性心律失常

心脏的正常起搏点位于窦房结，其冲动产生的频率是 60 ～ 100/min，产生的心律称为窦性心律。心电图特征 P 波在 Ⅰ、Ⅱ、aVF 导联直立，aVR 导联倒置，P-R 间期 0.12 ～ 0.20 s。窦性心律的频率因年龄、性别、体力活动等不同有显著的差异。

（一）窦性心动过速

成人窦性心律 100 ～ 150/min，偶有高达 200/min，称窦性心动过速。窦性心动过速通常逐渐开始与终止。刺激迷走神经可以使其频率减慢，但刺激停止有加速原来的水平。

1. 病因

多数属生理现象，健康人常在吸烟，饮茶、咖啡、酒，剧烈运动或情绪激动等情况下发生。在某些病时也可发生，如发热、甲状腺功能亢进、贫血、心肌缺血、心力衰竭、休克等。应用肾上腺素、阿托品等药物亦常引起窦性心动过速。

2. 心电图特征

窦性 P 波规律出现，频率 > 100/min，P-P 间期 < 0.6 s。

3. 治疗要点

一般不需特殊治疗。祛除诱发因素和针对原发病做相应处理。必要时可应用 β 受体阻滞药如美托洛尔，减慢心率。

（二）窦性心动过缓

成人窦性心律频率 < 60/min，称窦性心动过缓。常同时伴发窦性心律不齐（不同 P-P 间期的差异 > 0.12 s）。

1. 病因

多见于健康的青年人、运动员、睡眠状态，为迷走神经张力增高所致。亦可见于颅内压增高、器质性心脏病、严重缺氧、甲状腺功能减退、阻塞性黄疸等。服用抗心律失常药物如 β 受体阻滞药、胺碘酮、钙通道阻滞药和洋地黄过量等也可发生。

2. 心电图特征

窦性 P 波规律出现，频率 < 60/min，P-P 间期 > 1 s。

3. 临床表现

一般无自觉症状，当心率过分缓慢，出现心排血量不足，可出现胸闷、头晕，甚至晕厥等症状。

4. 治疗原则

窦性心动过缓一般无症状，也不需治疗；病理性心动过缓应针对病因采取相应治疗措施。如因心率过慢而出现症状者则可用阿托品、异丙肾上腺素等药物，但不宜长期使用。症状不能缓解者可考虑心脏起搏治疗。

（三）病态窦房结功能综合征

病态窦房结功能综合征，简称病窦综合征，是由于窦房结的病变导致功能减退，出现多种心律失常的表现。病窦综合征常合并心房自律性异常，部分病人可有房室传导功能障碍。

1. 病因

某些疾病如甲状腺功能亢进、伤寒、布氏杆菌病、淀粉样变、硬化与退行性变等，在病程中损害了窦房结，导致窦房结起搏和传导功能障碍；窦房结周围神经和心房肌的病变，减少窦房结的血液供应，影响其功能；迷走神经张力增高、某些抗心律失常药物抑制窦房结功能，亦可导致窦房结功能障碍。

2. 心电图特征

主要表现为：①非药物引起的持续的窦性心动过缓，心率 < 50/min；②窦性停搏与窦房传导阻滞；③窦房传导阻滞与房室传导阻滞同时并存；④心动过缓与房性快速心律失常交替发作。

其他表现还可为：①心房颤动病人自行心室率减慢，或发作前后有心动过缓和（或）一度房室传导阻滞；②房室交界区性逸搏心律。

3. 临床表现

发作性头晕、黑蒙、乏力，严重者可出现晕厥等，与心动过缓有关的心、脑血管供血不足的症状。有心动过速症状者，还可有心悸、心绞痛等症状。

4. 治疗要点

对于无心动过缓有关供血不足的症状病人，不必治疗，定期随访，对于有症状的病人，应用起搏器治疗。心动过缓 - 心动过速综合征病人应用起搏器后，仍有心动过速症状，可应用抗心律失常药物，但避免单独使用抗心律失常药物，以免加重心动过缓症状。

二、期前收缩

根据异位起搏点部位的不同，期前收缩可分为房性、房室交界区性和室性期前收缩。期前收缩起源于一个异位起搏点，称为单源性，起源于多个异位起搏点，称为多源性。

临床上将偶尔出现期前收缩称偶发性期前收缩，但期前收缩每分钟 > 5 个称频发性期前收缩。如每一个窦性搏动后出现一个期前收缩，称为二联律；每两个窦性搏动后出现一个期前收缩，称为三联律；每一个窦性搏动后出现两个期前收缩，称为成对期前收缩。

（一）病因

各种器质性心脏病如冠心病、心肌炎、心肌病、风湿性心脏病、二尖瓣脱垂等可引起期前收缩。电解质紊乱、应用某些药物亦可引起期前收缩。另外，健康人在过度劳累、情绪激动、大量吸烟饮酒、饮浓茶、进食咖啡因等可引起期前收缩。

（二）心电图特征

1. 房性期前收缩

P 波提早出现，其形态与窦性 P 波不同，P-R 间期 > 0.12 s，QRS 波群形态与正常窦性心律的 QRS 波群相同，期前收缩后有不完全代偿间歇。

2. 房室交界性期前收缩

提前出现的 QRS 波群，其形态与窦性心律相同；P 波为逆行型（在 Ⅱ、Ⅲ、aVF 导联中倒置）出现在 QRS 波群前，P-R 间期 < 0.12 s，或出现在 QRS 波后，RP 间期 < 0.20 s，也可出现在 QRS 波之中。期前收缩后大多有完全代偿间歇。

3. 室性期前收缩

QRS 波群提前出现，形态宽大畸形，QRS 时限 > 12 s，与前一个 P 波无相关；T 波常与 QRS 波群的主波方向相反；期前收缩后有完全代偿间歇。

（三）临床表现

偶发期前收缩大多无症状，可有心悸或感到 1 次心搏加重或有心搏暂停感。频发期前收缩使心排血量降低，引起乏力、头晕、胸闷等。

脉搏检查可有脉搏不齐，有时期前收缩本身的脉搏减弱。听诊呈心律失常，期前收缩的第一心音常增强，第二心音相对减弱甚至消失。

（四）治疗要点

1. 病因治疗

积极治疗病因，消除诱因，如改善心肌供血，控制炎症，纠正电解质紊乱，防止情绪紧张和过度疲劳。

2. 对症治疗

偶发期前收缩无重要临床意义，不需特殊治疗，亦可用小量镇静药或 β 受体阻滞药；对症状明显、呈联律的期前收缩需应用抗心律失常药物治疗，如频发房性、交界区性期前收缩常选用维拉帕米、β 受体阻滞药等；室性期前收缩常选用利多卡因、美西律、胺碘酮等；洋地黄中毒引起的室性期前收缩应立即停用洋地黄，并给予钾盐和苯妥英钠治疗。

三、阵发性心动过速

阵发性心动过速是指阵发性、快速而规则的异位心律，由 3 个以上包括 3 个连续发生的期前收缩形成。根据异位起搏点部位的不同，可分为房性、交界区性和室性 3 种，房性与交界区性心动过速有时难以区别，故统称为室上性心动过速，简称室上速。阵发性室性心动过速简称室速。

（一）病因

1. 室上速病因

常见于无器质性心脏病的正常人，也可见于各种心脏病患者，如冠心病、高血压、风心病、甲状腺功能亢进、洋地黄中毒等病人。

2. 室速病因

多见于器质性心脏病患者，最常见于冠心病急性心肌梗死，其他如心肌病、心肌炎、风湿性心脏病、电解质紊乱、洋地黄中毒、Q-T 延长综合征、药物中毒等。

（二）心电图特征

1. 室上速心电图特征

连续 3 次或以上快而规则的房性或交界区性期前收缩（QRS 波群形态正常），频率为 150 ~ 250/min，P 波为逆行性（Ⅱ、Ⅲ、aVF 导联倒置），常埋藏于 QRS 波群内或位于其终末部分，与 QRS 波群保持恒定关系，但不易分辨。

2. 室速心电图特征

连续 3 次或 3 次以上室性期前收缩；QRS 波形态畸形，时限 > 0.12 s，有继发性 ST-T 改变，T 波常与 QRS 波群主波方向相反；心室率 140 ~ 220/min，心律可以稍不规则；一般情况下 P 波与 QRS 波群无关，形成房室分离；常可见到心室夺获或室性融合波，是诊断室速的最重要依据。

（三）临床表现

1. 室上速临床表现特点

心率快而规则，常达 150 ~ 250/min。突发突止，持续数秒、数小时甚至数日不等。发作时病人可有心悸、胸闷、乏力、头晕、心绞痛，甚至发生心力衰竭、休克。症状轻重取决于发作时的心率及持续时间。

2. 室速临床表现特点

发作时临床症状轻重可因发作时心率、持续时间、原有心脏病变而各有不同。非持续性室速（发作持续时间少于 30 s，能自行终止）病人，可无症状；持续性室速（发作持续时间长于 30 s，不能自行终止）由于快速心率及心房、心室收缩不协调而致心排血量降低，血流动力学明显障碍，心肌缺血，可出现呼吸困难、心绞痛、血压下降、晕厥、少尿、休克甚至猝死。听诊心率增快 140 ～ 220/min，心律可有轻度失常，第一心音强弱不一。

（四）治疗要点

1. 室上速治疗

发作时间短暂，可自行停止者，不需特殊治疗。

持续发作几分钟以上或原有心脏病病人应采取以下措施。①刺激迷走神经的方法：刺激咽部引起呕吐反射、Valsalva 动作（深吸气后屏气，再用力做呼气动作）、按压颈动脉窦、将面部浸没于冰水中等。②抗心律失常药物：首选维拉帕米，其他可选用艾司洛尔、普罗帕酮等药物。③对于合并心力衰竭的病人，洋地黄可作首选药物，毛花苷 C 静脉注射。但其他病人洋地黄目前已少用。④应用升压药物：常用间羟胺、去甲肾上腺素等。

对于药物效果不好的病人可采用食管心房起搏，效果不佳可采用同步直流电复律术。

对于症状重、频繁发作、用药物效果不好的病人，可应用经导管射频消融术进行治疗。

2. 室速治疗

无器质性心脏病病人非持续性室速，又无症状者，无须治疗。

持续性发作时治疗首选利多卡因静脉注射，首次剂量为 50 ～ 100 mg，必要时 5 ～ 10 min 后重复。发作控制后应继续用利多卡因静脉滴注维持 24 ～ 48 h，维持量 1 ～ 4 mg/min 防止复发。其他药物有普罗帕酮、索他洛尔、普鲁卡因胺、苯妥英钠、胺碘酮、溴苄胺等。

如应用药物无效，或患者已出现低血压、休克、心绞痛、充血性心力衰竭、脑血流灌注不足时，可用同步直流电复律。洋地黄中毒引起的室速，不宜应用电复律。

四、扑动与颤动

当异位搏动的频率超过阵发性心动过速的范围时，形成的心律称为扑动或颤动。可分为心房扑动（简称房扑）、心房颤动（简称房颤）、心室扑动（简称室扑）、心室颤动（简称室颤）。房颤是仅次于期前收缩的常见心律失常，比房扑多见，是心力衰竭最常见的诱因之一。室扑、室颤是极危重的心律失常。

（一）房扑与房颤

心房内产生极快的冲动，心房内心肌纤维极不协调地乱颤，心房丧失有效的收缩，心排血量比窦性心律减少 25% 以上。

1. 病因

房扑、房颤病因基本相同，常发生于器质性心脏病患者，如风湿性心瓣膜病、冠心病、高血压性心脏病、甲状腺功能亢进、心力衰竭、心肌病等。也可发生于健康人情绪激动、手术后、急性酒精中毒、运动后。

2. 心电图特征

（1）房扑心电图特点：P 波消失，呈规律的锯齿状扑动波（F 波），心房率 250 ～ 350/min，F 波与 QRS 波群成某种固定的比例，最常见的比例为 2 : 1 房室传导，心室率规则或不规则，取决于房室传导比例，QRS 波群形态一般正常，伴有室内差异性传导或原有束支传导阻滞者 QRS 波群可宽大变形。

（2）房颤心电图特点：为窦性 P 波消失，代之以大小形态及规律不一的 f 波，频率 350 ～ 600/min，R-R 间期完全不规则，心室率极不规则，通常在 100 ～ 160/min。QRS 波群形态一般正常，伴有室内差异性传导或原有束支传导阻滞者 QRS 波群可宽大变形。

3. 临床表现

房扑与房颤的临床症状取决于心室率的快慢，如心室率不快者可无任何症状。房颤心室率 < 150/min，病人可有心悸、气促、心前区不适等症状，心室率极快者 > 150/min，可因心排血量降低而发生晕厥、急性肺水肿、心绞痛或休克。持久性房颤，易形成左心房附壁血栓，若脱落可引起动脉栓塞。

房颤心脏听诊第一心音强弱不一致，心律绝对不规则。脉搏表现为快慢不均，强弱不等，发生脉搏短绌现象。

房扑心室率如极快，可诱发心绞痛和心力衰竭。

4. 治疗要点

（1）房扑治疗：针对原发病进行治疗。应用同步直流电复律术转复房扑是最有效的方法。普罗帕酮、胺碘酮对转复、预防房扑复发有一定疗效。洋地黄类制剂是控制心室率首选药物，钙通道阻滞药对控制心室率亦有效。部分病人可行导管消融术治疗。

（2）房颤治疗：积极查出房颤的原发病及诱发原因，并给予相应的处理。急性期应首选电复律治疗。心室率不快，发作时间短暂者无须特殊治疗；如心率快，且发作时间长，可用洋地黄减慢心室率，维拉帕米、地尔硫草等药物终止房颤。对持续性房颤病人，如有恢复正常窦性心律指征时，可用同步直流电复律或药物复律。也可应用经导管射频消融进行治疗。

（二）室扑与室颤

心室内心肌纤维发生快而微弱的，不协调的乱颤，心室完全丧失射血能力，是最严重的心律失常，相当于心室停搏。

1. 病因

急性心肌梗死是最常见病因，洋地黄中毒、严重低血钾、心脏手术、电击伤以及胺碘酮、奎尼丁中毒等也可引起。是器质性心脏病和其他疾病危重病人临终前发生的心律失常。

2. 临床表现

室颤一旦发生，表现为迅速意识丧失、抽搐、发绀，继而呼吸停止，瞳孔散大甚至死亡。查体心音消失、脉搏触不到，血压测不到。

3. 心电图特征

（1）室扑心电图特征：QRS-T 波群消失，带之以相对规律均齐的快速大幅波动，频率为 150 ~ 300/min。

（2）室颤心电图特征：QRS 波群与 T 波消失，呈完全无规则的波浪状曲线，形状、频率、振幅高低各异。

4. 治疗要点

室颤可致心搏骤停，一旦发生立即做非同步直流电除颤，同时胸外心脏按压及人工呼吸，保持呼吸道通畅，迅速建立静脉通路，给予复苏和抗心律失常药物等抢救措施。

五、房室传导阻滞

冲动从心房传至心室的过程中发生障碍，冲动传导延迟或不能传导，称为房室传导阻滞，按其阻滞的程度，分为三度：一度房室传导阻滞、二度房室传导阻滞，三度房室传导阻滞。一度、二度又称为不完全性房室传导阻滞，三度则为完全性房室传导阻滞，此时全部冲动均不能被传导。

（一）病因

多见于器质性心脏病，如冠心病、心肌炎、心肌病，高血压病、心内膜炎、甲状腺功能低下等。另外，电解质紊乱、药物中毒、心脏手术等也是引发房室传导阻滞的病因。偶见正常人在迷走神经张力增高时可出现不完全性房室传导阻滞。

（二）临床表现

一度房室传导阻滞病人除有原发病的症状外，一般无其他症状。

二度房室传导阻滞又分为Ⅰ型和Ⅱ型，Ⅰ型又称文氏现象或莫氏Ⅰ型，二度Ⅰ型病人常有心悸和心搏脱落感，听诊第一心音强度逐渐减弱并有心搏；二度Ⅱ型又称莫氏Ⅱ型，病人心室率较慢时，可有心悸、头晕、气急、乏力等症状，脉律可不规则或慢而规则，但第一心音强度恒定。此型易发展为完全性房室传导阻滞。

三度房室传导阻滞的临床症状轻重取决于心室率的快慢，如病人心率 30 ～ 50/min，则出现心搏缓慢，脉率慢而规则，有心悸、头晕、乏力的感觉，出现晕厥、心绞痛、心力衰竭和脑供血不全等表现。当心率 < 20/min，可引起阿 - 斯综合征，甚至心搏暂停。

（三）心电图特征

一度房室传导阻滞 P-R 间期 > 0.20 s，无 QRS 波群脱落。

二度房室传导阻滞莫氏 I 型（文氏现象）的特征为：P-R 间期逐渐延长，直至 QRS 波群脱落；相邻的 R-R 间期逐渐缩短，直至 P 波后 QRS 波群脱落，之后 P-R 间期又恢复以前时限，如此周而复始；包含 QRS 波群脱落的 R-R 间期比 2 倍正常窦性 P-P 间期短；最常见的房室传导比例为 3 ：2 或 5 ：4。

莫氏 II 型的特征为 P-R 间期固定（正常或延长），有间歇性 P 波与 QRS 波群脱落，常呈 2 ：1 或 3 ：1 传导；QRS 波群形态多数正常。

三度房室传导阻滞，心房和心室独立活动，P 波与 QRS 波群完全脱离关系；P-P 距离和 R-R 距离各自相等；心室率慢于心房率；QRS 波群形态取决于阻滞部位。

（四）治疗要点

一度及二度 I 型房室传导阻滞如心室率不慢且无症状者，一般不需治疗。心室率 < 40/min 或症状明显者，可选用阿托品、异丙肾上腺素，提高心室率。但急性心肌梗死病人应慎用，因可导致严重室性心律失常。二度 II 型和三度房室传导阻滞，心室率缓慢，伴有血流动力学障碍，出现阿 - 斯综合征时，应立即按心搏骤停处理。对反复发作、曾有阿 - 斯综合征发作的病人，应及时安装临时或埋藏式心脏起搏器。

六、心律失常病人的护理措施

1. 休息与活动

影响心功能的心律失常病人应绝对卧床休息，以减少心肌耗氧量和对交感神经的刺激。协助做好生活护理，保持排便通畅，减少和避免任何不良刺激，以利于身心休息。对于伴有呼吸困难、发绀等症状时，给予氧气吸入。

功能性和轻度器质性心律失常血流动力学改变不大的病人，应注意劳逸结合，避免感染，可维持正常工作和生活，积极参加体育运动，改善自主神经功能。

2. 心理护理

给予必要的解释和安慰，加强巡视，给予必要的生活护理，增加病人的安全感。

3. 饮食护理

给予低脂、易消化、营养饮食，不宜饱食，少量多餐，避免吸烟、酗酒、刺激性饮料和食物。

4. 病情观察

（1）观察生命体征：密切观察脉搏、呼吸、血压、心率、心律，以及神志、面色等变化，同时应注意病人的电解质及酸碱平衡情况变化。

（2）心电监护：严重心律失常病人应实行心电监护，注意有无引起猝死的危险征兆，如心律失常频发性、多源性、成联律、RonT 室性期前收缩、阵发性室上性心动过速、房颤、二度 II 型及三度房室传导阻滞等。如发现上述情况，立即报告医师进行处理，同时做好抢救，如吸氧、开放静脉通道、准备抗心律失常药物、除颤器、临时起搏器等。

5. 用药护理

（1）正确、准确使用抗心律失常药物：口服药应按时按量服用，静脉注射及静脉滴注药物速度要严格按医嘱执行，用药过程及用药后要注意观察病人心律、心率、血压、脉搏、呼吸和意识，必要时行心电监测，判断疗效和有无不良反应。

（2）观察药物不良反应：利多卡因对心力衰竭、肝肾功能不全、酸中毒、老年病人，药物半衰期明显延长，应用时须注意减量。另外静脉注射利多卡因不可过快、过量，以免导致中枢神经系统毒性反应，如嗜睡、感觉异常、眩晕、视物不清，甚至谵妄、昏迷等。还可以引起心血管系统不良反应，如传导阻滞、低血压、抽搐，甚至呼吸抑制和心脏停搏。

奎尼丁药物有较强的心脏毒性作用，使用前测血压、心率，用药期间应观察血压、心电图，如有明显血压下降、心率减慢或不规则，心电图示 QT 间期延长时，须暂停给药，并给予处理。

胺碘酮的最严重的心外毒性为肺纤维化，应严密观察病人的呼吸状态及早发现肺损伤的情况。

6. 心脏电复律护理。

7. 心脏起搏器安置术后护理。

8. 健康教育

（1）向病人及家属讲明心律失常的病因、诱因和防治知识。

（2）注意休息，劳逸结合，防止增加心脏负担。无器质性心脏病的病人应积极参加体育运动，改善自主神经功能；器质性心脏病患者可根据心功能适当活动和休息。

（3）积极治疗原发病，避免诱因如发热、寒冷、睡眠不足等。

（4）按医嘱服用抗心律失常药物，不可自行增减和撤换药物，注意药物不良反应，如有不良反应及时就医。

（5）饮食应选择低脂、易消化、富营养，少量多餐。应避免吸烟、酗酒、饱食、刺激性饮食、含咖啡因饮料以免引起心律失常。

（6）教会病人及家属测量脉搏和心律的方法，每天至少 1 次，每次至少 1 min。对于反复发生严重心律失常的病人家属，要教会其心肺复苏术以备急救。

（7）对于有晕厥史的病人要避免从事驾驶、高空作业等危险工作，当出现头晕、黑蒙时，立即平卧，以免晕厥发作时摔倒。

（8）定期门诊复诊，复查心电图。

第三节　冠状动脉粥样硬化性心脏病

冠状动脉粥样硬化性心脏病是冠状动脉粥样硬化后造成管腔狭窄、阻塞和（或）冠状动脉功能性痉挛，导致心肌缺血、缺氧引起的心脏病，简称冠心病，又称缺血性心脏病，是动脉硬化引起器官病变的最常见类型，也是严重危害人们健康的常见病。本病发病多在 40 岁以后，早期男性发病率多于女性。

根据本病的病理解剖和病理生理变化的不同和临床表现特点，1979 年世界卫生组织将冠状动脉粥样硬化性心脏病分为：隐匿型冠心病、心绞痛型冠心病、心肌梗死型冠心病、缺血性心肌病及猝死型冠心病五种临床类型。

临床专家将冠状动脉粥样硬化性心脏病分为急性冠状动脉综合征和慢性缺血综合征两大类。急性冠状动脉综合征类型中包括不稳定型心绞痛、非 ST 段抬高性心肌梗死、ST 抬高性心肌梗死、猝死型冠心病。慢性缺血综合征类型中包括稳定型心绞痛、冠状动脉正常的心绞痛（X 综合征）、无症状性心肌缺血、缺血性心肌病。

一、心绞痛

心绞痛临床分型分为稳定型心绞痛和不稳定型心绞痛。稳定型心绞痛是指在冠状动脉粥样硬化的基础上，由于心肌负荷增加，发生冠状动脉供血不足，导致心肌急剧暂时的缺血、缺氧所引起的临床综合征。

（一）病因与发病机制

当冠状动脉的供血与心肌需血量之间发生矛盾时，冠状动脉血流量不能满足心肌细胞代谢需要，造成心肌暂时的出现缺血、缺氧，心肌在缺血、缺氧情况下产生的代谢产物，刺激心脏内的传入神经末梢，经 1～5 胸交感神经节和相应的脊髓段，传入大脑，再与自主神经进入水平相同脊髓段的脊神经所分布的区域，即胸骨后、胸骨下段、上腹部、左肩、左臂前内侧与小指，产生疼痛感觉。由于心绞痛不是躯体神经传入，因此不能准确定位，常不是锐痛。

正常心肌耗氧的多少主要取决心肌张力、心肌收缩强度、心率，因此常用"心率 × 收缩压"，作为评估心肌耗氧的指标。心肌能量的产生需要心肌细胞将血液中大量的氧摄入，因此，当氧供需增加的时候，就难从血液中摄入更多的氧，只能增加冠状动脉的血流量提供。在正常情况下，冠状动脉血流量是随机体生理需要而变化，在剧烈体力活动、缺氧等情况时，冠状动脉就要扩张，使血流量增加，满足机体需要。

当冠状动脉粥样硬化所致的冠脉管腔狭窄和（或）部分分支闭塞时，冠状动脉扩张能力减弱，血流量减少，对心肌供血处于相对固定状态，一般休息状态可以无症状。当心脏负荷突然增加时，如劳累、情绪激动等，使心肌张力增加、心肌收缩力增加、心率增快，都可以引起心肌耗氧量增加，冠状动脉不能相应扩张以满足心肌需血量，引起心绞痛发作。另外如主动脉瓣膜病变、严重贫血、肥厚型心肌病等，由于血液携带氧的能力降低或是肥厚的心肌使心肌耗氧增加，或是心排血量过低/舒张压过低，均可造成心肌氧的供需失衡，心肌缺血、缺氧，引发心绞痛。各种原因引起冠状动脉痉挛，不能满足心肌需血量，亦可引发心绞痛。

稳定型心绞痛常发生于劳累、激动的当时，典型心绞痛在相似的情况下可重复出现，但是同样的诱因情况，可以只是在早晨而不在下午出现心绞痛，提示与早晨交感神经兴奋性增高等昼夜节律变化有关。当发作的规律有变化或诱因强度降低仍诱发心绞痛发作，常提示病人发生不稳定型心绞痛。

（二）临床表现

1. 症状

阵发性胸痛或心前区不适是典型心绞痛的特点。

（1）疼痛部位：胸骨体中上段、胸骨后可波及心前区，甚至整个前胸，边界表达不清。可放射至左肩、左臂内侧，甚至可达左手环指和小指，也可向上放射可至颈、咽部和下颌部，也可放射至上腹部甚至下腹部。

（2）疼痛性质：常为压迫感、发闷、紧缩感也可为烧灼感，偶可伴有濒死、恐惧感。病人可因疼痛而被迫停止原来的活动，直至症状缓解。

（3）持续时间：1 ~ 5 min，一般不超过 15 min。

（4）缓解方式：休息或含服硝酸甘油后几分钟内缓解。

（5）发作频率：发作频率不固定，可数天或数周发作 1 次，也可 1 d 内多次发作。

（6）诱发因素：有体力劳动、情绪激动、饱餐、寒冷、吸烟、休克等情况。

2. 体征

发作时可有心率增快，暂时血压升高。有时出现第四或第三心音奔马律。也可有心尖部暂时性收缩期杂音，出现交替脉。

（三）辅助检查

1. 心电图检查

心电图检查是发现心肌缺血，诊断心绞痛最常用的检查方法。

（1）静息心电图检查：缓解期可无任何表现。心绞痛发作期特征性的心电图可见 ST 段压低 > 0.1 mV，T 波低平或倒置，ST 段改变比 T 波改变更具有特异性。少部分病人发作时有低平、倒置的 T 波为直立，也可以诊断心肌缺血。T 波改变对于心肌缺血诊断的特异性不如 ST 段改变，但发作时的心电图与发作前的心电图进行比较有明显差别，而且发作之后心电图有所恢复，有时具有诊断意义。

部分病人发作时可出现各种心律失常，最常见的是左束支传导阻滞和左前分支传导阻滞。

（2）心电图负荷试验：心电图负荷试验是最常用的运动负荷试验。心绞痛病人在运动中出现典型心绞痛，心电图有 ST 段水平型或下斜型压低 ≥ 0.1 mV，持续 2 min 即为运动负荷试验阳性。

2. 超声心动图

缓解期可无异常表现，心绞痛发作时可发现节段性室壁运动异常，可有一过性心室收缩、舒张功能障碍的表现。

超声心动图负荷试验是诊断冠心病的方法之一，敏感性和特异性高于心电图负荷试验，可以识别心肌缺血的范围和程度。

3. 放射性核素检查

^{201}TI（铊）静息和负荷心肌灌注显像，在静息状态可以见到心肌梗死后瘢痕部位的铊灌注缺损的显像。负荷心肌灌注显像是在运动诱发心肌缺血时，显示出冠状动脉供血不足而导致的灌注缺损。

4. 冠状动脉造影

冠状动脉造影目前是诊断冠心病的金标准。可发现冠状动脉系统病变的范围和程度，当管腔直径缩小 75% 以上时，将严重影响心肌供血。

（四）治疗要点

心绞痛治疗的主要目的，一预防心肌梗死及猝死，改善预后；二是减轻症状，提高生活质量。

1. 心绞痛发作期治疗

（1）休息：发作时立刻休息，一般在停止活动后 3 ～ 5 min 症状即可消失。

（2）应用硝酸酯类药物：硝酸酯类药物是最有效、作用最快终止心绞痛发作的药物，如舌下含化硝酸甘油 0.3 ～ 0.6 mg，1 ～ 2 min 开始起效，作用持续 30 min 左右，或舌下含化硝酸异山梨醇酯 5 ～ 10 mg，2 ～ 5 min 起效，作用持续 2 ～ 3 h。

2. 缓解期治疗

（1）去除诱因：尽量避免已确知的诱发因素，保持体力活动，调整活动量，避免过度劳累；保持平和心态，避免心情紧张、情绪激动；调整饮食结构，严禁烟酒，避免饱餐。

控制血压，将血压控制在 130/80 mmHg 以下；改善生活方式，控制体重；积极治疗糖尿病，控制糖化血红蛋白 ≤ 7%。

（2）应用硝酸酯制剂：硝酸酯制剂可以扩张容量血管，减少静脉回流，同时对动脉也有轻度扩张，降低心脏后负荷，进而降低心肌耗氧量。硝酸酯制剂可以扩张冠状动脉，增加心肌供血，改善须血氧与供血氧的矛盾，缓解心绞痛症状。

①硝酸甘油：舌下含服，起效快，常用于缓解心绞痛发作。

②硝酸甘油气雾剂：也常可用于缓解心绞痛发作，作用方式如同舌下含片。

③2% 硝酸甘油贴剂：适用于预防心绞痛发作，贴在胸前或上臂，缓慢吸收。

④二硝酸异山梨醇酯：二硝酸异山梨醇酯口服，每次 5 ～ 20 mg，3/d，服用后 30 min 起效，作用维持 3 ～ 5 h。舌下含服 2 ～ 5 min 起效，每次可用 5 ～ 10 mg，维持时间为 2 ～ 3 h。

硝酸酯制剂不良反应有头晕、头部跳痛感、面红、心悸等，静脉给药还可有血压下降。硝酸酯制剂持续应用可以产生耐药性。

（3）应用 β 受体阻滞药：β 受体阻滞药是冠心病二级预防的首选药，应终身服用。如普萘洛尔、阿替洛尔、美托洛尔等。使用剂量应个体化，在治疗过程中以清醒时静息心率不低于 50/min 为宜。从小剂量开始，逐渐增加剂量，以达到缓解症状，改善预后目的。如果必须停药应逐渐减量，避免突然停药引起症状反跳，甚至诱发急性心肌梗死。对于心动过缓、房室传导阻滞病人不宜使用。慢性阻塞性肺疾病、支气管哮喘、心力衰竭、外周血管病患者均应慎用。

（4）应用钙离子拮抗药：钙离子拮抗药抑制心肌收缩，扩张周围血管，降低动脉压，降低心脏后负荷，减少心肌耗氧量。还可以扩张冠状动脉，缓解冠状动脉痉挛，改善心内膜下心肌的供血。临床常用制剂有硝苯地平、地尔硫草等。

常见不良反应有胫前水肿、面色潮红、头痛、便秘、嗜睡、心动过缓、房室传导阻滞等。

（5）应用抑制血小板聚集的药物：冠状动脉内血栓形成是急性冠心病事件发生的主要特点，抑制血小板功能对于预防事件、降低心血管死亡具有重要意义。临床常用肠溶阿司匹林 75 ～ 150 mg/d，主要不良反应是胃肠道症状，严重程度与药物剂量有关，引发消化道出血的年发生率为 1‰ ～ 2‰。如有消化道症状及不能耐受、过敏、出血等情况，可应用氯吡格雷和质子泵抑制药如奥美拉唑替代阿司匹林。

（五）护理措施

1. 一般护理

发作时应立即休息，同时舌下含服硝酸甘油。缓解期可适当活动，避免剧烈运动，保持情绪稳定。

秋、冬季外出应注意保暖。对吸烟病人应鼓励戒烟，以免加重心肌缺氧。

2. 病情观察

了解病人发生心绞痛的诱因，发作时疼痛的部位、性质、持续时间、缓解方式、伴随症状等。发作时应尽可能描记心电图，以明确心肌供血情况。如症状变化应警惕急性心肌梗死的发生。

3. 用药护理

应用硝酸甘油时，嘱咐病人舌下含服，或嚼碎后含服，应在舌下保留一些唾液，以利于药物迅速溶解而吸收。含药后应平卧，以防低血压的发生。服用硝酸酯类药物后常有头涨、面红、头晕、心悸等血管扩张的表现，一般持续用药数天后可自行好转。对于心绞痛发作频繁或含服硝酸甘油效果不好的病人，可静脉滴注硝酸甘油，但注意滴速，需监测血压、心率变化，以免造成血压降低。青光眼、低血压者禁忌。

4. 饮食护理

给予低热量、低脂肪、低胆固醇、少糖、少盐、适量蛋白质、丰富的维生素饮食，宜少食多餐，不饮浓茶、咖啡，避免辛辣刺激性食物。

5. 健康教育

（1）饮食指导：告诉病人宜摄入低热量、低动物脂肪、低胆固醇、少糖、少盐、适量蛋白质食物，饮食中应有适量的纤维素和丰富的维生素，宜少食多餐，不宜过饱，不饮浓茶、咖啡，避免辛辣刺激性食物。肥胖者控制体重。

（2）预防疼痛：寒冷可使冠状动脉收缩，加重心肌缺血，故冬季外出应注意保暖。告诉病人洗澡不要在饱餐或饥饿时进行，洗澡水温不要过冷或过热，时间不宜过长，不要锁门，以防意外。有吸烟习惯的病人应戒烟，因为吸烟产生的一氧化碳影响氧合，加重心肌缺氧，引发心绞痛。

（3）活动与休息：合理安排活动和休息缓解期可适当活动，但应避免剧烈运动（如快速登楼、追赶汽车），保持情绪稳定，避免过劳。

（4）定期复查：定期检查心电图、血脂、血糖情况，积极治疗高血压、控制血糖和血脂。如出现不适疼痛加重，用药效果不好，应到医院就诊。

（5）按医嘱服药：平时要随身携带保健药盒（内有保存在深色瓶中的硝酸甘油等药物）以备急用，并注意定期更换。学会自我监测药物的不良反应，自测脉率、血压，密切观察心率血压变化，如发现心动过缓应到医院调整药物。

二、急性心肌梗死

急性心肌梗死是在冠状动脉硬化的基础上，冠状动脉血供应急剧减少或中断，使相应的心肌发生严重持久的缺血导致心肌坏死。临床表现为持久的胸前区疼痛、发热、血白细胞计数增多、血清心肌坏死标记物增多和心电图进行变化，还可发生心律失常、休克或心力衰竭三大并发症，亦属于急性冠状动脉综合征的严重类型。

（一）病因与发病机制

基本病因是冠状动脉粥样硬化，造成一支或多支血管狭窄，在侧支循环未建立时，使心肌供血不足。也有极少数病人由于冠状动脉栓塞、炎症、畸形、痉挛和冠状动脉口阻塞为基本病因。

在冠状动脉严重狭窄的基础上，一旦心肌需血量猛增或冠状动脉血供锐减，使心肌缺血达 20～30 min 或以上，即可发生急性心肌梗死。

研究证明，多数心肌梗死是由于粥样斑块破溃、出血、管腔内血栓形成，使管腔闭塞。还有部分病人是由于冠状动脉粥样斑块内或其下出血或血管持续痉挛，也可使冠状动脉完全闭塞。

促使粥样斑块破裂、出血、血栓形成的诱因有：①机体交感神经活动增高，应激反应性增强，心肌收缩力加强、心率加快、血压增高；②饱餐，特别在食用大量脂肪后，使血脂升高，血黏稠度增高；③剧烈活动、情绪过分紧张或过分激动、用力排便或血压突然升高，均可使左心室负荷加重；④脱水、出血、手术、休克或严重心律失常，可使心排血量减少，冠状动脉灌注减少。

急性心肌梗死发生并发症，均可使冠状动脉灌注量进一步降低，心肌坏死范围扩大。

（二）临床表现

1. 先兆表现

50% 以上的病人发病数日或数周前有胸闷、心悸、乏力、恶心、大汗、烦躁、血压波动、心律失常、心绞痛等前驱症状。以新发生的心绞痛，或原有心绞痛发作频繁且程度加重、持续时间长、服用硝酸甘油效果不好为常见。

2. 主要症状

（1）疼痛：为最早、最突出的症状，其性质和部位与心绞痛相似，但程度更剧烈，伴有烦躁、大汗、濒死感。一般无明显的诱因，疼痛可持续数小时或数天，经休息和含服硝酸甘油无效。少数病人症状不典型，疼痛可位于上腹部或颈背部，甚至无疼痛表现。

（2）全身症状：一般在发生疼痛 24 ~ 48 h 或以后，出现发热、心动过速。一般发热体温在 38℃左右，多在 1 周内恢复正常。可有胃肠道症状如恶心、呕吐、上腹胀痛，重者可有呃逆。

（3）心律失常：有 75% ~ 95% 的病人发生心律失常，多发生于病后 1 ~ 2 d，前 24 h 内发生率最高，以室性心律失常最多见，如频发室性期前收缩，成对出现或呈短阵室性心动过速，常是出现室颤先兆。室颤是急性心肌梗死早期病人死亡的主要原因。

（4）心源性休克：疼痛时常见血压下降，如疼痛缓解时，收缩压 < 80mmHg（10.7 kPa），同时伴有烦躁不安、面色苍白或发绀、皮肤湿冷、脉搏细速、尿量减少、反应迟钝，则为休克表现，约 20% 的病人常于心肌梗死后数小时至 1 周内发生。

（5）心力衰竭：约 50% 的病人在起病最初几天，疼痛或休克好转后，出现呼吸困难、咳嗽、发绀、烦躁等左侧心力衰竭的表现，重者可发生急性肺水肿，随后可出现颈静脉怒张、肝大、水肿等右侧心力衰竭的表现。有心室心肌梗死病人可发病开始即出现右侧心力衰竭表现，同时伴有血压下降。

3. 体征

多数病人心率增快，但也有少数病人心率变慢，心尖部第一心音减低，出现第三、四心音奔马律。有 10% ~ 20% 的病人在发病的 2 ~ 3 d，由于反应性纤维性心包炎，可出现心包摩擦音。可有各种心律失常。

除极早期血压可增高外，随之几乎所有病人血压下降，发病前高血压病人血压可降至正常，而且多数病人不再恢复起病前血压水平。

可有与心律失常、休克、心力衰竭相关体征。

4. 其他并发症

乳头肌功能不全或断裂、心室壁瘤、栓塞、心脏破裂、心肌梗死后综合征等。

（三）辅助检查

1. 心电图改变

（1）特征性改变：①面向坏死区的导联，出现宽而深的异常 Q 波；②在面向坏死区周围损伤区的导联，出现 ST 段抬高呈弓背向上；③在面向损伤区周围心肌缺氧区的导联，出现 T 波倒置；④在背向心肌梗死的导联则出现 R 波增高、ST 段压低、T 波直立并增高。

（2）动态性改变：起病数小时后 ST 段弓背向上抬高，与直立的 T 波连接成单向曲线；2 d 内出现病理性 Q 波，R 波减低；数日后 ST 段恢复至基线水平，T 波低平、倒置或双向；数周后 T 波可倒置，病理性 Q 波永久遗留。

2. 血心肌坏死标记物

（1）肌红蛋白：肌红蛋白敏感性高但特异性不高，起病后 2 h 内升高，12 h 内达到高峰，24 ~ 48 h 恢复正常。

（2）肌钙蛋白：肌钙蛋白 I 或肌钙蛋白 T 起病后 3 ~ 4 h 升高。肌钙蛋白 I 11 ~ 24 h 达到高峰，7 ~ 10 d 恢复正常。肌钙蛋白 T 24 ~ 48 h 达到高峰，10 ~ 14 d 恢复正常。

这些心肌结构蛋白含量增加是诊断心肌梗死的敏感指标。

（3）血清心肌酶：出现肌酸激酶同工酶 CKMB、肌酸磷酸激酶、门冬氨酸氨基转移酶、乳酸脱氢酶升高，其中肌酸磷酸激酶是出现最早、恢复最早的酶，肌酸激酶同工酶 CK-MB 诊断敏感性和特异性均极高，起病 4 h 内增高，16 ～ 24 h 达到高峰，3 ～ 4 d 恢复正常。增高程度与梗死的范围呈正相关，其高峰出现时间是否提前有助于判断溶栓治疗是否成功。

（4）血细胞：发病 24 ～ 48 h 后白细胞升高（10 ～ 20）×10^9/L，中性粒细胞增多，嗜酸性粒细胞减少，红细胞沉降率增快，C 反应蛋白增高。

（四）治疗要点

急性心肌梗死治疗原则是尽快恢复心肌血流灌注，挽救心肌，缩小心肌缺血范围，防止梗死面积扩大，保护和维持心功能，及时处理各种并发症。

1. 一般治疗

（1）休息：急性期卧床休息 12 h，若无并发症，24 h 内应鼓励病人床上活动肢体，第 3 天可床边活动，第 4 天起逐步增加活动量，1 周内可达到每日 3 次步行 100 ～ 150 m。

（2）监护：急性期进行心电图、血压、呼吸监护，密切观察生命体征变化和心功能变化。

（3）吸氧：急性期持续吸氧 4 ～ 6 L/min，如发生急性肺水肿，按其处理原则处理。

（4）抗凝治疗：无禁忌证病人嚼服肠溶阿司匹林 150 ～ 300 mg，连服 3 d，以后改为 75 ～ 150 mg/d，长期服用。

2. 解除疼痛

哌替啶 50 ～ 100 mg 肌内注射或吗啡 5 ～ 10 mg 皮下注射，必要时 1 ～ 2 h 可重复使用 1 次，以后每 4 ～ 6 小时重复使用，用药期间要注意防止呼吸抑制。疼痛轻的病人可应用可待因或罂粟碱 30 ～ 60 mg 肌内注射或口服。也可用硝酸甘油静脉滴注，但需注意心率、血压变化，防止心率增快、血压下降。

3. 心肌再灌注

心肌再灌注是一种积极治疗措施，应在发病 12 h 内，最好在 3 ～ 6 h 进行，使冠状动脉再通，心肌再灌注，使濒临坏死的心肌得以存活，坏死范围缩小，减轻梗死后心肌重塑，改善预后。

（1）经皮冠状动脉介入治疗（PCI）：实施 PCI 首先要有具备实施介入治疗条件，并建立急性心肌梗死急救的绿色通道，病人到院明确诊断之后，即要对病人给予常规治疗，又要做好术前准备的同时将病人送入心导管室。

①直接 PCI 适应证：a.ST 段抬高和新出现左束支传导阻滞；b.ST 段抬高性心肌梗死并发休克；c. 非 ST 段抬高性心肌梗死，但梗死的动脉严重狭窄；d. 有溶栓禁忌证，又适宜再灌注治疗的病人。

注意事项：a. 发病 12 h 以上病人不宜实施 PCI；b. 对非梗死相关的动脉不宜实施 PCI；c. 心源性休克需先行主动脉球囊反搏术，待血压稳定后方可实施 PCI。

②补救 PCI：对于溶栓治疗后仍有胸痛，抬高的 ST 段降低不明显，应实施补救 PCI。

③溶栓治疗再通后 PCI：溶栓治疗再通后，在 7 ～ 10 d 行冠状动脉造影，对残留的狭窄血管并适宜的行 PCI，可进行 PCI。

（2）溶栓疗法：对于由于各种原因没有进行介入治疗的病人，在无禁忌证情况下，可尽早行溶栓治疗。

①适应证。溶栓疗法适应证有：a. 2 个以上（包括两个）导联 ST 段抬高或急性心肌梗死伴左束支传导阻滞，发病 < 12 h，年龄 < 75 岁。b. ST 段抬高明显心肌梗死病人 > 75 岁；c. ST 段抬高性心肌梗死发病已达 12 ～ 24 h，但仍有胸痛、广泛 ST 段抬高者。

②禁忌证。溶栓疗法禁忌证有：a. 既往病史中有出血性脑卒中。b. 近 1 年内有过缺血性脑卒中、脑血管病、颅内肿瘤。c. 近 1 个月有过内脏出血或已知出血倾向。d. 正在使用抗凝药。e. 近 1 个月有创伤史、> 10 min 的心肺复苏，近 3 周来有外科手术史，近 2 周内有在不能压迫部位的大血管穿刺术。f. 未控制高血压 > 180/110 mmHg。g. 未排除主动脉夹层。

③常用溶栓药物。尿激酶（UK）在 30 min 内静脉滴注 150 ～ 200 万 U，链激酶（SK）、重组链激酶（rSK）在 1 h 内静脉滴注 150 万 U。应用链激酶须注意有无过敏反应，如寒战、发热等。重组组织型纤溶

酶原激活药（rt-PA）在 90min 内静脉给药 100 mg，先静脉注射 15 mg，继而在 30 min 内静脉滴注 50 mg，随后 60 min 内静脉滴注 35 mg。另外，在用 rt-PA 前后均需静脉滴注肝素，应用 rt-PA 前需用肝素 5 000 U，用 rt-PA 后需每小时静脉滴注肝素 700 ～ 1 000 U，持续使用 2 d。之后 3 ～ 5 d，每 12 小时皮下注射肝素 7 500 U 或使用低分子肝素。

④血栓溶解指标：a. 抬高的 ST 段 2 h 内回落 50%；b. 2 h 内胸痛消失；c. 2 h 内出现再灌注性心律失常；d. 血清 CK-MB 酶峰值提前出现。

4. 心律失常处理

室性心律失常常可引起猝死，应立即处理，首选给予利多卡因静脉注射，反复出现可使用胺碘酮治疗，发生室颤时立即实施电复律；对房室传导阻滞，可用阿托品、异丙肾上腺素等药物，严重者需安装人工心脏起搏器。

5. 控制休克

补充血容量，应用升压药物及血管扩张药，纠正酸碱平衡紊乱，如处理无效时，应选用在主动脉内球囊反搏术的支持下，积极行经皮冠状动脉成形术或支架置入术。

6. 治疗心力衰竭

主要是治疗急性左侧心力衰竭。急性心肌梗死 24 h 内禁止使用洋地黄制剂。

7. 二级预防

预防动脉粥样硬化、冠心病的措施属于一级预防，对于已经患有冠心病、心肌梗死病人预防再次梗死，防止发生心血管事件的措施属于二级预防。

二级预防措施有：①应用阿司匹林或氯吡格雷等药物，抗血小板集聚，应用硝酸酯类药物，抗心绞痛治疗；②预防心律失常，减轻心脏负荷，控制血压在 140/90 mmHg 以下，合并糖尿病或慢性肾功能不全应控制在 130/80 mmHg 以下；③戒烟、控制血脂；④控制饮食，治疗糖尿病，糖化血红蛋白应低于 7%，体重指数应控制在标准体重之内；⑤对病人及家属要普及冠心病相关知识教育，鼓励病人有计划、适当地运动。

（五）护理措施

1. 身心休息

急性期绝对卧床，减少心肌耗氧，避免诱因。保持安静，减少探视避免不良刺激，保证睡眠。陪伴和安慰病人，操作熟练，有条不紊，理解并鼓励病人表达恐惧。

2. 改善活动耐力

改善活动耐力，帮助病人制订逐渐活动计划。对于有固定时间和情境出现疼痛的病人，可预防性给药。若病人在活动后出现呼吸加快或困难、脉搏过快或停止后 3 min 未恢复、血压异常、胸痛、眩晕应停止活动，并以此作为限制最大活动量的指标。

3. 病情观察

监护 5 ～ 7 d，监测心电图、心率、心律、血压、血流动力学，有并发症应延长监护时间。如心率、心律和血压变化，出现心律失常，特别是室性心律失常和严重的房室传导阻滞、休克的发生，及时报告医师处理。观察尿量、意识改变，以帮助判断休克的情况。

4. 吸氧

前 3 d 给予高流量吸氧 4 ～ 6 L/min，而后可间断吸氧。如发生急性肺水肿，按其处理原则护理。

5. 镇痛护理

遵医嘱给予哌替啶、吗啡、硝酸甘油等镇痛药物，对于烦躁不安的病人可给予地西泮肌内注射。观察疼痛性质及其伴随症状的变化，注意有无呼吸抑制、心率加快等不良反应。

6. 防止便秘护理

向病人强调预防便秘的重要性，食用富含纤维食物。注意饮水，1 500 mL/d。遵医嘱长期服用缓泻药，保证排便通畅。必要时应用润肠药、低压灌肠等。

7. 饮食护理

给予低热量、低脂、低胆固醇和高维生素饮食，少量多餐，避免刺激性食品。

8. 溶栓治疗护理

溶栓前要建立并保持静脉通道畅通。仔细询问病史，除外溶栓禁忌证；溶栓前需检查血常规、出凝血时间、血型，配血备用。

溶栓治疗中观察病人有无寒战、皮疹、发热等过敏反应。应用抗凝药物如阿司匹林、肝素，使用过程中应严密观察有无出血倾向。应用溶栓治疗时应严密监测出凝血时间和纤溶酶原，防止出血，注意观察有无牙龈、皮肤、穿刺点出血，观察尿、粪便的颜色。出现大小血时需立即停止溶栓，输鱼精蛋白、输血。

溶栓治疗后应定时记录心电图、检查心肌酶谱，观察胸痛有无缓解。

9. 经皮冠状动脉介入治疗后护理

防止出血与血栓形成，停用肝素 4 h 后，复查全血凝固时间，凝血时间在正常范围之内，拔除动脉鞘管，压迫止血，加压包扎，病人继续卧床 24 h，术肢制动。同时，严密观察生命体征，有无胸痛。观察足背动脉搏动情况，鞘管留置部位有无出血、血肿。

10. 预防并发症

（1）预防心律失常及护理：急性期要持续心电监护，发现频发室性期前收缩，成对的、多源性的、呈 RonT 现象的室性期前收缩或发现房室传导阻滞时，应及时通知医师处理，遵医嘱应用利多卡因等抗心律失常药物，同时要警惕发生室颤、猝死。

电解质紊乱、酸碱失衡也是引起心律失常的重要因素，要监测电解质和酸碱平衡状态，准备好急救药物和急救设备如除颤器、起搏器等。

（2）预防休克及护理：遵医嘱给予扩容、纠酸、血管活性药物，避免脑缺血、保护肾功能，让患者平卧位或头低足高位。

（3）预防心力衰竭及护理：在起病最初几天甚至在心肌梗死演变期内，急性心肌梗死的病人可以发生心力衰竭，多表现左侧心力衰竭。因此要严密观察病人有无咳嗽、咳痰、呼吸困难、尿少等症状，观察肺部有无湿性啰音。避免情绪烦躁、饱餐、用力排便等加重心脏负荷的因素。如发生心力衰竭，即按心力衰竭护理进行护理。

11. 健康教育

（1）养成良好生活习惯：调整生活方式，缓解压力，克服不良情绪，避免饱餐、寒冷刺激。洗澡时应注意：不在饱餐和饥饿时洗，水温和体温相当，时间不要过长，卫生间不上锁，必要时有人陪同。

（2）积极治疗危险因素：积极治疗高血压、高血脂、糖尿病、控制体重于正常范围，戒除烟酒。自觉落实二级预防措施。

（3）按时服药：了解所服药物作用、不良反应，随身带药物和保健卡。按时服药、定期复查，终身随诊。

（4）合理饮食：食用低热量、低脂、低胆固醇，总热量不宜过高的饮食，以维持正常体重为度。清淡饮食，少量多餐，避免大量刺激性食品，多食含纤维素和果胶的食物。

第四节　原发性高血压

高血压是指动脉收缩压和（或）舒张压持续升高。高血压分为原发性高血压和继发性高血压两种类型。病因不明的高血压，称为原发性高血压，简称为高血压。血压升高是继发某些疾病基础之上的症状，称为继发性高血压。

原发性高血压是以血压升高为主要临床表现，伴有或不伴有多种心血管疾病危险因素的综合征。高血压是心、脑、血管疾病的主要病因和危险因素，影响心、脑、肾的结构和功能，最终导致其功能衰竭，是心血管疾病死亡的主要原因之一。

目前我国采用的是 1999 年 WHO/ISH（世界卫生组织／国际高血压联盟）血压分级。

一、病因与发病机制

病因及发病机制目前尚不清。

（一）病因

发病有关因素可分为遗传因素和环境因素。

1. 遗传因素

高血压具有家族聚集性，60% 高血压病人均有高血压家族史，父母均有高血压，子女发病率概率高达 16%。不仅血压升高发生率体现遗传性，在血压高度、并发症发生及相关因素，也有遗传性。

2. 环境因素

（1）饮食：摄入钠盐较多导致敏感的人血压升高，摄入盐越多，血压水平和患病率越高；钾的摄入与血压呈负相关；部分研究者认为低钙饮食与高血压发生有关；高蛋白质、饱和脂肪酸、饱和脂肪酸 / 多不饱和脂肪酸比值较高物质摄入也是升高血压因素；饮酒量与血压水平，尤其与收缩压水平呈线性相关，每天饮酒量超过 50 g 的病人，发病率明显提高。

（2）精神应激：长期精神过度紧张、焦虑或长期在噪声、视觉刺激的环境下，可引起高血压，可能与大脑皮质兴奋与抑制的平衡失调有关，以致交感神经兴奋性增强，儿茶酚胺类介质释放增加，使小动脉收缩。同时交感神经兴奋促使肾素释放增多，均促进和维持血压升高。

3. 其他因素

（1）体重：超重或肥胖是血压升高的重要危险因素，血压与体重指数呈显著正相关，肥胖类型与高血压有密切关系，向心性肥胖者易发生高血压。

（2）避孕药：口服避孕药引起的高血压一般是轻度、可逆转的，停药半年后血压可恢复正常。服用避孕药妇女血压升高发生率及程度与用药时间长短有关，35 岁以上妇女更易出现高血压。

（二）发病机制

1. 交感神经兴奋性增强

各种病因所致高级神经中枢功能失调，反复过度紧张与精神刺激引起交感神经兴奋、儿茶酚胺分泌增加，使心排血量和外周血管阻力增加。

2. 肾性水、钠潴留

各种原因如交感神经兴奋性增高，使肾血管阻力增加，肾小球结构微小病变，肾排钠激素分泌减少或机体其他器官排钠激素分泌异常等，均可引起肾性水、钠潴留和血容量增加，机体为避免心排血量增高，导致外周血管阻力增高，可使血压增高。

3. 肾素 – 血管紧张素 – 醛固酮系统激活

肾素 – 血管紧张素 – 醛固酮系统失调，使肾小球球旁细胞分泌肾素增加，激活血管紧张素系统，终使肾上腺髓质分泌去甲肾上腺素增多。这一系列可导致：①直接收缩小动脉平滑肌，外阻增加；②使交感神经冲动增加；③使醛固酮分泌增加，导致水钠潴留。以上均使血压增高。

近年来研究发现血管壁、心脏、中枢神经、肾、肾上腺等组织，也有肾素血管紧张素 – 醛固酮系统各种组成成分，这些肾素血管紧张素 – 醛固酮系统成分，对心脏、血管的功能和结构所起的作用，在高血压发生和维持高血压状态可能有很大影响。

4. 细胞膜离子转运异常

各种原因引起细胞膜离子转运异常，可致细胞内钠、钙离子浓度升高，膜电位降低，激活细胞兴奋 – 收缩耦联，使血管收缩反应性增高和平滑肌细胞增生、肥大，血管阻力增大。

5. 胰岛素抵抗

约有 50% 高血压病人存在不同程度的胰岛素抵抗，在高血压、肥胖、血三酰甘油异常、葡萄糖耐量异常同时并存的病人中，有空腹和（或）葡萄糖负荷时血浆胰岛素浓度增高的征象。

有研究认为胰岛素抵抗是 2 型糖尿病和高血压发生的共同病理生理基础。部分研究者认为胰岛素抵抗主要影响胰岛素对葡萄糖的利用效应，但其他生物学效应仍然保留，继发性高胰岛素血症，使肾水钠重吸收增强，交感神经系统兴奋性亢进，动脉弹性减退，以致血压升高。从一定意义上来说，胰岛素抵抗增加交感神经兴奋性，机体产热增加，对于肥胖是负反馈调节，但是以血压升高、血脂代谢障碍为代价的。

二、临床表现

（一）症状

起病缓慢，常有头晕、头痛、耳鸣、颈部紧板、眼花、乏力、失眠，有时可有心悸和心前区不适感等症状，紧张或劳累后加重。但约有 1/5 的病人可无任何症状，在查体或出现心、脑、肾等并发症就诊时发现。

合并脏器受累的高血压病人，还可出现胸闷、气短、心绞痛、多尿等症状。在高血压合并动脉粥样硬化、心功能减退的病人易发生严重眩晕，常是短暂性脑缺血发作或直立性低血压、过度降压。

（二）并发症

1. 高血压危象

高血压危象在高血压早期与晚期均可发生。主要表现有头痛、烦躁、眩晕、心悸、气急、视物模糊、恶心呕吐等症状，同时可伴有动脉痉挛和累及靶器官缺血症状，诱因常是紧张、劳累、寒冷、嗜铬细胞瘤发作、突然停用降压药等。

2. 高血压脑病

重症高血压病人易发生。临床表现以脑病症状和体征为特点，严重者头痛、呕吐、意识障碍、精神错乱、抽搐，甚至昏迷。

3. 脑血管病

脑血管病包括短暂性脑缺血发作、脑出血、脑血栓、腔隙性脑梗死等。

4. 心力衰竭。

5. 肾衰竭。

（三）高血压危险因素

1. 主要危险因素

①年龄男 > 55 岁，女 > 65 岁。②吸烟。③糖尿病。④高胆固醇血症 > 5.75 mmol/L。⑤家族早发冠心病史，男 < 55 岁，女 < 65 岁。⑥高敏 C 反应蛋白 ≥ 1 mg/dL。

2. 次要危险因素

①高密度脂蛋白胆固醇（HDL–C）< 1.0 mmol/L。②低密度脂蛋白胆固醇（LDL–C）3.3 mmol/L。③肥胖，腹围男性 ≥ 85 cm，女性 ≥ 80 cm 或体重指数 > 28 kg/m²。④糖耐量异常。⑤缺乏体力活动。

（四）预后

根据高血压水平和危险因素决定预后。

三、实验室检查

相关检查有助于发现相关的危险因素、病情程度和靶器官损害。①检查尿常规。②血生化检查，如血糖、血脂、肾功能、血尿酸、血电解质。③检查眼底。④心电图。⑤超声心电图。

四、治疗原则

使血压接近或达到正常范围，预防或延缓并发症的发生是原发性高血压治疗的目的。

（一）改善生活行为

改善生活行为要从多方面做起：①减轻体重，尽量将体重指数控制在 < 25。②限制钠盐摄入，每日食盐量不超过 6 g。③补充钙和钾，每日食用新鲜蔬菜 400 ~ 500 g，牛奶 500 mL，可以补充钾 1 000 g 和钙 400 mg。④减少脂肪摄入，脂肪量应控制在膳食总热量的 20% 以下。⑤戒烟、限制饮酒，每日饮酒量不超过 50 g 乙醇的量。⑥进行低中度等张运动，可根据年龄和身体状况选择运动方式如慢跑、步行，每周 3 ~ 5 次，每次可进行 20 ~ 60 min。

（二）药物治疗

1. 利尿药

利尿药有噻嗪类、襻利尿药、保钾利尿药三类，使用最多是噻嗪类，如氢氯噻嗪 12.5 mg，1 ~ 2/d；氯噻酮 20 ~ 40 mg，1 ~ 2/d，主要副作用有电解质紊乱和高尿酸血症，痛风病人禁用；保钾利尿药可引起高血钾，肾功能不全者禁用，不宜与 ACEI、ARB 合用；襻利尿药主要用于肾功能不全者。

2. β 受体阻滞药

常用有：美托洛尔 25 ~ 50 mg，2/d，阿替洛尔 50 ~ 200 mg，1 ~ 2/d，注意需要从小剂量开始，逐渐增量，主要副作用有心动过缓和支气管收缩，急性心力衰竭、病态窦房结综合征、房室传导阻滞、外周血管病、阻塞性支气管疾病病人禁用。另外此类药物可以增加胰岛素抵抗，还可以掩盖和延长降糖治疗的低血糖症，在必须使用时需要注意。

3. 钙通道阻滞药（CCB）

常用有：硝苯地平 5 ~ 20 mg，3/d，维拉帕米 40 ~ 120 mg，3/d，主要副作用有颜面潮红，头痛，长期服用硝苯地平可出现胫前水肿。注意需要从小剂量开始，逐渐增量。

4. 血管紧张素转换酶抑制药（ACEI）

此类药物特别适用于伴有心力衰竭、心肌梗死后、糖耐量减退、糖尿病肾病的高血压病人。常用有：卡托普利 12.5 ~ 25 mg，2 ~ 3/d，依那普利 10 ~ 20 mg，2/d，主要副作用有干咳、味觉异常、皮疹等。注意需要从小剂量开始，逐渐增量。高血钾、妊娠、双侧肾动脉狭窄的病人禁用。

5. 血管紧张素 II 受体阻滞药（ARB）

常用有：氯沙坦 50 ~ 100 mg，1/d，缬沙坦 80 ~ 160 mg，1/d，可以避免 ACEI 类药物的副作用。注意需要从小剂量开始，逐渐增量。

（三）并发症的治疗原则

及时正确处理高血压急症十分重要，在短时间内缓解病情，预防进行性或不可逆靶器官损害，降低死亡率。

1. 迅速降血压

在血压严密监测的情况下，静脉给予降压药，根据血压情况及时调整给药剂量。如果病情许可，及时开始口服降压药治疗。

2. 控制性降压

为防止短时间内血压骤然下降，使机体重要器官的血流灌注明显减少，要采用逐渐降压，在 24 h 内降压 0 ~ 20%，48 h 内血压不低于 160/100 mmHg。如果降压后病人重要器官出现缺血的表现，血压降低幅度应更小些，在随后的 1 ~ 2 周将血压逐渐降至正常。

3. 选择合适降压药

处理高血压急症应要求使用起效快、作用持续时间短、不良反应小的药物，临床上常用有硝普钠、硝酸甘油、尼卡地平、地尔硫䓬、拉贝洛尔等，一般情况下首选硝普钠。

（1）硝普钠：可扩张动脉和静脉，降低心脏前后负荷。可适用各种高血压急症，静脉滴注 10 ~ 25 μg/min，但需密切观察血压的变化。不良反应比较轻，可有恶心、呕吐、肌肉颤动等，本药不宜长期、大量使用，因长期、大量使用可引起硫氰酸中毒，特别是肾功能不好者。

（2）硝酸甘油：可扩张静脉，选择性扩张冠状动脉和大动脉。主要用于急性心力衰竭或急性冠脉综合征时高血压急症，起效快。密切观察血压情况下，静脉滴注 5 ~ 10 μg/min，然后每 5 ~ 10 min 增加滴速至 20 ~ 30 μg/min。不良反应有心动过速、面色潮红、头痛、呕吐等。

（3）尼卡地平：本药作用快、持续时间短。在降压的同时还可以改善脑血流量，主要用于高血压危象、急性脑血管病时高血压急症。开始静脉滴注 0.5 μg/（kg·min），逐渐增加剂量至 6 μg/（kg·min）。不良反应有心动过速、面色潮红等。

（4）地尔硫䓬：本药具有降压、改善冠状动脉血流量和控制快速室上性心律失常的作用，主要用于高血压危象、急性冠脉综合征。密切观察血压情况下，5 ~ 15 mg/h 静脉滴注，根据血压变化调整滴速。

不良反应有面色潮红、头痛等。

（5）拉贝洛尔：本药起效快，但持续时间长，主要用于妊娠或肾衰竭时高血压急症。开始缓慢静脉注射 50 mg，每隔 15 min 重复注射 1 次，使用总量不超过 300 mg。不良反应有头晕、直立性低血压、房室传导阻滞等。

五、护理措施

（一）休息

轻度高血压可通过调整生活节奏、保证休息和睡眠而恢复正常。故高血压初期可不限制一般的体力活动，避免重体力活动，保证足够的睡眠。血压较高、症状较多或有并发症的病人应卧床休息，避免体力和脑力的过度兴奋。

（二）控制体重

应限制每日摄入总热量，以达到控制和减轻体重的目的。

（三）运动要求

增强运动如跑步、行走、游泳等。运动量指标可以为收缩压升高、心率的增快，但舒张压不升高，一段时间后，血压下降，心率增加的幅度下降的运动量。

（四）避免诱因

应指导病人控制情绪，避免寒冷，注意保暖。避免蒸汽浴和过热的水洗浴。保持大便通畅，避免剧烈运动和用力。避免突然改变体位和禁止长时间站立。

（五）用药护理

本病需长期服药。①提高病人用药依从性，不得自行增减和撤换药物。②某些降压药物可有直立性低血压副作用，指导病人在改变体位时要动作缓慢，当出现头晕、眼花时，立即平卧。③用药一般从小剂量开始，可联合数种药物，以增强疗效，减少副作用，应根据血压的变化，遵医嘱调整剂量。④降压不宜过快过低，尤其老年人，可因血压过低而影响脑部供血。⑤应用硝普钠需注意避光使用，调节速度需在严密监测血压情况下进行，连续使用一般不超过 5 d，以免引起硫氰酸中毒。注意要防止药物外渗引起局部组织反应。

（六）并发症护理

高血压脑血管意外病人应半卧位，避免活动、安定情绪、遵医嘱给予镇静药。建立静脉通路，血压高时首选硝普钠静点治疗。

发生心力衰竭时应给予吸氧，4 ~ 6 L/min，急性肺水肿时 35% 乙醇湿化吸氧，6 ~ 8 L/min。

（七）健康教育

1. 限制钠摄入

钠摄入 < 6 g/d，可减少水钠潴留，减轻心脏负荷，降低外周阻力，达到降低血压，改善心功能的目的。

2. 减轻体重

血压与体重指数呈相关，特别是向心性肥胖，可使血容量增加，内分泌失调，是高血压的重要危险因素，应限制患者每日摄入总热量，以达到控制和减轻体重的目的。

3. 运动

运动时（如跑步、行走、游泳）收缩压升高，伴心搏出量和心率的增高，但舒张压不升高，一段时间后，静息血压下降，心搏出量和心率增加的幅度下降。

4. 坚持合理服药

因人而异确定服药时间、提供药物说明书，注意药物不良反应，并教会患者自己观察用药后的反应。

5. 避免诱因

①避免情绪激动、精神紧张、劳累、精神创伤等可使交感神经兴奋，血压上升，故指导病人自己控制情绪调整生活节奏。②寒冷可使血管收缩，血压升高，冬天外出时注意保暖，室温不宜过低。③保持大便通畅，避免剧烈运动和用力咳嗽，以防回心血量骤增而发生脑血管意外。④生活环境应安静，避免

噪声刺激和引起精神过度兴奋的活动。

6. 行为安全

需要注意的安全事项避免突然改变体位，不用过热的水洗澡和蒸汽浴，禁止长时间站立。

7. 指导病人学会观察技能

自测血压，每日定时、定位测量血压，定期随诊复查，病情变化如胸痛、水肿、鼻出血、血压突然升高、心悸、剧烈头痛、视物模糊、恶心呕吐、肢体麻木、偏瘫、嗜睡、昏迷等症状立即就医。

第五节 心脏瓣膜病

心脏瓣膜病是由于多种原因引起的单个或多个瓣膜的结构异常和功能异常，导致瓣口狭窄和（或）关闭不全。同时具有两个或两个以上瓣膜受损时，称为联合瓣膜病。风湿性心瓣膜病以二尖瓣狭窄伴主动脉瓣关闭不全最常见。

慢性风湿性心瓣膜病，简称风心病。是指急性风湿性心脏炎症反复发作后所遗留的心脏瓣膜病变，最常受累的是二尖瓣，其次是主动脉瓣。

风湿性心瓣膜病与甲族乙型溶血型链球菌反复感染有关，病人感染后对链球菌产生免疫反应，使心脏结缔组织发生炎症病变，在炎症的修复过程中，心脏瓣膜增厚、变硬、畸形、相互粘连致瓣膜的开放受到限制，阻碍血液正常流通，称为瓣膜狭窄；如心脏瓣膜因增厚、缩短而不能完全闭合，称为关闭不全。

一、二尖瓣疾病

（一）二尖瓣狭窄

1. 病因、病理

二尖瓣狭窄的最常见病因是风湿热，近半数病人有反复链球菌感染病史如扁桃体炎、咽峡炎等。虽然青霉素在预防链球菌感染的应用，使风湿热、风湿性心瓣膜病的发病率下降，但是风湿性二尖瓣狭窄仍是我国主要的瓣膜病。急性风湿热后，需要两年多形成明显二尖瓣狭窄，急性风湿热多次发作较一次发作出现狭窄早。先天性畸形、结缔组织病也是二尖瓣狭窄的病因。

风湿热导致二尖瓣不同部位的粘连融合，导致二尖瓣狭窄，二尖瓣开放受限，瓣口截断面减少。二尖瓣终呈漏斗状，瓣口常为"鱼口"状。瓣叶钙化沉积常累及瓣环，使其增厚。

慢性二尖瓣狭窄可导致左心房扩大及房壁钙化，尤其在出现房颤时左心耳、左心房内易发生血栓。

2. 病理生理

正常二尖瓣口的面积是 $4 \sim 6 \, cm^2$，当瓣口面积减小到对跨瓣血流产生影响时，即定义为狭窄。二尖瓣狭窄可分为轻、中、重度三个狭窄程度，瓣口面积 $1.5 \, cm^2$ 以上为轻度，$1 \sim 1.5 \, cm^2$ 为中度，$< 1 \, cm^2$ 为重度。测量跨瓣压差可以判断二尖瓣狭窄的程度。重度二尖瓣狭窄跨瓣压差显著增加，可达 $20 \, mmHg$。

随着瓣口的狭窄，当心室舒张时，血液自左房进入左室受阻，使左心房不能正常排空，致左心房压力增高，当严重狭窄时，左房压可高达 $25 \, mmHg$，才可使血流通过狭窄的瓣口充盈左室，维持正常的心排血量；左房压力升高，致使肺静脉压升高，肺的顺应性减少，出现劳力性呼吸困难、心率增快，左房压会更高。当有促使心率增快的诱因出现时，急性肺水肿被诱发。

左心房压力增高，肺静脉压升高，使肺小动脉收缩，最终导致肺血管的器质性闭塞性改变产生肺动脉高压、增加右室后负荷，使右心室肥大，甚至右心衰竭，出现体循环瘀血的相应表现。

3. 临床表现

（1）症状：最常出现的早期症状是劳力性呼吸困难，常伴有咳嗽、咯血。首次出现呼吸困难常以运动、精神紧张、性交、感染、房颤、妊娠为诱因。随着瓣膜口狭窄加重，可出现阵发性夜间呼吸困难，严重时可导致急性肺水肿，咳嗽、咳粉红色泡沫痰。常出现心律失常是房颤，可有心悸、乏力、疲劳，甚至可有食欲减退、腹胀、肝区疼痛、下肢水肿症状。

部分病人首发症状为突然大量咯鲜血，并能自行止住，往往常见于严重二尖瓣狭窄病人。

（2）体征：可出现面部两颧绀红、口唇轻度发绀，称"二尖瓣面容"。

心尖部可触及舒张期震颤，心尖部可闻及舒张期隆隆样杂音是最重要的体征，心尖部第一心音亢进及二尖瓣开放拍击音；肺动脉瓣区第二心音亢进、分裂。

（3）并发症。

①房颤：是早期常见的并发症，亦是病人就诊的首发症状。房颤发生率随左房增大和年龄增长而增加。发生前常出现房性期前收缩，初始是阵发性房扑和房颤，之后转为慢性房颤。

②急性肺水肿：是重度二尖瓣狭窄的严重并发症，如不及时救治，可能致死。

③血栓栓塞：约有 20% 病人发生体循环栓塞，偶尔为首发症状。发生栓塞的 80% 病人是有房颤病史。血栓脱落引起周围动脉栓塞，以脑动脉栓塞常见。左心房带蒂球形血栓或游离漂浮球形血栓可能突然阻塞二尖瓣口，导致猝死。而肺栓塞发生常是房颤或右心衰竭时，在右房有附壁血栓形成脱落所致。

发生血栓栓塞的危险因素有房颤，直径 > 55 mm 的大左心房，栓塞史，心排血量明显降低。

④右心衰竭：是晚期常见并发症，也是二尖瓣狭窄主要死亡原因。

⑤感染：因本病病人常有肺瘀血，极易出现肺部感染。

4. 实验室检查

（1）X 线：左房增大，后前位见左缘变直，右缘双心房影。左前斜位可见左主支气管上抬，有前斜位可见食管下端后移等。

（2）心电图：二尖瓣狭窄重者可有"二尖瓣型 P 波"，P 波宽度 > 0.12 s，并伴有切迹。

（3）超声心动图：是明确诊断和量化的可靠方法。

（4）心导管检查：当临床表现、体征与超声心动图检查的二尖瓣口面积不一致，而且考虑介入或手术治疗时，可进行心导管检查，正确判断狭窄程度。

5. 治疗原则

内科治疗以保持和改善心脏代偿功能、积极预防及控制风湿活动及并发症发生为主。有风湿活动的病人应长期应用苄星青霉素肌内注射 120 万 U/ 月。无症状者要避免剧烈活动和诱发并发症的因素。

外科手术是治疗本病的根本方法，如二尖瓣交界分离术、人工心瓣膜置换术等。对于中、重度单纯二尖瓣狭窄，瓣叶无钙化，瓣下组织无病变，左房无血栓的病人，也可应用经皮瓣膜球囊扩张术介入治疗。

（二）二尖瓣关闭不全

1. 病因、病理

心脏收缩期二尖瓣的关闭要依靠二尖瓣的瓣叶、瓣环、腱索、乳头肌和左心室的结构及功能的完整性，任何部分出现异常均可导致二尖瓣关闭不全。

（1）瓣叶：风湿热损害最常见，约占二尖瓣关闭不全病人 1/3，女性为多见。风湿性病变造成瓣膜僵硬、变性，瓣缘卷缩，瓣膜交界处的粘连融合，导致二尖瓣关闭不全。

各种原因所致二尖瓣脱垂，心脏收缩时进入左心房影响二尖瓣的关闭；感染性心内膜炎、肥厚型心肌病、先天性心脏病心内膜垫缺损均能使瓣叶结构及功能损害，导致二尖瓣关闭不全。

感染性心内膜炎、二尖瓣创伤性损伤、人工瓣损伤等都可造成瓣叶穿孔，发生急性二尖瓣关闭不全。

（2）瓣环：各种原因引起的左室增大或伴有左心衰竭，都可使瓣环扩大，导致二尖瓣关闭不全。但随心脏缩小、心功能改善，二尖瓣关闭不全情况也会改善。

二尖瓣环钙化和退行性变，多发生于老年女性病人，亦导致二尖瓣关闭不全。严重二尖瓣环钙化累及传导系统，可引起不同程度的房室或室内传导阻滞。

（3）腱索：先天性或各种继发性的腱索病变，如腱索过长、腱索的粘连挛缩或断裂，均可导致二尖瓣关闭不全。

（4）乳头肌：冠状动脉灌注不足致使乳头肌血供不足，使其功能失调，导致二尖瓣关闭不全。如是暂时性乳头肌缺血，出现二尖瓣关闭不全也是短暂的。乳头肌坏死是心肌梗死的常见并发症，会造成永久性二尖瓣关闭不全。虽然乳头肌断裂发生率低，但一旦发生，即可出现严重致命的二尖瓣关闭不全。

乳头肌脓肿、肉芽肿、淀粉样变和结节病等，也是二尖瓣关闭不全的病因。一侧乳头肌缺如、降落伞二尖瓣综合征等先天性乳头肌畸形，也可使二尖瓣关闭不全。

2. 病理生理

心室收缩时，二尖瓣关闭不全，部分血液反流入左心房，使左心房承接肺静脉和反流的血液，而使左房压力增高，心室舒张期左心房有过多的血液流入左心室，左心室压力增高，导致左心房和左心室代偿性肥大。当左室功能失代偿，不仅心搏出量减少，而且加重反流，导致左房进一步扩大，最后引起左心衰竭，出现急性肺水肿，继之肺动脉高压。持续肺动脉高压又必然导致右心衰竭，最终为全心衰竭。

3. 临床表现

（1）症状：轻者可无症状，风心病病人可从首次风湿热后，无症状期常可超过 20 年。重者出现左心功能不全的表现如疲倦、心悸、劳力性呼吸困难等，后期可出现右心功能不全的表现。

急性二尖瓣关闭不全，轻度反流可有轻度的劳力性呼吸困难。重度反流如乳头肌断裂，将立刻发生急性左心衰竭，甚至发生急性肺水肿或心源性休克。

（2）体征：心脏搏动增强并向左下移位；心尖区全收缩期粗糙吹风样杂音是最重要体征，第一心音减弱，肺动脉瓣区第二心音亢进。

（3）并发症：二尖瓣关闭不全的并发症与二尖瓣狭窄的并发症相似，但心力衰竭情况出现较晚。感染性心内膜炎较二尖瓣狭窄常见，房颤、血栓栓塞较二尖瓣狭窄少见。

急性二尖瓣关闭不全，重度反流，可短期内发生急性左心衰竭，甚至发生急性肺水肿或心源性休克，预后差。

4. 实验室检查

（1）X 线：左房增大，伴肺瘀血。重者左房左室增大，可有间质性肺水肿征。左侧位、右前斜位可见因二尖瓣环钙化而出现的致密、粗的 C 形阴影。

（2）心电图：急性者常见有窦性心动过速。重者可有左房增大左室肥厚，ST-T 非特异改变。也可有右心室肥厚征，常出现房颤。

（3）超声心动图：脉冲式多普勒超声、彩色多普勒血流显像明确诊断的敏感性高。

（4）放射性核素心室造影：通过左心室与右心室心搏量的比值评估反流程度，当比值 > 2.5 则提示严重反流。

（5）左心室造影：左心室造影是二尖瓣反流程度的"金标准"，通过观察收缩期造影剂反流入左心房的量，评估二尖瓣关闭不全的轻重程度。

5. 治疗原则

（1）急性。治疗的目的是降低肺静脉压，增加心排血量，纠正病因。内科治疗一般为术前过渡措施，降低心脏的前后负荷，减轻肺瘀血，减少反流，增加心排血量。外科治疗是根本措施，根据病因、病情情况、反流程度和对药物治疗的反应，进行不同手术方式。

（2）慢性。内科治疗：①无症状、心功能正常者无须特殊治疗，应定期随访。②预防感染性心内膜炎，风心病病人应预防风湿活动。③房颤处理如二尖瓣狭窄，但除因心功能恶化需要恢复窦性心律外，多数只需控制心室率。慢性房颤、有栓塞史或左房有血栓的病人，应长期抗凝治疗。

外科治疗：是恢复瓣膜关闭完整性的根本措施。为保证手术效果，应在发生不可逆的左心室功能不全之前进行。手术方法有瓣膜修补术和人工瓣膜置换术两种。

二、主动脉瓣疾病

（一）主动脉瓣狭窄

1. 病因、病理

（1）风心病：风湿性炎症使主动脉瓣膜交界处粘连融合，瓣叶纤维化、钙化、僵硬、挛缩畸形，造成瓣口狭窄。同时伴有主动脉瓣关闭不全和二尖瓣狭窄。

（2）先天性畸形：先天性二尖瓣畸形是最常见的先天性主动脉瓣狭窄的病因，而且二尖瓣畸形易并发感染性心内膜炎。成年期形成的椭圆或窄缝形狭窄瓣口，是成人孤立性主动脉瓣狭窄的常见原因。

（3）退行性病变：退行性老年钙化性主动脉瓣狭窄，常见于65岁以上老人，常伴有二尖瓣环钙化。

2. 病理生理

由于主动脉瓣狭窄，使左心室后负荷加重，收缩期排血受阻而使左心室肥大，导致左心功能不全。

主动脉瓣狭窄严重时可以引起心肌缺血，其机制为：①左心室肥大、心室收缩压升高、射血时间延长，增加心肌耗氧量。②左心室肥大，心肌毛细血管密度相对减少。③心腔内压力在舒张期增高，压迫心内膜下冠状动脉。④左心室舒张末压升高使舒张期主动脉 – 左心室压差降低，冠状动脉灌注压降低。后两条造成冠状动脉血流减少。供血减少，心肌耗氧量增加，如果有运动等负荷因素，就可出现心肌缺血症状。

3. 临床表现

（1）症状：劳力性呼吸困难、心绞痛、晕厥是主动脉瓣狭窄典型的三联征。劳力性呼吸困难为晚期肺瘀血引起的首发症状，进一步可发生夜间阵发性呼吸困难、端坐呼吸，甚至急性肺水肿。心绞痛常因运动等诱发，休息后缓解。晕厥多数发生于直立、运动中或后即刻，少数也有在休息时发生。

（2）体征：主动脉瓣区可闻及响亮、粗糙的收缩期吹风样杂音是主动脉瓣狭窄最重要的体征，可向颈部传导。主动脉瓣区可触及收缩期震颤。

（3）并发症

①心律失常：约10%病人可发生房颤，将导致临床表现迅速恶化，可出现严重的低血压、晕厥、肺水肿。心肌供血不足时可发生室性心律失常。病变累及传导系统可致房室传导阻滞。室性心律失常、房室传导阻滞常是导致晕厥，甚至猝死的原因。

②心脏性猝死：一般发生在有症状者。

③感染性心内膜炎：虽不常见，但年轻病人较轻的瓣膜畸形也比老年钙化性瓣膜狭窄的病人，发生感染性心内膜炎的危险性大。

④心力衰竭：可见左心衰竭。因左心衰竭发生后，自然病程明显缩短，因而少见终末期的右心衰竭。

⑤消化道出血：出血多为隐匿性慢性，多见于老年瓣膜钙化病人，手术根治后出血常可停止。

⑥栓塞：少见。

4. 实验室检查

（1）X线：心影正常或左心房、左心室轻度增大，升主动脉根部可见狭窄后扩张。重者可有肺淤血征。

（2）心电图：重度狭窄者左心房增大、左心室肥厚并有ST–T改变。可有房颤、房室传导阻滞、室内阻滞及室性心律失常。

（3）超声心动图：是明确诊断、判断狭窄程度的重要方法。特别二维超声心动图探测主动脉瓣异常十分敏感，有助于确定狭窄的病因，但不能准确定量狭窄程度。应用连续波多普勒，测定通过主动脉瓣的最大血流速度，计算出跨膜压和瓣口面积。

（4）心导管检查：当超声心动图不能确定狭窄程度，又要进行外科手术治疗，应进行心导管检查。常以左心室 – 主动脉收缩期压差，判断狭窄程度，平均压 > 50 mmHg 或峰压 ≥ 70 mmHg 为重度狭窄。

5. 治疗原则

（1）内科治疗：治疗目的是明确狭窄程度，观察进展情况，选择合理手术时间。

①感染：预防感染性心内膜炎，预防风湿热活动。

②心律失常：积极治疗心律失常，预防房颤，一旦出现房颤，应及时转为窦性心律。

③心绞痛：可用硝酸酯类药治疗心绞痛。

④心力衰竭：限制钠盐摄入，谨慎使用洋地黄和利尿药药物，不可使用作用于小动脉的血管扩张药，避免使用 β 受体阻滞药等负性肌力药物。

⑤无症状：无症状的轻度狭窄病人要每2年复查1次。中、重度狭窄的病人每6 ～ 12个月复查1次，同时要避免剧烈体力活动。

（2）介入治疗：经皮球囊主动脉瓣成形术与经皮球囊二尖瓣成形术不同，临床应用范围局限。另外经皮球囊主动脉瓣成形术不能代替人工瓣膜置换术，只对高危病人在血流动力学方面产生暂时的轻微的益处，不能降低死亡率。

（3）外科治疗：人工瓣膜置换术是治疗成人主动脉瓣狭窄的主要方法。儿童、青少年的非钙化性先天性主动脉瓣严重狭窄者，可在直视下行瓣膜交界处分离术。

（二）主动脉瓣关闭不全

1. 病因、病理

主要由于主动脉瓣和（或）主动脉根部疾病所致。

（1）急性。

①创伤：造成升主动脉根部、瓣叶的损伤。

②主动脉夹层：使主动脉瓣环扩大、一个瓣叶被夹层挤压、瓣环或瓣叶被夹层血肿撕裂，常发生在马方综合征、特发性升主动脉扩张、高血压、妊娠。

③感染性心内膜炎：致使主动脉瓣膜穿孔、瓣周脓肿。

④人工瓣膜撕裂。

（2）慢性。

①主动脉瓣疾病：绝大部分病人的主动脉瓣关闭不全是由于风心病所致，单纯主动脉瓣关闭不全少见，常因瓣膜交界处伴有程度不同狭窄，常合并二尖瓣损害。感染性心内膜炎是单纯性主动脉瓣关闭不全的常见病因，赘生物使瓣叶损害、穿孔，瓣叶结构损害、脱垂及赘生物介于瓣叶之间，均影响主动脉瓣关闭。即便感染控制，瓣叶纤维化、挛缩也继续发展。临床上表现为急性、亚急性、慢性主动脉瓣关闭不全。先天性畸形，其中在儿童期出现主动脉瓣关闭不全，二叶主动脉瓣畸形是单纯性主动脉瓣关闭不全的1/4。室间隔缺损也可引起主动脉瓣关闭不全。主动脉瓣黏液样变，瓣叶舒张期脱垂入左心室，致使主动脉瓣关闭不全。强直性脊柱炎也可瓣叶受损，出现主动脉瓣关闭不全。

②主动脉根部扩张疾病：造成瓣环扩大，心脏舒张期瓣叶不能对合。如梅毒性主动脉炎、马方综合征、特发性升主动脉扩张、重症高血压和（或）动脉粥样硬化而导致升主动脉瘤以及强直性脊柱炎造成的升主动脉弥漫性扩张。

2. 病理生理

由于主动脉瓣关闭不全，在舒张期左心室接受左心房流入的血液及主动脉反流来的血液，使左心室代偿性肥大和扩张，逐渐发生左心衰竭，出现肺瘀血。

左心室心肌重量增加使心肌耗氧量增加，主动脉舒张压低致使冠状动脉血流减少，两方面造成心肌缺血，使左心室心肌收缩功能降低。

3. 临床表现

（1）症状：轻者可无症状。重者可有心悸，心前区不适、心绞痛、头部强烈的震动感，常有体位性头晕。晚期可发生左心衰竭。

急性病人重者可出现低血压和急性左心衰竭。

（2）体征：第二主动脉瓣区可听到舒张早期叹气样杂音。颈动脉搏动明显，脉压增大，周围血管征常见，如点头征、颈动脉和桡动脉扪及水冲脉、股动脉枪击音、股动脉听诊可闻及双期杂音和毛细血管搏动征。主动脉根部扩大病人，在胸骨右侧第2、3肋间可扪及收缩期搏动。

（3）并发症：常见的是感染性心内膜炎；可发生心力衰竭，急性病人出现早，慢性病人则出现于晚期；可出现室性心律失常，但心脏性猝死少见。

4. 实验室检查

（1）X线：急性期可有肺瘀血或肺水肿征。慢性期左心房、左心室增大，升主动脉继发性扩张。并可累及整个主动脉弓。左心衰竭时可有肺瘀血征。

（2）心电图：急性者常见有窦性心动过速和ST-T非特异改变，慢性者可有左心室肥厚。

（3）超声心动图：M型显示二尖瓣前叶或室间隔舒张期纤细扑动，是可靠诊断征象。急性病人可见二尖瓣期前关闭，主动脉瓣舒张期纤细扑动是瓣叶破裂的特征。

（4）放射性核素心室造影：可以判断左心室功能，根据左、右心搏量比值估测反流程度。

（5）磁共振显像：诊断主动脉疾病极为准确，如主动脉夹层。

（6）主动脉造影：当无创技术不能确定反流程度，并准备手术治疗时，可采用选择性主动脉造影，半定量反流程度。

5．治疗原则

（1）急性。外科人工瓣膜置换术或主动脉瓣修复术是根本的措施。内科治疗目的是降低肺静脉压，增加心排血量，稳定血流动力学。

（2）慢性。

①内科治疗：积极控制感染，预防感染性心内膜炎，预防风湿热。应用青霉素治疗梅毒性主动脉炎。当舒张压＞90 mmHg时需用降压药。左心衰竭时应用血管紧张素转换酶抑制药和利尿药，需要时可加用洋地黄类药物。心绞痛可使用硝酸酯类药物。积极控制心律失常，纠正房颤。无症状的轻度、中度反流病人应限制重体力活动，每1～2年复查1次。无症状的中度主动脉瓣关闭不全和左室扩大者，也需使用血管紧张素转换酶抑制药，延长无症状期。

②外科治疗：人工瓣膜置换术或主动脉瓣修复术是严重主动脉瓣关闭不全的主要治疗方法，为不影响手术后的效果，应在不可逆心功能衰竭发生之前进行，但须遵守手术适应证，避免过早手术。

三、心瓣膜疾病护理措施

（一）活动与休息

按心功能分级安排适当的活动，合并主动脉病变者应限制活动，风湿活动时卧床休息，活动时出现不适，应立即停止活动并给予吸氧3～4 L/min。

（二）饮食护理

给予高热量、高蛋白、高维生素易消化饮食，以协助提高机体抵抗力。

（三）病情观察

1．体温观察

定时观测体温，注意热型，体温超过38.5℃时给予物理降温，半小时后测量体温并记录降温效果。观察有无风湿活动的表现，如皮肤出现环形红斑、皮下结节、关节红肿疼痛等。

2．心脏观察

观察有无心力衰竭的征象，监测生命体征和肺部、水肿、肝大的体征，观察有无呼吸困难、乏力、尿少、食欲减退等症状。

3．评估栓塞

借助各项检查评估栓塞的危险因素，密切观察有无栓塞征象，一旦发生应立即报告医师，给予溶栓、抗凝治疗。

（四）风湿的预防与护理

注意休息，病变关节应制动、保暖，避免受压和碰撞，可用局部热敷或按摩，减轻疼痛，必要时遵医嘱使用止痛药。

（五）心衰的预防与护理

避免诱因，积极预防呼吸道感染及风湿活动，纠正心律失常，避免劳累、情绪激动。严格控制入量及输液滴速，如发生心力衰竭置病人半卧位，给予吸氧，给予营养易消化饮食，少量多餐。保持大便通畅。

（六）防止栓塞发生

1．预防措施

鼓励与协助病人翻身，避免长时间蹲、坐，勤换体位，常活动下肢，经常按摩、用温水泡脚，以防发生下肢静脉血栓。

2．有附壁血栓形成病人护理

应绝对卧床，避免剧烈运动或体位突然改变，以免血栓脱落，形成动脉栓塞。

3. 观察栓塞发生的征兆

脑栓塞可引起言语不清、肢体活动受限、偏瘫，四肢动脉栓塞可引起肢体剧烈疼痛、皮肤颜色及温度改变，肾动脉栓塞可引起剧烈腰痛，肺动脉栓塞可引起突然剧烈胸痛和呼吸困难、发绀、咯血、休克等。

（七）亚急性感染性心内膜炎的护理

应做血培养以查明病原菌，注意观察体温、新出血点、栓塞等情况。注意休息，合理饮食，补充蛋白质和维生素，提高抗病能力。

（八）用药护理

遵医嘱给予抗生素、抗风湿热药物、抗心律失常药物及抗凝治疗，观察药物疗效和副作用。如阿司匹林导致的胃肠道反应，柏油样便，牙龈出血等副作用；观察有无皮下出血、尿血等；注意观察和防止口腔黏膜及肺部有无二重感染；严密观察病人心率／律变化，准确应用抗心律失常药物。

（九）健康教育

1. 解释病情

告诉病人及家属此病的病因和病程发展特点，将其治疗长期性和困难讲清楚，同时要给予鼓励，建立信心。对于有手术适应证的病人，要劝病人择期手术，提高生活质量。

2. 环境要求

居住环境要避免潮湿、阴暗等不良条件，保持室内空气流通，温暖干燥，阳光充足，防风湿复发。

3. 防止感染

在日常生活中要注意适当锻炼，注意保暖，加强营养，合理饮食，提高机体抵抗力，加强自我保健，避免呼吸道感染，一旦发生，应立即就诊、用药治疗。

4. 避免诱发因素

协助病人做好休息及活动的安排，避免重体力劳动、过度劳累和剧烈运动。要教育病人家属理解病人病情并要给予照顾。

要劝告反复发生扁桃体炎病人，在风湿活动控制后 2 ～ 4 个月可手术摘除扁桃体。在拔牙、内镜检查、导尿、分娩、人工流产等手术前，应告诉医师自己有风心病史，便于预防性使用抗生素。

5. 妊娠

育龄妇女要在医师指导下，根据心功能情况，控制好妊娠与分娩时机。对于病情较重不能妊娠与分娩病人，做好病人及配偶的心理工作，接受现实。

6. 提高病人依从性

告诉病人坚持按医嘱服药的重要性，提供相关健康教育资料。同时告诉病人定期门诊复诊，对于防止病情进展也是重要的。

第五章

腹外科疾病的护理

第一节　胃、十二指肠损伤

一、概述

由于有肋弓保护且活动度较大，柔韧性较好，壁厚，钝挫伤时胃很少受累，只有胃膨胀时偶有发生。上腹或下胸部的穿透伤则常导致胃损伤，多伴有肝、脾、横膈及胰等损伤。胃镜检查及吞入锐利异物或吞入酸、碱等腐蚀性毒物也可引起穿孔，但很少见。十二指肠损害是由于上中腹部受到间接暴力或锐器的直接刺伤而引起的，缺乏典型的腹膜炎症状和体征，术前诊断困难，漏诊率高，多伴有腹部脏器合并伤，病死率高，术后并发症多，肠瘘发生率高。

二、护理评估

1. 健康史

详细询问患者、现场目击者或陪同人员，以了解受伤的时间地点、环境，受伤的原因，外力的特点、大小和作用方向，坠跌高度；了解受伤前后饮食及排便情况，受伤时的体位，有无防御，伤后意识状态、症状、急救措施、运送方式，既往疾病及手术史。

2. 临床表现

（1）胃损伤若未波及胃壁全层，可无明显症状。若全层破裂，由于胃酸有很强的化学刺激性，可立即出现剧痛及腹膜刺激征。当破裂口接近贲门或食管时，可因空气进入纵隔而呈胸壁下气肿。较大的穿透性胃损伤时，可自腹壁流出食物残渣、胆汁和气体。

（2）十二指肠破裂后，因有胃液、胆汁及胰液进入腹腔，早期即可发生急性弥漫性腹膜炎，有剧烈的刀割样持续性腹痛伴恶心、呕吐，腹部检查可见有舟状腹、腹膜刺激征症状。

3. 辅助检查

（1）疑有胃损伤者，应置胃管：若自胃内吸出血性液或血性物者可确诊。

（2）腹腔穿刺术和腹腔灌洗术：腹腔穿刺抽出不凝血液、胆汁，灌洗吸出 10 mL 以上肉眼可辨的血性液体，即为阳性结果。

（3）X 线检查：腹部 X 线片可显示腹膜后组织积气、肾脏轮廓清晰、腰大肌阴影模糊不清等有助于腹膜后十二指肠损伤的诊断。

（4）CT 检查：可显示少量的腹膜后积气和渗至肠外的造影剂。

4. 治疗原则

抗休克和及时、正确的手术处理是治疗的两大关键。

5. 心理、社会因素

胃、十二指肠外伤性损伤多数在意外情况下发生，患者出现突发外伤后易出现紧张、痛苦、悲哀、恐惧等心理变化，担心手术成功及疾病预后。

三、护理问题

1. 疼痛

与胃肠破裂、腹腔内积液、腹膜刺激征有关。

2. 组织灌注量不足

与大量失血、失液，严重创伤，有效循环血量减少有关。

3. 焦虑或恐惧

与经历意外及担心预后有关。

4. 潜在并发症

出血、感染、肠瘘、低血容量性休克。

四、护理目标

（1）患者疼痛减轻。

（2）患者血容量得以维持，各器官血供正常、功能完整。

（3）患者焦虑或恐惧减轻或消失。

（4）护士密切观察病情变化，如发现异常，及时报告医生，并配合处理。

五、护理措施

1. 一般护理

（1）预防低血容量性休克：吸氧、保暖、建立静脉通道，遵医嘱输入温热生理盐水或乳酸盐林格液，抽血查全血细胞计数、血型和交叉配血。

（2）密切观察病情变化：每 15～30 min 应评估患者情况。评估内容包括意识状态、生命体征、肠鸣音、尿量、氧饱和度、有无呕吐、肌紧张和反跳痛等。观察胃管内引流物颜色、性质及量，若引流出血性液体，提示有胃、十二指肠破裂的可能。

（3）术前准备：胃、十二指肠破裂大多需要手术处理，故患者入院后，在抢救休克的同时，尽快完成术前准备工作，如备皮、备血、插胃管及留置尿管、做好抗生素皮试等，一旦需要，可立即实施手术。

2. 心理护理

评估患者对损伤的情绪反应，鼓励他们说出自己内心的感受，帮助建立积极有效的应对措施。向患者介绍有关病情、损伤程度、手术方式及疾病预后，鼓励患者，告诉患者良好的心态、积极的配合有利于疾病早日康复。

3. 术后护理

（1）体位：患者意识清楚、病情平稳，给予半坐卧位，有利于引流及呼吸。

（2）禁食、胃肠减压：观察胃管内引流液颜色、性质及量，若引流出血性液体，提示有胃、十二指肠再出血的可能。十二指肠创口缝合后，胃肠减压管置于十二指肠腔内，使胃液、肠液、胰液得到充分引流，一定要妥善固定，避免脱出。一旦脱出，要在医生的指导下重新置管。

（3）严密监测生命体征：术后 15～30 min 监测生命体征直至患者病情平稳。注意肾功能的改变，胃十二指肠损伤后，特别有出血性休克时，肾脏会受到一定的损害，尤其是严重腹部外伤伴有重度休克者，有发生急性肾功能障碍的危险，所以，术后应密切注意尿量，争取保持每小时尿量在 50 mL 以上。

（4）补液和营养支持：根据医嘱，合理补充水、电解质和维生素，必要时输新鲜血、血浆，维持水、电解质、酸碱平衡。给予肠内、外营养支持，促进合成代谢，提高机体防御能力。继续应用有效抗生素，控制腹腔内感染。

（5）术后并发症的观察和护理：①出血。如胃管内 24 h 内引流出新鲜血液大于 200～300 mL，提示吻合口出血，要立即配合医生给予胃管内注入凝血酶粉、冰盐水洗胃等止血措施。②肠瘘。患者术后持续低热或高热不退，腹腔引流管中引流出黄绿色或褐色渣样物，有恶臭或引流出大量气体，提示肠瘘发生，要配合医生进行腹腔双套管冲洗，并做好相应护理。

4. 健康教育

（1）讲解术后饮食注意事项，当患者胃肠功能恢复，一般 3 ~ 5 天后开始恢复饮食，由流质逐步恢复至半流质、普食，进食高蛋白、高能量、易消化饮食，增强抵抗力，促进愈合。

（2）行全胃切除或胃大部分切除术的患者，因胃肠吸收功能下降，要及时补充微量元素和维生素等营养素，预防贫血、腹泻等并发症。

（3）避免工作过于劳累，注意劳逸结合。讲明饮酒、抽烟对胃、十二指肠疾病的危害性。

（4）避免长期大量服用非甾体抗炎药，如布洛芬等，以免引起胃肠道黏膜损伤。

第二节　脾破裂

一、概述

脾脏是一个血供丰富而质脆的实质性器官，脾脏是腹部脏器中最容易受损伤的器官，发生率几乎占各种腹部损伤的 40% 左右。它被与其包膜相连的诸韧带固定在左上腹的后方，尽管有下胸壁、腹壁和膈肌的保护，但外伤暴力很容易使其破裂引起内出血。以真性破裂多见，约占 85%。根据不同的病因，脾破裂分成两大类：①外伤性破裂，占绝大多数，都有明确的外伤史，裂伤部位以脾脏的外侧凸面为多，也可在内侧脾门处，主要取决于暴力作用的方向和部位。②自发性破裂，极少见，且主要发生在病理性肿大（门静脉高压症、血吸虫病、淋巴瘤等）的脾脏，如仔细追询病史，多数仍有一定的诱因，如剧烈咳嗽、打喷嚏或突然改变体位等。

二、护理评估

1. 健康史

了解患者腹部损伤的时间、地点以及致伤源、伤情、就诊前的急救措施、受伤至就诊之间的病情变化，如果患者神志不清，应询问目击人员。患者一般有上腹火器伤、锐器伤或交通事故、工伤等外伤史或病理性（门静脉高压症、血吸虫病、淋巴瘤等）的脾脏肿大病史。

2. 临床表现

脾破裂的临床表现以内出血及腹膜刺激征为特征，并常与出血量和出血速度密切相关。出血量大而速度快的很快就出现低血容量性休克，伤情十分危急；出血量少而慢者症状轻微，除左上腹轻度疼痛外，无其他明显体征，不易诊断。随着时间的推移，出血量越来越大，才出现休克前期的表现，继而发生休克。由于血液对腹膜的刺激而有腹痛，起始在左上腹，慢慢涉及全腹，但仍以左上腹最为明显，同时有腹部压痛、反跳痛和腹肌紧张。

3. 诊断及辅助检查

创伤性脾破裂的诊断主要依赖：①损伤病史或病理性脾脏肿大病史。②临床有内出血的表现。③腹腔诊断性穿刺抽出不凝固血液等。④对诊断确有困难、伤情允许的病例，采用腹腔灌洗、B 型超声、核素扫描、CT 或选择性腹腔动脉造影等帮助明确诊断。B 型超声是一种常用检查，可明确脾脏破裂程度。⑤实验室检查发现红细胞、血红蛋白和血细胞比容进行性降低，提示有内出血。

4. 治疗原则

随着对脾功能认识的深化，在坚持"抢救生命第一，保留脾第二"的原则下，尽量保留脾的原则已被绝大多数外科医生接受。彻底查明伤情后尽可能保留脾脏，方法有生物胶黏合止血、物理凝固止血、单纯缝合修补、部分脾切除等，必要时行全脾切除术。

5. 心理、社会因素

导致脾破裂的原因均是意外，患者痛苦大、病情重，且在创伤、失血之后，处于紧张状态，患者常有恐惧、急躁、焦虑，甚至绝望，又担心手术能否成功，对手术产生恐惧心理。

三、护理问题

1. 体液不足

与损伤致腹腔内出血、失血有关。

2. 组织灌注量减少

与导致休克的因素依然存在有关。

3. 疼痛

与脾部分破裂、腹腔内积血有关。

4. 焦虑或恐惧

与意外创伤的刺激、出血及担心预后有关。

5. 潜在并发症

出血。

四、护理目标

（1）患者体液平衡能得到维持，不发生失血性休克。

（2）患者神志清楚，四肢温暖、红润，生命体征平稳。

（3）患者腹痛缓解。

（4）患者焦虑或恐惧程度缓解。

（5）护士要密切观察病情变化，如发现异常，及时报告医生，并配合处理。

五、护理措施

1. 一般护理

（1）严密观察监护伤员病情变化：把患者的脉率、血压、神志、氧饱和度（SaO$_2$）及腹部体征作为常规监测项目，建立治疗时的数据，为动态监测患者生命体征提供依据。

（2）补充血容量：建立两条静脉通路，快速输入平衡盐液及血浆或代用品，扩充血容量，维持水、电解质及酸碱平衡，改善休克状态。

（3）保持呼吸道通畅：及时吸氧，改善因失血而导致的机体缺氧状态，改善有效通气量，并注意清除口腔中异物、假牙，防止误吸，保持呼吸道通畅。

（4）密切观察患者尿量变化：怀疑脾破裂病员应常规留置导尿管，观察单位时间的尿量，如尿量＞30 mL/h，说明病员休克已纠正或处于代偿期。如尿量＜30 mL/h甚至无尿，则提示患者已进入休克或肾衰竭期。

（5）术前准备：观察中如发现继续出血（48 h内输血超过1 200 mL）或有其他脏器损伤，应立即做好药物皮试、备血、腹部常规备皮等手术前准备。

2. 心理护理

对患者要耐心做好心理安抚，让患者知道手术的目的、意义及手术效果，消除紧张恐惧心理，还要尽快通知家属并取得其同意和配合，使患者和家属都有充分的思想准备，积极主动配合抢救和治疗。

3. 术后护理

（1）体位：术后应去枕平卧，头偏向一侧，防止呕吐物吸入气管，如清醒后血压平稳，病情允许可采取半卧位，以利于腹腔引流。患者不得过早起床活动。一般需卧床休息10～14天。以B超或CT检查为依据，观察脾脏愈合程度，确定能否起床活动。

（2）密切观察生命体征变化：按时测血压、脉搏、呼吸、体温，观察再出血倾向。部分脾切除患者，体温持续在38～40℃，2～3周，化验检查白细胞计数不高，称为"脾热"。对"脾热"的患者，按高热护理及时给予物理降温，并补充水和电解质。

（3）管道护理：保持大静脉留置管输液通畅，保持无菌，定期消毒。保持胃管、导尿管及腹腔引流管通畅，妥善固定，防止脱落，注意引流物的量及性状的变化。若引流管引流出大量的新鲜血性液体，提示活动性出血，及时报告医生处理。

（4）改善机体状况，给予营养支持：术后保证患者有足够的休息和睡眠，禁食期间补充水、电解质，避免酸碱平衡失调，肠功能恢复后方可进食。应给予高热量、高蛋白、高维生素饮食，静脉滴注复方氨基酸、血浆等，保证机体需要，促进伤口愈合，减少并发症。

4. 健康教育

（1）患者住院 2 ~ 3 周后出院，出院时复查 CT 或 B 超，嘱患者每月复查 1 次，直至脾损伤愈合，脾脏恢复原形态。

（2）嘱患者若出现头晕、口干、腹痛等不适，均应停止活动并平卧，及时到医院检查治疗。

（3）继续注意休息，脾损伤未愈合前避免体力劳动，避免剧烈运动，如弯腰、下蹲、骑摩托车等。注意保护腹部，避免外力冲撞。

（4）避免增加腹压，保持排便通畅，避免剧烈咳嗽。

（5）脾切除术后，患者免疫力低下，注意保暖，预防感冒，避免进入拥挤的公共场所。坚持锻炼身体，提高机体免疫力。

第三节　小肠破裂

一、概述

小肠是消化管中最长的一段肌性管道，也是消化与吸收营养物质的重要场所。人类小肠全长 3 ~ 9 m，平均 5 ~ 7 m，个体差异很大。分为十二指肠、空肠和回肠三部分，十二指肠属上消化道，空肠及其以下肠段属下消化道。

各种外力的作用所致的小肠穿孔称为小肠破裂。小肠破裂在战时和平时均较常见，多见于交通事故、工矿事故、生活事故如坠落、挤压、刀伤和火器伤。小肠可因穿透性与闭合性损伤造成肠管破裂或肠系膜撕裂。小肠占满整个腹部，又无骨骼保护，因此易于受到损伤。由于小肠壁厚，血运丰富，故无论是穿孔修补或肠段切除吻合术，其成功率均较高，发生肠瘘的机会少。

二、护理评估

1. 健康史

了解患者腹部损伤的时间、地点及致伤源、伤情、就诊前的急救措施、受伤至就诊之间的病情变化，如果患者神志不清，应询问目击人员。

2. 临床表现

小肠破裂后在早期即产生明显的腹膜炎的体征，这是因为肠管破裂肠内容物溢出腹腔所致。症状以腹痛为主，程度轻重不同，可伴有恶心及呕吐，腹部检查肠鸣音消失，腹膜刺激征明显。

小肠损伤初期一般均有轻重不等的休克症状，休克的深度除与损伤程度有关外，主要取决于内出血的多少，表现为面色苍白、烦躁不安、脉搏细速、血压下降、皮肤发冷等。若为多发性小肠损伤或肠系膜撕裂大出血，可迅速发生休克并进行性恶化。

3. 辅助检查

（1）实验室检查：白细胞计数升高说明腹腔炎症；血红蛋白含量取决于内出血的程度，内出血少时变化不大。

（2）X 线检查：X 线透视或摄片，检查有无气腹与肠麻痹的征象，因为一般情况下小肠内气体很少，且损伤后伤口很快被封闭，不但膈下游离气体少见，且使一部分患者早期症状隐匿。因此，阳性气腹有诊断价值，但阴性结果也不能排除小肠破裂。

（3）腹部 B 超检查：对小肠及肠系膜血肿、腹腔积液均有重要的诊断价值。

（4）CT 或磁共振检查：对小肠损伤有一定诊断价值，而且可对其他脏器进行检查，有时可能发现一些未曾预料的损伤，有助于减少漏诊。

（5）腹腔穿刺：有混浊的液体或胆汁色的液体，说明肠破裂，穿刺液中白细胞、淀粉酶含量均升高。

4. 治疗原则

小肠破裂的诊断一旦确诊，应立即进行手术治疗。手术方式以简单修补为主。肠管损伤严重时，则应做部分小肠切除吻合术。

5. 心理、社会因素

小肠损伤大多在意外情况下突然发生，加之伤口、出血及内脏脱出的视觉刺激和对预后的担忧，患者多表现为紧张、焦虑、恐惧。应了解其患病后的心理反应，对本病的认知程度和心理承受能力，家属及亲友对其支持情况、经济承受能力等。

三、护理问题

1. 有体液不足的危险

与创伤致腹腔内出血、体液过量丢失、渗出及呕吐有关。

2. 焦虑、恐惧

与意外创伤的刺激、疼痛、出血、内脏脱出的视觉刺激及担心疾病的预后等有关。

3. 体温过高

与腹腔内感染毒素吸收和伤口感染等因素有关。

4. 疼痛

与小肠破裂或手术有关。

5. 潜在并发症

腹腔感染、肠瘘、失血性休克。

6. 营养失调：低于机体需要量

与消化道的吸收面积减少有关。

四、护理目标

（1）患者体液平衡得到维持，生命体征稳定。

（2）患者情绪稳定，焦虑或恐惧减轻，主动配合医护工作。

（3）患者体温维持正常。

（4）患者主诉疼痛有所缓解。

（5）护士密切观察病情变化，如发现异常，及时报告医生，并配合处理。

（6）患者体重不下降。

五、护理措施

1. 一般护理

（1）伤口处理：对开放性腹部损伤者，妥善处理伤口，及时止血和包扎固定。若有肠管脱出，可用消毒或清洁器皿覆盖保护后再包扎，以免肠管受压、缺血而坏死。

（2）病情观察：密切观察生命体征的变化，每 15 min 测定脉搏、呼吸、血压一次。重视患者的主诉，若主诉心慌、脉快、出冷汗等，及时报告医生。不注射止痛药（诊断明确者除外），以免掩盖伤情。不随意搬动伤者，以免加重病情。

（3）腹部检查：每 30 min 检查一次腹部体征，注意腹膜刺激征的程度和范围变化。

（4）禁食和灌肠：禁食和灌肠可避免肠内容物进一步溢出，造成腹腔感染或加重病情。

（5）补充液体和营养：注意纠正水、电解质及酸碱平衡失调，保证输液通畅，对伴有休克或重症腹膜炎的患者可进行中心静脉补液，这不仅可以保证及时大量的液体输入，而且有利于中心静脉压的监测，根据患者具体情况，适量补给全血、血浆或人血清蛋白，尽可能补给足够的热量和蛋白质、氨基酸及维生素等。

2. 心理护理

关心患者，加强交流，讲解相关病情、治疗方式及预后，使患者了解自己的病情，消除患者的焦虑和恐惧，保持良好的心理状态，并与其一起制定合适的应对机制，鼓励患者，增加治疗的信心。

3. 术后护理

（1）妥善安置患者：麻醉清醒后取半卧位，有利于腹腔炎症的局限，改善呼吸状态。了解手术的过程，查看手术的部位，对引流管、输液管、胃管及氧气管等进行妥善固定，做好护理记录。

（2）监测病情：观察患者血压、脉搏、呼吸、体温的变化。注意腹部体征的变化。适当应用止痛药，减轻患者的不适。若切口疼痛明显，应检查切口，排除感染。

（3）引流管的护理：腹腔引流管保持通畅，准确记录引流液的性状及量。腹腔引流液应为少量血性液，若为绿色或褐色渣样物，应警惕腹腔内感染或肠瘘的发生。

（4）饮食：继续禁食、胃肠减压，待肠功能逐渐恢复、肛门排气后，方可拔除胃肠减压管。拔除胃管当日可进清流食，第2日进流质饮食，第3日进半流食，逐渐过渡到普食。

（5）营养支持：维持水、电解质和酸碱平衡，增加营养。维生素主要是在小肠被吸收，小肠部分切除后，要及时补充维生素 C、D、K 和复合维生素 B 等维生素和微量元素钙、镁等，可经静脉、肌内注射或口服进行补充，预防贫血，促进伤口愈合。

4. 健康教育

（1）注意饮食卫生，避免暴饮暴食，进易消化食物，少食刺激性食物，避免腹部受凉和饭后剧烈活动，保持排便通畅。

（2）注意适当休息，加强锻炼，增加营养，特别是回肠切除的患者要长期定时补充维生素 B_{12} 等营养素。

（3）定期门诊随访。若有腹痛、腹胀、停止排便及伤口红、肿、热、痛等不适，应及时就诊。

（4）加强社会宣传，增进劳动保护、安全生产、安全行车、遵守交通规则等知识，避免损伤等意外的发生。

（5）普及各种急救知识，在发生意外损伤时，能进行简单的自救或急救。

（6）无论腹部损伤的轻重，都应经专业医务人员检查，以免贻误诊治。

第四节 结肠破裂

一、概述

结肠破裂的原因与小肠破裂的原因相同，多因工农业生产外伤、交通事故、生活意外及殴斗所致，但开放性损伤较闭合性损伤为多见。有时乙状结肠镜检查或放置肛管和灌肠时，也可能引起结肠破裂，这种情况在结肠本身有病变时尤易发生，因此，操作应非常谨慎。在结肠进行电灼息肉治疗时，可能引起肠腔内气爆，损伤结肠。结肠壁薄，血液循环亦较小肠差，遇外伤时发生破裂的机会较多，且愈合率低。结肠内含有大量细菌，污染力强，肠内容物流入腹腔引起严重的细菌性腹膜炎，时间较久或肠内容较多者可发生中毒性休克。

结肠损伤时，可分为浆膜层破裂、浆肌层破裂及肠壁全层破裂，甚至断裂；肠壁挫伤又有浆膜下血肿及肠壁内血肿；如系膜损伤，有动、静脉断裂或血管血栓形成，造成迟发性肠坏死。

当结肠壁完全破裂或坏死穿孔，结肠内容物（粪便）溢出到腹腔，发生弥漫性腹膜炎，如有粘连，可形成局限性腹膜炎，偶有因穿孔小、粪便渣堵塞而愈合的。结肠内容物为中性，对腹膜刺激较小，早期腹膜炎不明显，容易误诊。后期局部污染严重（粪便内细菌最多），再加上结肠有回盲瓣及肛门括约肌两端"封闭"，使肠腔压力增高，肠内容物大量外溢，致使腹腔严重感染，全身中毒性症状也严重，导致病情危重甚至死亡。结肠壁薄，血液循环差，故结肠破裂缝合后愈合能力也差，容易形成肠瘘，是本病常见的并发症。

二、护理评估

1. 健康史

询问伤员、现场目击者或陪同人员，以了解受伤的时间、地点、环境，受伤的原因，外力的特点、大小和作用方向，坠跌高度等，了解伤前饮食及排便情况，受伤时的体位，有无防御，伤后意识状态、症状、急救措施、运送方式，既往疾病及手术史。伤者多有腹部或其他附近部位遭受外伤病史或有肠镜检查病史，伤后出现腹部疼痛或其他不适症状。

2. 临床表现

患者较早出现腹痛与呕吐，结肠穿孔和大块缺损而使结肠内粪便溢入腹腔，引起腹痛、呕吐，腹痛先局限于穿孔部，随之因弥漫性腹膜炎而引起全腹部疼痛，腹膜刺激征明显，肠鸣音减弱甚至消失。由于结肠内容物液体成分少而细菌含量多，故腹膜炎出现得较晚，但较严重。一部分结肠位于腹膜后，受伤后容易漏诊，常导致严重的腹膜后感染。

3. 辅助检查

（1）血常规检查：白细胞计数及中性粒细胞增多。

（2）X线摄片：对闭合性损伤，患者情况允许立位照片时，大多可发现膈下游离气体。

（3）B超、CT、MRI检查：对于常规检查不能明确诊断者，可选择性地选用其中任何一两项检查以助诊断。根据以上情况，再结合腹部外伤病史，一般均不难确诊。无论闭合性或开放性的结肠损伤，大多合并有其他内脏损伤。

4. 治疗原则

由于结肠壁薄、血供差、细菌数量大，故结肠破裂的治疗不同于小肠破裂。除少数裂口小、腹腔污染轻、全身情况良好的患者可以考虑一期修补或一期结肠切除吻合（限于右半结肠）外，大部分患者需先经肠造口术或肠外置术处理，3～4个月后待患者情况好转，再行瘘口关闭术。对于做一期结肠修补或切除吻合术的患者，宜在修补或吻合近端行造口术，以暂时转移粪流并避免肠管膨胀，并在手术结束后即行肛管扩张，以保证良好愈合。

5. 心理社会因素

绝大多数损伤在意外情况下突然发生，患者多出现紧张、痛苦、悲哀、恐惧等心理变化。了解患者和家属对损伤后治疗和可能发生的并发症的知晓程度和心理、经济承受能力，特别是要了解采用肠造口术患者和家属对结肠造口的接受程度。

三、护理问题

1. 焦虑与恐惧

与创伤的刺激、担心手术预后有关。

2. 疼痛

与结肠破裂、腹壁及腹腔内脏器损伤有关。

3. 体温过高

与腹腔内感染毒素吸收和伤口感染等因素有关。

4. 知识缺乏

缺乏有关肠道手术的注意事项及结肠造口的护理知识。

5. 自我形象紊乱

与腹腔结肠造口的建立、排便方式改变有关。

6. 自理能力缺陷

与手术创伤、术后引流和结肠造口有关。

7. 潜在并发症

急性腹膜炎、肠瘘、腹腔脓肿、感染性休克。

四、护理目标

（1）患者情绪稳定，焦虑或恐惧感减轻，能主动配合治疗。

（2）患者腹痛减轻。

（3）患者体温得以控制，逐渐降至正常范围。

（4）患者能复述疾病有关知识。

（5）患者能够正确面对自我形象的变化。

（6）患者日常生活需求能够得到满足。

（7）护士密切观察病情变化，如发现异常，及时报告医生，并配合处理。

五、护理措施

1. 一般护理

（1）急救。在急救时分清主次和轻重缓急，首先处理危及生命的重要情况，如心跳、呼吸骤停及窒息、大出血、张力性气胸等。对已发生休克者，应迅速建立静脉通路，及时补液，必要时输血。对开放性腹部结肠损伤，应妥善处理伤口后再包扎，切勿现场还纳，以防污染腹腔。若有大量肠管脱出，可用消毒或清洁器皿覆盖保护后再包扎，以免肠管因伤口收缩受压缺血或肠系膜受牵拉加重休克。

（2）病情观察期间的护理及术前护理。①严密观察，注意生命体征的变化，每 15 ~ 30 min 测呼吸、脉搏和血压各 1 次。②动态检测红细胞计数、血细胞比容和血红蛋白值。③加强临床症状和体征的观察，以判断病情进展变化。④注意有无急性腹膜炎、失血性休克等并发症的发生，若发现异常，及时报告医生。⑤体位：绝对卧床休息，不随意搬动的患者，在病情允许的情况下宜取半卧位，如需行 X 线、B 超等影像学检查，应有专人护送。⑥腹腔内损伤未排除前必须禁食，禁忌灌肠。一旦决定手术，应及时完成腹部急症手术前准备。

2. 心理护理

应关心、体贴和同情患者，对需要手术的患者，可适当解释手术的方式、意义及术中、术后的不适，以消除患者对手术的紧张和恐惧，注意与家属、工作单位之间的沟通，以取得各方面良好的配合，使患者放心地接受治疗。对需做结肠造口的患者，向患者讲解腹部结肠造口只是暂时，待 3 ~ 4 个月后情况好转可行关闭瘘口术。可通过图片、模型、实物向患者解释造口的部位、功能以及护理知识，说明结肠造口虽然会给患者生活带来不便，但如果处理得当，仍能正常生活。必要时，可安排成功的同类疾病患者与其交谈。寻求可能的社会支持以帮助患者增强治疗疾病的信心，提高适应能力。

3. 术后护理

（1）加强病情观察：根据脏器损伤的严重程度和手术类型，严密观察病情变化，每 15 ~ 30 min 或 1 ~ 2 h 记录一次呼吸、脉搏、血压和体温；定时检测血常规、血细胞比容、血清电解质的变化，根据检查情况，及时给予相应的处理。

（2）继续防治休克：术后应保留中心静脉置管，除检测血压、脉搏外，同时应检测中心静脉压，以指导补液的量和速度；准确记录出入量，以纠正水、电解质失衡，维持正常循环功能。

（3）饮食指导：术后继续禁食、胃肠减压，评估患者肠鸣音恢复情况，待肠功能逐渐恢复、肛门排气后拔除减压管。当恢复经口进食后，与患者一起制定饮食计划，少食多餐，一般从低渣饮食开始，患者进食时细嚼慢咽以利消化和防止胀气。

（4）术后并发症的观察及护理：①腹腔脓肿。患者术后持续高热，主诉腹痛、腹胀、里急后重等，提示患者出现腹腔脓肿的可能，应给予半卧位、补液，并使用抗生素，未见好转者，应行 B 型超声引导下穿刺或切开引流术。②肠瘘。若患者腹腔引流出黄绿色或褐色渣样物，患者高热不退，要警惕肠瘘的发生。

（5）引流管护理：保持胃管、腹腔引流管通畅，观察其颜色、性质及量。根据患者术后恢复的情况，决定拔除引流管的时间。

（6）结肠造口的护理：大部分患者需先经肠造口术或肠外置术处理，以暂时转移粪流，避免肠管膨胀，为了使肠道得到充分的休息而实行临时性造口。3～4个月后待患者情况好转后，再行瘘口关闭术。结肠造口术后护理的要点是：评估造口状况，保护造口周围皮肤，选择合适的造口袋和帮助患者从心理上适应身体的变化。

①评估造口所在的肠段位置：排泄物的性状与造口所在的肠段位置有关。升结肠和横结肠造口的排泄物为稀便，应指导患者使用末端可以打开的造口袋。乙状结肠和降结肠造口的排泄物为半成形或成形便，患者可以不使用造口袋，用透气的贴膜覆盖即可，或为了安全可使用轻便的造口袋，具体见下表5-1。②术后扩张造口每日一次，避免造口狭窄。③使用合适的造口袋：造口袋必须大小合适，附着严密。在造口袋上部有一小孔可以帮助排气，平时可以用腰带约束关闭该孔，患者如厕时可以打开排气。④经常观察造口外观和周围皮肤情况：造口黏膜应是粉红色的，在手术最初的2～3周内，造口会有轻到中等程度的水肿。⑤保护造口及其周围皮肤，正确剪裁底板的大小，在造口周围皮肤上涂抹皮肤保护剂，并确保造口袋底盘与皮肤附着良好。⑥及时更换造口袋：造口袋内容物不到1/3满时，应倾倒或更换造口袋。如果造口袋过满，其重量可能会减弱粘贴力并导致排泄物漏出。更换造口时，观察造口周围皮肤情况，造口袋不能直接安在没有皮肤保护剂而已受到刺激的皮肤上。记录排泄物的量、颜色和性状。

表5-1　不同肠造口的位置与排泄物变化及造口袋的使用

项目	乙状结肠造口	横结肠造口	回肠造口
造口位置	左下腹	左上腹、右上腹	右下腹
排泄物性质	糊状、固体	水样、糊状	液体状
造口袋选用	一件或两件透明造口袋	一件式较大底板透明开口袋	一件或两件透明造口袋

4. 健康教育

（1）普及交通安全知识及各种急救措施，在发生意外事故时，能进行简单的急救或自救，降低腹部损伤患者的死亡率。

（2）指导患者做好结肠造口的护理，出院后可每1～2周扩张造口一次。若发现造口狭窄、排便困难，应及时到医院检查、处理。

（3）合理安排饮食，注意饮食卫生，避免食物不洁或中毒等原因引起腹泻。避免进食胀气性或有刺激性气味的食物。避免食用引起便秘的食物。饮食指导中应告诉患者哪些食物会产生臭味和产气，哪些会导致便秘和腹泻，食物对造口排泄物的影响亦因人而异。

（4）向患者解释术后肠蠕动恢复后，排少量暗红色粪便或黑色粪便是正常现象，这是将肠道积血排泄出来。肠功能恢复正常后，排便次数增多，每日3～5次，会较以往稀、薄，为糊状或成形软便，这是因为切除部分肠管所致，大约半年至一年后排便逐渐恢复正常。

（5）参加适量活动，保持心情舒畅，平时可融入正常人的生活和社交，三个月后门诊随访，定期复查。

第五节　胰腺损伤

一、概述

胰腺损伤约占腹腔脏器损伤的1%～2%。损伤的原因主要是上腹部受到挤压，如车把、汽车方向盘等撞击上腹部所致。医源性损伤较少见，某些腹腔脏器手术，如胃、十二指肠、脾及结肠的手术。可损伤胰腺组织。由于胰腺位于腹膜后，损伤机会少，而损伤后又无特异性表现，因此，术前诊断比较困难，但胰腺损伤的死亡率可高达13.8%～31%。这是因为胰腺损伤后常并发胰瘘，胰液腐蚀性强，又影响消化功能。因此，对于胰腺损伤的诊断、治疗及护理都应引起重视。

二、护理评估

1. 健康史

详细询问受伤史，包括受伤时间、受伤地点、致伤条件、伤情、受伤至就诊之间的病情变化和就诊前的急救措施。如果伤者意识障碍或因其他情况不能回答问话时，应向现场目击人员和护送者询问。评估胰腺损伤的程度、性质，有无合并其他脏器的损伤，有无出血及出血的量。

2. 临床表现

（1）轻度胰腺损伤：患者可有轻度上腹不适或压痛，轻微的腹膜刺激症状，甚至形成胰腺囊肿数周、数月或数年后才被发现。有的患者并发慢性胰腺炎、胰腺纤维化等。

（2）严重胰腺损伤：大多出现上腹剧痛、恶心、呕吐、呃逆，是胰液溢入腹腔所致。疼痛及内出血可引起休克，出现烦躁、神志不清、面色苍白、肢端湿冷、呼吸短促、脉搏增快、血压下降。同时伴有腹胀、腹膜刺激征阳性。胰腺损伤多合并其他脏器的损伤，常与多发伤混淆在一起，症状和体征呈现多样化。

（3）手术所致胰腺损伤：大多表现为术后早期出现持续性上腹部疼痛，呕吐、发热、脉搏增快；腹部压痛、肌紧张、肠鸣音迟迟不能恢复；伤口引流液多，皮肤腐蚀糜烂。若检查引流液淀粉酶水平高，则可诊断。

3. 辅助检查

血淀粉酶可升高，腹腔穿刺液的胰淀粉酶含量明显升高者，均应考虑胰腺损伤的可能，必要时行CT、B超检查。B超可发现胰腺回声不均匀和周围积血、积液。CT检查显示胰腺轮廓是否整齐及周围有无积血积液。

4. 治疗原则

手术的目的是止血、清创、控制胰腺外分泌损伤及处理合并伤。

5. 心理、社会因素

由于创伤大，发病突然，病程长，症状重，临床处理相当棘手，加之治疗的费用高，对疾病知识的缺乏，患者均存在着不同程度对生命能否延续的焦虑与恐惧，主要担心自己能否生存或是否会留下残疾以及今后如何生活等。

三、护理问题

1. 疼痛

与胰腺损伤及周围组织炎症刺激有关。

2. 焦虑或恐惧

与意外创伤的刺激、出血及担心预后有关。

3. 知识缺乏

缺乏疾病康复的知识。

4. 舒适的改变

与腹腔引流管、尿管、胃管和静脉输液管的留置及长时间输入营养液致活动受限有关。

5. 营养失调：低于机体需要量

与应激消耗、长期禁食有关。

6. 潜在并发症

感染、出血、急性胰腺炎、胰瘘、肠瘘。

四、护理目标

（1）患者疼痛减轻或得到控制。

（2）患者焦虑或恐惧减轻或消失。

（3）患者能复述与疾病有关的知识。

（4）患者卧床期间生活需求得到满足，舒适感增加。

（5）患者营养状态逐渐得到改善。

（6）护士密切观察病情变化，如发现异常，及时报告医生，并配合处理。

五、护理措施

1. 一般护理

（1）病情观察：首先应对患者入院时的状况做出正确的评估，定时监测血压、脉搏、尿量和胃肠减压的引流量及腹部体征的变化，及时发现病情变化，为患者的及时治疗争取时间。伤者应绝对卧床休息，不要随意搬动，以免加重病情。

（2）其他：胰腺损伤多伴有腹内脏器伤，病情严重，多有腹膜炎和休克，因此，术前应迅速建立静脉通路，积极给予抗休克治疗，同时遵医嘱使用有效抗生素，纠正水、电解质和酸碱平衡紊乱，吸氧以改善组织低氧。配合医师做好各项检查，大多数患者急需急诊手术，应及时采取血标本检查肺、肾等重要脏器功能状态。尽快完善备皮、留置胃管、尿管等手术前准备。

2. 心理护理

由于胰腺损伤的患者突然遭到意外，常表现紧张与恐惧，心理反应强烈，术前患者最担心的就是手术失败，留有后遗症，丧失工作生活能力。护士应向患者讲解手术的必要性和重要性。让患者和家属共同了解手术目的、方法、疾病转归，给患者以康复的希望。术后各种管道增多，床边抢救器材如心电监护仪、氧气、吸引器增多，患者易产生紧张心理，沉着、稳重、有序地进行抢救护理，给患者以心理安慰。积极与患者沟通，如患者不能进行语言交流时，通过书写、手势等方式进行沟通。

3. 术后护理

（1）术后禁食水：术后禁食水，可减少胰腺的活动，使胰腺得到休息，促进炎症吸收。由于禁食时间长、长期卧床，应注意口腔、皮肤护理。

（2）预防治疗休克，维持水、电解质平衡：密切观察患者生命体征、神志、皮肤黏膜温度和色泽；由于术中体液的丢失、胃肠减压、胰腺周围的渗出，每日需要补充大量的液体，故手术后 3 ~ 5 天应在中心静脉压（CVP）的监测下输液，准确记录 24 h 出入量。积极地补充水、电解质、各种营养物质，通过完全胃肠外营养进行支持治疗。

（3）预防感染：胰腺损伤后由于胰液的外漏和手术创伤较大，往往易并发感染，从而使病情加重。手术后严密观察体温的变化，加强伤口换药，并保持各引流管通畅。术后血压平稳后给予半卧位，以减少膈下脓肿的发生机会。对于深静脉留置针保留时间也不宜过长。加强翻身拍背、咳嗽排痰，减少肺部感染的机会。

（4）各种管道的护理：胰腺损伤后，无论做何种手术处理，手术后胰腺周围的引流特别重要。首先要固定好各种引流管，标明各引流管引流的部位，每日观察引流液的颜色、性状及量。因引流管保留时间较长，则更需保持无菌，每周更换引流袋两次。引流袋的高度不能超过引流口的高度，以防止逆流。定时挤压引流管，保持引流通畅，并要观察引流管周围有无渗出。胃肠减压管要保持引流的负压状态。保留导尿期间每日会阴冲洗，每周更换引流袋两次，定时更换导尿管。

（5）营养支持：由于患者禁食时间较长，患者营养低于机体的需要。对于完全胃肠外营养的患者，要加强深静脉置管的护理，每日对穿刺点进行常规消毒。输液时要防止空气输入，定时检查针管有无滑脱。对于空肠造瘘的患者，肠功能恢复后，可从造瘘口注入营养液，营养液输入要注意温度、速度、浓度的调节，防止发生腹泻、腹胀等不良反应。

（6）并发症的观察与护理：胰腺手术后常见并发症为大出血、胰瘘。

大出血的观察与护理：大出血多因胰腺损伤后，外溢的胰液未能及时引出体外，胰酶消化腐蚀其周围的大血管，致使血管管壁溃烂发生大出血，往往难以处理，手术止血亦甚困难。因整个胰周均处于"消化性腐烂"状态，若不能彻底地将胰液引出体外，仍将继续糜烂、出血。护理上应密切观察腹腔引流管内引流液的颜色、性质及量，加强引流，使渗出胰液得到较彻底引流。

胰瘘的观察与护理：①术后使用生长抑素（施他宁），可以减少胰瘘的发生，通常使用静脉输液泵匀速输入，24 h 维持。在使用的过程中，不仅要使液体匀速输入，还要观察患者有无不适反应。②观察胰液的引流情况、胰液外流量，对于确定胰瘘的愈合有决定性的意义。要充分、有效地引流，保护引流管周围皮肤，必要时用氧化锌软膏涂擦。③观察伤口敷料有无渗出，当渗液较多时应及时更换敷料，保持床单清洁干燥，避免不良刺激对患者的影响。④腹腔双套管冲洗的护理。患者一旦发现胰瘘，就要进行腹腔双套管冲洗。a. 持续腹腔冲洗，以稀释腹腔内渗出物，用生理盐水内加抗生素，以 20 ~ 30 滴 / min，24 h 持续冲洗为宜，冲洗液现配现用。b. 保持通畅，维持一定的负压，但吸引力不宜过大，以免损伤内脏组织和血管。若有坏死组织脱落、稠厚脓液或血块堵塞管腔，可用 20 mL 等渗盐水缓慢冲洗，无法疏通时在无菌条件下更换内套管。c. 观察并准确记录 24 h 引流液的色、质、量：引流液开始为暗红色混浊液体，内含血块及坏死组织，2 ~ 3 天后颜色渐淡、清亮。若引流液呈血性，并有脉速和血压下降，应考虑大血管受腐蚀破裂，继发出血，应立即通知医生处理，并积极做好紧急手术的准备；若引流液含有胆汁、胰液或肠液，应考虑肠瘘或胰瘘的可能。d. 动态监测引流液的胰淀粉酶值并做细菌培养。e. 保护引流管周围皮肤：局部涂氧化锌软膏，防止胰液腐蚀。f. 拔管护理：患者体温正常并稳定 10 天左右，血白细胞计数正常，腹腔引流液少于 5 mL/d，引流液淀粉酶值正常后，可考虑拔管。拔管后注意拔管处伤口有无渗漏，若有渗出，应及时更换敷料。

4. 健康教育

（1）注意劳逸结合，避免过度劳累，避免剧烈运动，避免意外损伤的发生。

（2）向患者及家属说明术后饮食对胰腺疾病恢复的重要性。讲述宜进清淡、易消化、低脂肪、高热量饮食，少食多餐，忌暴饮暴食，不进刺激性食物。

（3）告知患者酒精对胰腺的直接毒性作用，强调戒酒的重要性。

（4）注意腹部体征，当出现左上腹剧烈疼痛，应禁食，并及时就诊，定期复查。

第六节　肠梗阻

肠腔内容物不能正常运行或通过肠道发生障碍时，称为肠梗阻，是外科常见的急腹症之一。

一、疾病概要

（一）病因和分类

1. 按梗阻发生的原因分类

（1）机械性肠梗阻：最常见，是由各种原因引起的肠腔变窄、肠内容物通过障碍。主要原因：①肠腔堵塞，如寄生虫、粪块、异物等。②肠管受压，如粘连带压迫、肠扭转、嵌顿性疝等。③肠壁病变，如先天性肠道闭锁、狭窄、肿瘤等。

（2）动力性肠梗阻：较机械性肠梗阻少见。肠管本身无病变，梗阻原因是神经反射和毒素刺激引起肠壁功能紊乱，致肠内容物不能正常运行。可分为两种。①麻痹性肠梗阻：常见于急性弥漫性腹膜炎、腹部大手术、腹膜后血肿或感染等。②痉挛性肠梗阻：由于肠壁肌肉异常收缩所致，常见于急性肠炎或慢性铅中毒。

（3）血运性肠梗阻：较少见。由于肠系膜血管栓塞或血栓形成，使肠管血运障碍，继而发生肠麻痹，肠内容物不能通过。

2. 按肠管血运有无障碍分类

（1）单纯性肠梗阻：无肠管血运障碍。

（2）绞窄性肠梗阻：有肠管血运障碍。

3. 按梗阻发生的部位分类

高位性肠梗阻（空肠上段）和低位性肠梗阻（回肠末段和结肠）。

4. 按梗阻的程度分类

完全性肠梗阻（肠内容物完全不能通过）和不完全性肠梗阻（肠内容物部分可通过）。

5. 按梗阻病情的缓急分类

急性肠梗阻和慢性肠梗阻。

（二）病理生理

1. 肠管局部的病理生理变化

（1）肠蠕动增强：单纯性机械性肠梗阻，梗阻以上的肠蠕动增强，以克服肠内容物通过的障碍。

（2）肠管膨胀：肠腔内积气、积液所致。

（3）肠壁充血水肿、血运障碍，严重时可导致坏死和穿孔。

2. 全身性病理生理变化

（1）体液丢失和电解质、酸碱平衡失调。

（2）全身性感染和毒血症，甚至发生感染中毒性休克。

（3）呼吸和循环功能障碍。

（三）临床表现

1. 症状

（1）腹痛：单纯性机械性肠梗阻的特点是阵发性腹部绞痛，绞窄性肠梗阻表现为持续性剧烈腹痛伴阵发性加剧，麻痹性肠梗阻呈持续性胀痛。

（2）呕吐：早期常为反射性，呕吐胃内容物，随后因梗阻部位不同，呕吐的性质各异。高位肠梗阻呕吐出现早且频繁，呕吐物主要为胃液、十二指肠液、胆汁；低位肠梗阻呕吐出现晚，呕吐物常为粪样物；若呕吐物为血性或棕褐色，常提示肠管有血运障碍；麻痹性肠梗阻呕吐多为溢出性。

（3）腹胀：高位肠梗阻，腹胀不明显；低位肠梗阻及麻痹性肠梗阻则腹胀明显。

（4）停止肛门排气排便：完全性肠梗阻时，患者多停止排气、排便，但在梗阻早期，梗阻以下肠管内尚存的气体或粪便仍可排出。

2. 体征

（1）腹部：视诊，单纯性机械性肠梗阻可见腹胀、肠型和异常蠕动波，肠扭转时腹胀多不对称。触诊：单纯性肠梗阻可有轻度压痛但无腹膜刺激征，绞窄性肠梗阻可有固定压痛和腹膜刺激征。叩诊：绞窄性肠梗阻时腹腔有渗液，可有移动性浊音。听诊：机械性肠梗阻肠鸣音亢进，可闻及气过水声或金属音，麻痹性肠梗阻肠鸣音减弱或消失。

（2）全身：单纯性肠梗阻早期多无明显全身性改变，梗阻晚期可有口唇干燥、眼窝凹陷、皮肤弹性差、尿少等脱水征。严重脱水或绞窄性肠梗阻时，可出现脉搏细速、血压下降、面色苍白、四肢发冷等中毒和休克征象。

3. 辅助检查

（1）实验室检查：肠梗阻晚期，血红蛋白和血细胞比容升高，并有水、电解质及酸碱平衡失调。绞窄性肠梗阻时，白细胞计数和中性粒细胞比例明显升高。

（2）X线检查：一般在肠梗阻发生 4～6 h 后，立位或侧卧位 X 线平片可见肠胀气及多个液气平面。

（四）治疗原则

1. 一般治疗

（1）禁食。

（2）胃肠减压：是治疗肠梗阻的重要措施之一。通过胃肠减压，吸出胃肠道内的气体和液体，从而减轻腹胀、降低肠腔内压力，改善肠壁血运，减少肠腔内的细菌和毒素。

（3）纠正水、电解质及酸碱平衡失调。

（4）防治感染和中毒。

（5）其他：对症治疗。

2．解除梗阻

分为非手术治疗和手术治疗两大类。

（五）常见几种肠梗阻

1．粘连性肠梗阻

粘连性肠梗阻是肠粘连或肠管被粘连带压迫所致的肠梗阻，较为常见。主要由于腹部手术、炎症、创伤、出血、异物等所致。以小肠梗阻为多见，多为单纯性不完全性梗阻。粘连性肠梗阻多采取非手术治疗，如无效或发生绞窄性肠梗阻时应及时手术治疗。

2．肠扭转

肠扭转指一段肠管沿其系膜长轴旋转而形成的闭襻性肠梗阻，常发生于小肠，其次是乙状结肠。①小肠扭转：多见于青壮年，常在饱餐后立即进行剧烈活动时发病。表现为突发腹部绞痛，呈持续性伴阵发性加剧，呕吐频繁，腹胀不明显。②乙状结肠扭转：多见于老年人，常有便秘习惯，表现为腹部绞痛，明显腹胀，呕吐不明显。肠扭转是较严重的机械性肠梗阻，可在短时间内发生肠绞窄、坏死，一经诊断，应急症手术治疗。

3．肠套叠

肠套叠指一段肠管套入与其相连的肠管内，以回结肠型（回肠末端套入结肠）最多见。肠套叠多见于2岁以下婴幼儿。典型表现为阵发性腹痛、果酱样血便和腊肠样肿块（多位于右上腹），右下腹触诊有空虚感。X线空气或钡剂灌肠显示空气或钡剂在结肠内受阻，梗阻端的钡剂影像呈"杯口状"或"弹簧状"阴影。早期肠套叠可试行空气灌肠复位，无效者或病期超过48 h，怀疑有肠坏死或肠穿孔者，应行手术治疗。

4．蛔虫性肠梗阻

由于蛔虫聚集成团并刺激肠管痉挛致肠腔堵塞，多见于2～10岁儿童，驱虫不当常为诱因。主要表现为阵发性脐部周围腹痛，伴呕吐，腹胀不明显。部分患者腹部可触及变形、变位的条索状团块。少数患者可并发肠扭转或肠壁坏死穿孔，蛔虫进入腹腔引起腹膜炎。单纯性蛔虫堵塞多采用非手术治疗，包括解痉挛止痛、禁食、酌情胃肠减压、输液、口服植物油驱虫等，若无效或并发肠扭转、腹膜炎时，应行手术取虫。

二、肠梗阻患者的护理

（一）护理诊断／问题

1．疼痛

与肠内容物不能正常运行或通过障碍有关。

2．体液不足

与呕吐、禁食、胃肠减压、肠腔积液有关。

3．潜在并发症

肠坏死、腹腔感染、休克。

（二）护理措施

1．非手术治疗的护理

（1）饮食：禁食，梗阻缓解12 h后可进少量流质饮食，忌甜食和牛奶，48 h后可进半流食。

（2）胃肠减压，做好相关护理。

（3）体位：生命体征稳定者可取半卧位。

（4）解痉挛、止痛：若无肠绞窄或肠麻痹，可用阿托品解除痉挛、缓解疼痛，禁用吗啡类止痛药，以免掩盖病情。

（5）输液：纠正水、电解质和酸碱失衡，记录24 h出入液量。

（6）防治感染和中毒：遵照医嘱应用抗生素。

（7）严密观察病情变化：出现下列情况时应考虑有绞窄性肠梗阻的可能，应及早采取手术治疗。①腹痛发作急骤，为持续性剧烈疼痛，或在阵发性加重之间仍有持续性腹痛，肠鸣音可不亢进。②早期出现休克。③呕吐早、剧烈而频繁。④腹胀不对称，腹部有局部隆起或触及有压痛的包块。⑤明显的腹膜刺激征，体温升高、脉快、白细胞计数和中性粒细胞比例增高。⑥呕吐物、胃肠减压抽出液、肛门排出物为血性或腹腔穿刺抽出血性液。⑦腹部 X 线检查可见孤立、固定的肠襻。⑧经积极非手术治疗后症状、体征无明显改善者。

2. 手术前后的护理

（1）术前准备。除上述非手术护理措施外，按腹部外科常规行术前准备。

（2）术后护理。①病情观察：观察患者生命体征、腹部症状和体征的变化，伤口敷料及引流情况，及早发现术后并发症。②卧位：麻醉清醒、血压平稳后取半卧位。③禁食、胃肠减压，待排气后，逐步恢复饮食。④防止感染：遵照医嘱应用抗生素。⑤鼓励患者早期活动。

第六章

肝胆外科疾病的护理

第一节　肝脓肿

一、细菌性肝脓肿

（一）概述

1. 病因

因化脓性细菌侵入肝脏形成的肝化脓性病灶，称为细菌性肝脓肿。细菌性肝脓肿的主要病因是继发于胆管结石、胆管感染，尤其是肝内胆管结石并发化脓性胆管炎时，在肝内胆管结石梗阻的近端部位可引起散在多发小脓肿。此外，在肝外任何部位或器官的细菌性感染病灶，均可因脓毒血症的血行播散而发生本病。总之，不论何种病因引起细菌性肝脓肿，绝大多数为多发性，其中可能有一个较大的脓肿，单个细菌性脓肿很少见。

2. 病理

化脓性细菌侵入肝脏后，正常肝脏在巨噬细胞作用下不发生脓肿。当机体抵抗力下降时，细菌在组织中发生炎症，形成脓肿。血源性感染通常为多发性，胆源性感染脓肿也为多发性，且与胆管相通。肝脓肿形成发展过程中，大量细菌毒素被吸收而引起败血症、中毒性休克、多器官功能衰竭或形成膈下脓肿、腹膜炎。

（二）护理评估

1. 健康史

了解患者、饮食、活动等一般情况，是否有胆管病史及胆管感染病史，体内部位有无化脓性病变，是否有肝外伤史。

2. 临床表现

（1）寒战和高热：这是最常见的症状。往往寒热交替，反复发作，多呈一日数次的弛张热，体温38～41℃，伴有大量出汗，脉率增快。

（2）腹痛：为右上腹肝区持续性胀痛，如位于肝右叶膈顶部的脓肿，则可引起右肩部放射痛。

（3）肝肿大：肝肿大而有压痛，如脓肿在肝脏面的下缘，则在右肋缘下可打到肿大的肝或波动性肿块，有明显触痛及腹肌紧张；如脓肿浅表，则可见右上腹隆起；如脓肿在膈面，则横膈抬高，肝浊音界上升。

（4）乏力、食欲不振、恶心和呕吐：少数患者还出现腹泻、腹胀以及难以忍受的呃逆等症状。

（5）黄疸：可有轻度黄疸，若继发于胆管结石胆管炎，可有中度或重度黄疸。

3. 辅助检查

（1）实验室检查：血常规检查提示白细胞明显升高，中性粒细胞在0.90以上，有核左移现象或中毒颗粒。肝功能、血清转氨酶、碱性磷酸酶升高。

（2）影像学检查：X线检查分辨肝内直径2 cm的液性病灶，并明确性部位与大小，CT、磁共振检查有助于诊断肝脓肝。

（3）诊断性穿刺：B超可以测定脓肿部位、大小及距体表深度，为确定脓肿穿刺点或手术引流提供了方便，可作为首选的检查方法。

4. 治疗原则

非手术治疗，应在治疗原发病灶的同时，使用大剂量有效抗生素和全身支持疗法。手术治疗，可行脓肿切开引流术和肝切除术。

（三）护理问题

1. 疼痛

与腹腔内感染、手术切口、引流管摩擦牵拉有关。

2. 体温过高

与感染、手术损伤有关。

3. 焦虑

与环境改变及不清楚疾病的预后、病情危重有关。

4. 口腔黏膜改变

与高热、进食、进水量少有关。

5. 体液不足

与高热后大汗、液体摄入不足、引流液过多有关。

6. 潜在并发症

腹腔感染。

（四）护理目标

1. 患者疼痛减轻或缓解

表现为能识别并避免疼痛的诱发因素，能运用减轻疼痛的方法自我调节，不再应用止痛药。

2. 患者体温降低

表现为体温恢复至正常范围或不超过 38.5℃，发热引起的身心反应减轻或消失，舒适感增加。

3. 患者焦虑减轻

表现为能说出焦虑的原因及自我表现；能运用应对焦虑的有效方法；焦虑感减轻，生理和心理上舒适感有所增加；能客观地正视存在的健康问题，对生活充满信心。

4. 患者口腔黏膜无改变

表现为患者能配合口腔护理；口腔清洁卫生，无不适感；口腔黏膜完好。

5. 患者组织灌注良好

表现为患者循环血容量正常，皮肤黏膜颜色、弹性正常；生命体征平稳，体液平衡，无脱水现象。

6. 并发症的处理

患者不发生并发症或并发症能及时被发现和处理。

（五）护理措施

1. 减轻或缓解疼痛

（1）观察、记录疼痛的性质、程度、伴随症状，评估诱发因素。

（2）加强心理护理，给予精神安慰。

（3）咳嗽、深呼吸时用手按压腹部，以保护伤口，减轻疼痛。

（4）妥善固定引流管，防止引流管来回移动所引起的疼痛。

（5）严重时注意生命体征的改变及疼痛的演变。

（6）指导患者使用松弛术、分散注意力等方法，如听音乐、相声或默默数数，以减轻患者对疼痛的敏感性，减少止痛药物的用量。

（7）在疼痛加重前，遵医嘱给予镇痛药，并观察、记录用药后的效果。

（8）向患者讲解用药知识，如药物的主要作用、用法，用药间隔时间，疼痛时及时应用止痛药。

2. 降低体温，妥善保暖

（1）评估体温升高程度及变化规律，观察生命体征、意识状态变化及食欲情况，以便及时处理。

（2）调节病室温度、湿度，保持室温在 18 ~ 20℃，湿度在 50% ~ 70%，保证室内通风良好。

（3）给予清淡、易消化的高热量、高蛋白、高维生素的流质或半流质饮食，鼓励患者多饮水或饮料。

（4）嘱患者卧床休息，保持舒适体位，保持病室安静，以免增加烦躁情绪。

（5）有寒战者，增加盖被或用热水袋、电热毯保暖，并做好安全护理，防止坠床。

（6）保持衣着及盖被适中，大量出汗后及时更换内衣、床单，可在皮肤与内衣之间放入毛巾，以便更换。

（7）物理降温。体温超过 38.5℃，根据病情选择不同的降温方法，如冰袋外敷、温水或酒精擦浴、冰水灌肠等，降温半小时后测量体温 1 次，如降温时出现颤抖等不良反应，立即停用。

（8）药物降温。经物理降温无效，可遵医嘱给予药物降温，并注意用药后反应，防止因大汗致虚脱发生。

（9）高热患者给予吸氧，氧浓度不超过 40%，流量 2 ~ 4 L/min，可保证各重要脏器有足够的氧供应，减轻组织缺氧。

（10）保持口腔、皮肤清洁，口唇干燥涂抹液状石蜡或护唇油，预防口腔、皮肤感染。

（11）定时测量并记录体温，观察、记录降温效果。

（12）向患者及家属介绍简单物理降温方法及发热时的饮食、饮水要求。

3. 减轻焦虑

（1）评估患者焦虑表现，协助患者寻找焦虑原因。

（2）向患者讲解情绪与疾病的关系，以及保持乐观情绪的重要性；总结以往对付挫折的经验，探讨正确的应对方式。

（3）为患者创造安全、舒适的环境：①多与患者交谈，但应避免自己的情绪反应与患者情绪反应相互起反作用。②帮助患者尽快熟悉环境。③用科学、熟练、安全的技术护理患者，取得患者信任。④减少对患者的不良刺激，如限制患者与其他焦虑情绪患者或家属接触。

（4）帮助患者减轻情绪反应：①鼓励患者诉说自己的感觉，让其发泄愤怒、焦虑情绪。②理解、同情患者，耐心倾听，帮助其树立战胜疾病的信心。③分散患者注意力，如听音乐、与人交谈等。④消除对患者产生干扰的因素，如解决失眠等问题。

（5）帮助患者正确估计目前病情，配合治疗及护理。

4. 做好口腔护理

（1）评估口腔黏膜完好程度，讲解保持口腔清洁的重要性，使其接受。

（2）向患者及家属讲解引起口腔黏膜改变的危险因素，介绍消除危险因素的有效措施，让其了解预防口腔感染的目的和方法。

（3）保持口腔清洁、湿润，鼓励进食后漱口，早、晚刷牙，必要时口腔护理。

（4）鼓励患者进食、饮水，温度要适宜，避免过烫、过冷饮食以损伤黏膜。

（5）经常观察口腔黏膜情况，倾听患者主诉，及早发现异常情况。

5. 纠正体液不足

（1）评估出血量、出汗量、引流量、摄入量等与体液有关的指标。

（2）准确记录出入水量，及时了解每小时尿量。若尿量 < 30 mL/h，表示体液或血容量不足，应及时报告医师给予早期治疗。

（3）鼓励患者进食、进水，提供可口、营养丰富的饮食，增加机体摄入量。

（4）若有恶心、呕吐，应对症处理，防止体液丧失严重而引起代谢失衡。

（5）抽血监测生化值，以及时纠正失衡。

（6）密切观察生命体征变化及末梢循环情况。

（7）告诉患者体液不足的症状及诱因，使之能及时反映并配合治疗、护理。

6. 腹腔感染的防治

（1）严密监测患者体温、外周血白细胞计数、腹部体征，定期做引流液或血液的培养、抗生素敏感试验，以指导用药。

（2）指导患者妥善固定引流管的方法，活动时勿拉扯引流管，保持适当的松度，防止滑脱而使管内脓液流入腹腔。

（3）保持引流管通畅，避免扭曲受压，如有堵塞，可用少量等渗盐水低压冲洗及抽吸。

（4）观察引流液的量、性质，并做好记录。

（5）注意保护引流管周围皮肤，及时更换潮湿的敷料，保持其干燥，必要时涂以氧化锌软膏。

（6）在换药及更换引流袋时，严格执行无菌操作，避免逆行感染。

（7）告诉患者腹部感染时的腹痛变化情况，并应及时报告。

（六）健康教育

（1）合理休息，注意劳逸结合，保持心情舒畅，增加患者适应性反应，减少心理应激，从而促进疾病康复。

（2）合理用药，有效使用抗生素，并给予全身性支持治疗，改善机体状态。

（3）保持引流有效性，注意观察引流的量、颜色，防止引流管脱落。

（4）当出现高热、腹痛等症状时，及时有效处理，控制疾病进展。

（5）向患者讲解疾病相关知识，了解疾病病因、症状及注意事项，指导患者做好口腔护理，多饮水，预防并发症发生。

二、阿米巴性肝脓肿

（一）概述

肠道阿米巴感染后，阿米巴原虫从结肠溃疡破口处随门静脉血液进入肝脏，可并发阿米巴性肝脓肿，其好发部位在肝右叶。阿米巴性肝脓肿可发生于溶组织内阿米巴感染数周至数年之后，多因机体免疫力下降而诱发。寄生在肠壁的溶组织内阿米巴大滋养体可经门静脉直接侵入肝脏。其中，大部分被消灭，少数存活的大滋养体继续繁殖，可引起小静脉炎和静脉周围炎。在门静脉分支内，大滋养体的不断分裂繁殖可引起栓塞，并通过伪足运动、分泌溶组织酶的作用造成局部液化性坏死，形成小脓肿。随着时间的延长，病变范围逐渐扩大，使许多小脓肿融合成较大的肝脓肿。从大滋养体侵入肝脏至脓肿形成常历时1个月以上。肝脓肿通常为单个大脓肿。由于大滋养体可到达肝脏的不同部位，故亦可发生多发性肝脓肿。肝脓肿大多位于肝的右叶，这与盲肠及升结肠的血液汇集于肝右叶有关。少数病例可位于肝的左叶，亦可左右两叶同时受累，形成局限性病变，其他肝组织正常（图6-1）。

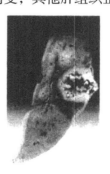

图6-1 阿米巴性肝脓肿

（二）护理评估

1. 临床表现

临床表现的轻重与脓肿的位置、大小及有否继发细菌感染等有关。起病大多缓慢，体温逐渐升高，热型以弛张型居多，常伴食欲减退、恶心、呕吐、腹胀、腹泻、肝区疼痛及体重下降等。当肝脓肿向肝脏顶部发展时，刺激右侧膈肌，疼痛可向肩部放射。若压迫右肺下部，可有右侧反应性胸膜炎或胸腔积液。脓肿位于右肝下部时，可出现右上腹痛，体检可发现肝大，边缘多较钝，有明显的叩痛、压痛。脓肿位于肝的中央部位时症状常较轻，靠近肝包膜者常较疼痛，而且较易发生穿破。肝脓肿向腹腔穿破可引起急性腹膜炎，向右胸腔穿破可致脓胸，此外，尚可引起膈下脓肿、肾周脓肿、心包积液等，患者可出现相应的临床表现。

2. 辅助检查

（1）实验室检查：急性感染者白细胞总数及中性粒细胞数均增高。病程较长者白细胞总数常仅轻度升高，但贫血、消瘦则较明显，血沉增快。粪便检查提示溶组织内阿米巴原虫阳性率为30%，以包囊为主。

（2）脓肿穿刺液检查：典型脓液为棕褐色，如巧克力糊状，黏稠、带腥味。当合并细菌感染时，可见土黄色脓液伴恶臭。由于有活力的溶组织内阿米巴大滋养体常处于脓肿周围的组织内，故在抽出脓液中的阿米巴滋养体多已死亡。取最后抽出的脓液做检查，有可能发现有活动能力的阿米巴滋养体。采用普通镜检法时，溶组织内阿米巴滋养体的形态较难与其他细胞相辨别，检出率常低于30%。然而，采用特异性抗体的荧光技术做荧光显微镜检查，则检出率可提高至90%以上。

（3）肝功能检查：大部分病例都有轻度肝功能受损表现，如人血白蛋白下降、碱性磷酸酶增高、丙氨酸转氨酶升高、胆碱酯酶活力降低等，其余项目多在正常范围。个别病例可出现血清胆红素升高。

（4）X线检查：右侧横膈抬高，呼吸运动减弱，右侧肺底有云雾状阴影，胸膜增厚或胸腔积液。

（5）超声波检查：B型超声黑白或彩色显像检查，可在肝内发现液性病灶；CT、磁共振成像（MRI）、放射性核素肝扫描等检查均可发现肝内液性占位性病变。在这些影像学检查中，由于B型超声显像检查不但可显示肝内占位性病变的数量、大小、位置和是否液性，而且即使多次检查都对身体无明显伤害，故最为常用。

（6）免疫学检查：可用间接荧光抗体试验、酶联免疫吸附试验等检测血清中抗溶组织内阿米巴滋养体的IgG和IgM抗体，阳性有助于本病的诊断。

（7）分子生物学检查：采用PCR技术可在肝脓液中检出溶组织内阿米巴滋养体的DNA。

3. 治疗原则

首先应考虑非手术治疗，以抗阿米巴药物治疗和反复穿刺吸脓以及支持疗法为主。外科治疗方法常有闭式引流术、切开引流、肝切除术。

第二节　肝囊肿

一、概述

肝囊肿总体可分非寄生虫性和寄生虫性囊肿，非寄生虫性肝囊肿是常见的良性肿瘤，又可分为先天性、创伤性、炎症性和肿瘤性囊肿，临床以潴留性囊肿和先天肿瘤性多囊肝为多见（图6-2）。单发性肝囊肿可发生于任何年龄，女性多见，常位于肝右叶。多发性肝囊肿比单发性多见，可侵犯左、右肝叶。多发性肝囊肿约50%左右可合并多囊肾。此病一般没有明显的症状，体检时发现。肝囊肿一般是良性单发或多发，与胆管相通或不通。肝实质单发的大囊肿非常少见。大部分囊肿以胆管上皮，有的是实质细胞，或其他细胞内衬。右叶多发，囊肿因基膜的改变，逐步形成憩室，或小上皮细胞代谢失常、脱落、异常增殖，或局部缺血、炎症反应、间质纤维化，最终小管梗阻形成囊肿。

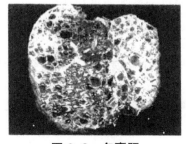

图6-2　多囊肝

1. 病因

肝囊肿有遗传性，特别是多囊肝有家族化倾向。肝囊肿是在胚胎时期胆管发育异常造成的。囊肿壁是由胆管上皮伴炎性增生及胆管阻塞致管腔内容滞留而逐渐形成。

非寄生虫性肝囊肿是指肝脏局部组织呈囊性肿大而出现肝囊肿，最常见有两种情况。

（1）潴留性肝囊肿：为肝内某个胆小管由于炎症、水肿、瘢痕或结石阻塞引起分泌增多，或胆汁潴留引起，多为单个；也可因肝钝性挫伤致中心破裂而引起。病变囊内充满血液或胆汁，包膜为纤维组织，为单发性假性囊肿。

（2）先天性肝囊肿：由于肝内胆管和淋巴管胚胎时发育障碍，或胎儿期患胆管炎，肝内小胆管闭塞，近端呈囊性扩大及肝内胆管变性，局部增生阻塞而成，多为多发。

2. 病理

孤立性肝囊肿发生于右叶较左叶多1倍。囊肿大小不一，小者直径仅数毫米，大者直径达20 cm以上，囊液量由数毫升至数千毫升。囊肿呈圆形或椭圆形，囊壁光滑，多数为单房性，亦可为多房性。囊肿有完整的包膜，表面呈乳白色或灰蓝色，囊壁较薄，厚度为0.5 ~ 5.0 mm，较厚的囊壁中有较大的胆管、血管及神经。囊液多数清亮、透明，有时含有胆汁，其比重为1.010 ~ 1.022，呈中性或碱性，含有少量胆固醇、胆红素、葡萄糖、酪氨酸、胆汁、酶、白蛋白、IgG和黏蛋白，显示囊壁上皮有分泌蛋白的能力。

多囊肝的囊肿大多散布及全肝，以右叶为多见。肝脏增大变形，表面可见大小不一的灰白色囊肿，小如针尖，大如儿头，肝切面呈蜂窝状。囊壁多菲薄，内层衬以立方上皮或扁平胆管上皮，外层为胶原组织，囊液多数为无色透明或微黄色。囊肿间一般为正常肝组织，晚期可出现纤维化和胆管增生，引起肝功能损害、肝硬化和门静脉高压。

创伤性肝囊肿多发生于肝右叶，囊壁无上皮细胞内衬，系假囊肿。囊内含有血液、胆汁等混合物，合并感染时可形成脓肿。

二、护理评估

1. 临床表现

先天性肝囊肿生长缓慢，小的囊肿可无任何症状，常偶发上腹无痛性肿块、腹围增加，临床上多数是在体检B超发现，当囊肿增大到一定程度时，可因压迫邻近脏器而出现症状。

（1）肝区胀痛伴消化道症状：如食欲不振、嗳气、恶心、呕吐、消瘦等。

（2）若囊肿增大压迫胆总管，则有黄疸。

（3）囊肿破裂可有囊内出血而出现急腹症。

（4）带蒂囊肿扭转可出现突然右上腹绞痛，肝大但无压痛，约半数患者有肾、脾、卵巢、肺等多囊性病变。

（5）囊内发生感染，则患者往往有畏寒、发热、白细胞升高等。

（6）体检时右上腹可触及肿块和肝大，肿块随呼吸上下移动，表面光滑，有囊性感，无明显压痛。

2. 辅助检查

（1）B超检查是首选的检查方法，是诊断肝囊肿经济、可靠而非侵入性的一种简单方法。超声波显示肝大且无回声区，二维超声可直接显示囊肿大小和部位。

（2）CT检查：可发现直径1 ~ 2 cm的肝囊肿，可帮助临床医师准确定位病变，尤其是多发性囊肿的分布状态定位，从而有利于治疗。

（3）放射性核素肝扫描：显示肝区占位性病变，边界清楚，对囊肿定位诊断有价值。

3. 治疗原则

非寄生虫性肝囊肿治疗方法包括囊肿穿刺抽液术、囊肿开窗术、囊肿引流术或囊肿切除术等。

第三节　肝破裂

一、概述

肝是人体内最大的实质性脏器，富有血管，呈红褐色，质软而脆，易受暴力打击而破裂引起致命性大出血。直接暴力，如右下胸部或上腹部受到挤压、撞击等使肝发生闭合性损伤，或由刺入物、射入物引起的开放性损伤；间接暴力，如从高处坠落使肝发生撕裂，造成肝破裂出血。肝脏储血量多，质地脆弱，一旦破裂出血不易自止。一般认为，急性失血量达全身血量的 20%（成人 800 mL）即可出现急性失血性休克。肝破裂的主要危险是腹腔内大出血，应抓紧时间明确诊断，一旦确诊，立即针对出血采取两大紧急措施：抗休克，紧急手术止血。两者同时进行，不可延误抢救时机。

二、护理评估

1. 健康史

患者一般有上腹部火器伤、锐器伤或交通事故、工伤等外伤史。了解患者腹部损伤的时间、地点及致伤源、伤情、就诊前的急救措施、受伤至就诊之间的病情变化。如果伤者有意识障碍时，应询问目击人员或护送人员。有时因伤情紧急，了解受伤史常需与一些必要的治疗措施（输液、抗休克、维护呼吸道通畅等）同时进行。

2. 临床表现

肝损伤的临床表现主要是腹腔内出血和由血液、胆汁刺激引起的腹膜刺激征，按损伤类型和严重程度而有所差异。

（1）真性肝裂伤：损伤轻微，出血量少并能自止，腹部体征也较轻，严重损伤有大量出血而致休克。患者面色苍白，手足湿冷，出冷汗，脉搏细速，继而血压下降。如合并胆管断裂，则胆汁和血液刺激腹膜，引起腹痛、腹肌紧张、压痛和反跳痛。有时胆汁刺激膈肌出现呃逆和肩部牵涉痛。

（2）肝包膜下裂伤：多数有包膜下血肿。受伤不重时临床表现不典型，仅有肝区或右上腹胀痛、右上腹压痛、肝区叩痛，有时可扪及有触痛的肝脏。无出血性休克和明显的腹膜刺激征。若继发感染，则形成脓肿。由于继续出血，包膜下血肿逐渐增大，张力增高，经数小时或数日后可破裂，出现真性肝裂伤的一系列症状和体征。

（3）中央型肝裂伤：在深部形成血肿，症状表现也不典型。如同时有肝内胆管裂伤，血液流入胆管和十二指肠，表现为阵发性胆绞痛和上消化道出血。肝损伤的同时可伴有右下胸皮肤擦伤或皮下瘀血，也可能因肋骨骨折产生皮下气肿，故应注意检查有无其他合并伤，以免延迟治疗。

3. 辅助检查

（1）诊断性腹腔穿刺术和腹腔灌洗术：腹腔穿刺可抽出不凝固的血液或胆汁，腹腔灌洗阳性。

（2）B 型超声波检查：这是诊断肝破裂的首选方法，提示损伤的部位和程度以及周围积血、积液情况。

（3）实验室检查：定时检查红细胞计数、血红蛋白和血细胞比容、白细胞计数及血清 ALT、AST 值等，因为 ALT 选择性地在肝内浓缩，损伤后大量释放，所以，ALT 较 AST 更具有特殊诊断意义。

4. 治疗

肝破裂的手术治疗的基本要求是彻底清创、确切止血、清除胆汁溢漏和建立通畅引流。肝火器伤和累及空腔脏器的非火器伤都应手术治疗，其他的刺伤和钝性伤则主要根据伤员全身情况决定治疗方案。血流动力学稳定或经补充血容量后保持稳定的伤员，可在严密观察下进行非手术治疗，约有 30% 可经非手术治疗治愈。

5. 心理社会因素

患者肝损伤大多在意外情况下突然发生，发病突然且较危重，患者受伤后的情绪波动大，十分痛苦和恐惧，担心手术是否成功、担心疾病预后。应评估患者对本病的认知程度和心理承受能力，以及家属对其支持情况、经济承受能力等。

三、护理问题

1. 体液不足

与损伤致腹腔内出血、失血有关。

2. 疼痛

与肝破裂腹腔内积血、腹膜刺激征、手术创伤有关。

3. 焦虑或恐惧

与意外创伤的刺激、出血及担心预后有关。

4. 营养失调：低于机体需要量

与大出血、大手术等因素有关。

5. 潜在并发症

出血、腹腔感染、肝功能衰竭。

四、护理目标

（1）患者体液平衡得到维持，不发生失血性休克。

（2）患者腹痛缓解。

（3）患者焦虑或恐惧减轻或消失。

（4）患者获得足够营养，安全渡过外科治疗期，切口愈合，疾病好转或痊愈。

（5）护士密切观察病情变化，如发现异常，及时报告医生，并配合处理。

五、护理措施

1. 一般护理

（1）监测病情变化：每 15 ~ 30 min 观察记录脉搏、呼吸、血压一次，及时判断有无意识障碍，注意有无脉压缩小、脉搏减弱，呼吸运动是否受限，有无面色苍白、四肢湿冷等休克症状。每 30 min 检查记录腹部的症状和体征，注意腹膜刺激征的程度和范围变化，有无恶心、呕吐等消化道症状，肝浊音界有无缩小或消失等。

（2）体位：患者入院后即卧床，休克患者给予仰卧、中凹位，将头胸部和下肢均抬高 15° ~ 30°，可增加回心血量及改善脑血流量，注意切勿随意搬动患者，患者排尿、排便也应在床上进行，避免因创伤部位的活动而加重出血及休克。

（3）保持呼吸道通畅：及时由鼻导管给氧，按缺血休克程度分别给予大、中、小流量的氧气，以改善缺氧状况，注意保持呼吸道通畅；必要时吸痰，并准备气管插管或气管切开用物，以防患者出现呼吸道障碍。

（4）补充血容量：应建立可靠有效的输血途径，选择上腔静脉分支作为输血途径较为适宜，因有些外伤合并下腔静脉裂伤，从下肢输血可能受阻或外漏，达不到补充血容量的效果。穿刺选择上肢粗大的静脉，必要时加压输入，以保证快速输血、输液补充血容量。一般开始给平衡盐液，最初以 1 000 ~ 1 500 mL/h 迅速输入，然后逐渐选用其他液体，急查血型并进行交叉配血，尽快输入新鲜血液。由于低温不利于凝血，可用加温器使液体升温至 40℃ 输入。

（5）术前准备：肝破裂大多需要手术处理，故患者入院后，在抢救休克的同时，尽快完成术前准备工作，如备皮、备血、插胃管及留置尿管，做好抗生素皮试等，一旦需要，可立即实施手术。

2. 心理护理

关心患者，加强交流，向患者解释手术的必要性、相关的治疗和护理、肝损伤可能出现的并发症，使患者解除焦虑和恐惧，稳定情绪，把治疗上取得的进展告知患者，增强患者的自信心，积极配合各项治疗和护理。

3. 术后护理

（1）患者安置：患者术后麻醉完全清醒后保持半卧位，但要避免过早活动，以免术后出血。肝动脉结扎及肝叶切除术后的患者要持续给氧 24 ～ 72 h。

（2）管道护理：保持各管道引流通畅，有多根腹腔引流管时，贴上标签标明各管位置，以免混淆。特别注意肝周引流管中引流液的颜色、性质及量。有效引流可以减少渗出血液及胆汁在腹腔内聚积所致的感染，可以减少无效腔的形成。

（3）营养支持：术后禁食期充分输血、输液，加强营养以保障门静脉供氧充足，遵医嘱适量输注入血清蛋白、血浆或全血、氨基酸、葡萄糖及各种维生素静脉营养治疗。肝叶切除的患者，可能有不同程度的代谢紊乱、肝功能损伤和凝血功能障碍，因此，术后应积极进行护肝治疗，注意观察患者有无出血、水肿、意识改变等情况，补充维生素 K 和止血药物。

（4）疼痛护理：关心、体贴患者，使患者感到亲切有依托。给予精神安慰、分散注意力，能达到止痛的效果。必要时使用镇痛泵或止痛药。

（5）观察病情变化：每 30 min 观察记录脉搏、血压、呼吸的变化，平稳后 1 ～ 2 h 测量记录一次，及时、准确记录尿量，保持输液通畅，维持体液平衡。对危重患者尤应注意循环、呼吸。肾功能的监测和维护，及时发现出血、休克、感染和肝功能衰竭等并发症的发生。

4. 健康教育

（1）注意劳逸结合，避免过度劳累，避免剧烈运动，避免意外损伤的发生。

（2）进食高热量、高蛋白、高维生素、易消化的食物，以保护肝功能。如有发热，厌油、食欲不振、腹痛、黄疸等症状，应立即到医院就医。

（3）患者住院 2 ～ 3 周后出院，出院时复查 CT 或 B 超，嘱患者每月复查 1 次，直至肝损伤愈合、肝脏恢复原形态。

（4）普及各种急救知识，在发生意外事故时，能进行简单的急救或自救。

第四节　胆石症

胆石症包括发生在胆囊和胆管的结石，是常见的、多发的疾病。胆管结石按结石成分分为三种：①以胆固醇为主的胆固醇结石，80% 分布在胆囊。②以胆红素为主的胆色素结石，75% 分布在胆管。③由胆固醇、胆红素、胆盐组成的混合性结石，60% 分布在胆囊，40% 分布在胆管。由于饮食结构的变化，胆固醇结石多于胆色素结石，女性发病率高于男性。

胆管结石形成的原因十分复杂，可能与胆道感染、胆汁淤滞、胆固醇代谢异常有关。高脂食物、久坐、糖尿病、肥胖、妊娠等为胆囊结石的促发因素，而胆管蛔虫等引起的胆道感染则多为胆管结石形成的原因。

一、护理评估

1. 健康史

注意了解患者是否有高脂饮食。询问是否有与饱食和高脂饮食有关的消化道症状出现。还应该了解患者的日常活动或锻炼情况，有无久坐的生活习惯，询问有无胆道疾病的家族史。

2. 身体状况

（1）胆囊结石：20% ～ 40% 的胆囊结石患者可终身无症状，有症状的胆囊结石主要表现如下。①消化不良等胃肠道症状：进食后，特别是进油腻食物后，出现上腹部隐痛不适、胀饱伴嗳气、呃逆等消化不良的胃肠道症状。②胆绞痛：是其典型表现，疼痛位于上腹或右上腹部，呈阵发性，可向右肩胛部或背部放射，多伴有恶心、呕吐。③ Mirizzi 综合征：持续嵌顿和压迫胆囊壶腹部和颈部的较大结石，可引起肝总管狭窄或胆囊胆管瘘，以及反复发作的胆囊炎、胆管炎及梗阻性黄疸。④胆囊积液：胆囊结石长期嵌顿但未合并感染时，胆汁中的胆色素被胆囊黏膜吸收，并分泌黏液性物质，而致胆囊积液，积液呈透明无色，称为"白胆汁"。⑤其他：小的胆囊结石可进入胆总管形成继发胆管结石，结石梗阻于壶腹部引起胰腺炎，结石和炎症反复刺激可诱发胆囊癌变。

（2）肝外胆管结石取决于有无感染和梗阻。平时可无症状，一旦发生结石梗阻胆管并继发感染，可出现典型的临床表现：腹痛、寒战高热和黄疸，即夏柯三联征（charcot syndrome）。①腹痛：发生在剑突下及右上腹部，多为绞痛，呈阵发性或为持续性疼痛阵发性加重，可向右肩背部放射，常伴有恶心、呕吐。②寒战高热：由于胆管内压力升高，细菌及毒素经毛细胆管逆行进入肝窦及肝静脉，再进入体循环引起全身感染。表现为弛张高热，体温可达 39～40℃。③黄疸：黄疸程度、发生和持续的时间与梗阻程度、是否继发感染有关，若梗阻为部分或间歇性，黄疸程度较轻且呈波动性；完全梗阻，特别是合并感染时，则黄疸明显，且可呈进行性加深。黄疸时常有尿色变深，粪色变浅，有的可出现皮肤瘙痒。

（3）肝内胆管结石。①单纯肝内胆管结石：可多年无症状或仅有肝区和胸背部胀痛不适。如发生梗阻和合并感染则出现寒战或高热，甚至出现急性梗阻性化脓性胆管炎。此外可继发胆源性肝脓肿和胆汁性肝硬化。②合并肝外胆管结石时：表现与肝外胆管结石相似。

3. 心理－社会状况

患者因剧烈疼痛、发热、即将面临手术、各种损伤性检查、担心预后等因素引起患者及其亲属的焦虑与恐惧。护士应评估患者的情绪反应，并了解其原因。住院患者可能因家庭、经济等原因而产生焦虑。

4. 辅助检查

（1）实验室检查：白细胞计数和中性粒细胞比例增高提示有感染和炎症，胆管梗阻患者可出现血清胆红素直接、间接试验均增高，尿胆红素阳性，尿胆原阴性。

（2）B 超检查：是首选最佳方法，可明确结石部位、数量、大小等，并可显示肝内外胆管及胆囊的大小。

（3）口服法胆囊造影：显示胆囊内充填缺损，主要可了解胆囊功能。

（4）经皮肝穿刺胆道造影（PTC）：可了解梗阻的部位、程度和范围，适用于黄疸的鉴别和掌握胆管梗阻的部位。但可引起出血、胆汁漏和急性胆管炎，故有腹水和出血倾向的患者忌用。

（5）经内镜逆行胰胆管造影（ERCP）：可显示梗阻的部位和原因，少数可诱发胆管炎和胰腺炎。

（6）其他：CT、MRI 或磁共振胆胰管造影（MRCP），可作为以上检查的补充。

5. 治疗要点

（1）胆囊结石：①胆囊切除是治疗胆囊结石的首选方法。近年来腹腔镜胆囊切除术已广泛开展，其损伤小、并发症少、患者恢复快，已为广大患者所接受。②老年人或合并严重的多系统功能障碍的不能耐受长时间手术的患者，可考虑溶石疗法，鹅去氧胆酸和熊脱氧胆酸对胆固醇结石有一定效果，但此药有肝毒性，不良反应大，服药时间长，价格昂贵，且停药后结石易复发。

（2）肝外胆管结石。①胆总管切开取石加 T 型管引流术：适用于单纯胆管结石，胆道上、下通畅，无狭窄或其他病变者。②胆肠吻合术：适用于胆总管扩张 ≥ 2.5 cm，下端有梗阻性病变，上段胆管通畅无狭窄；泥沙样结石不易取尽，有结石残留或结石复发者。常采用胆管空肠 Roux-en-Y 吻合术。③ Oddi 括约肌成形术：适应证同胆肠吻合术。④经内镜下括约肌切开取石术：适用于结石梗阻于壶腹部和胆总管下端的良性狭窄。

（3）肝内胆管结石：可行高位胆管切开及取石术、胆肠内引流术、切除病变肝叶。残余结石时可经 T 形管窦道行纤维胆道镜取石。

二、护理诊断及合作性问题

1. 焦虑
与缺乏胆石症的有关知识、病情反复发作、手术有关。

2. 急性疼痛
与疾病本身和手术伤口有关。

3. 体温升高
与结石梗阻导致感染有关。

4. 营养失调：低于机体需要量

与胆道功能失调，胆汁排出受阻，或手术后胆汁引流至体外导致消化不良、食欲不佳、肝功能受损有关。

5. 皮肤完整性受损的危险

与梗阻性黄疸至皮肤瘙痒有关。

6. 知识缺乏

缺乏 T 形管自我护理的知识。

三、护理目标

患者情绪平稳，积极配合治疗，疼痛缓解，体温正常，营养得到改善，无皮肤损伤，了解 T 形管护理等相关知识。

四、护理措施

1. 术前护理

（1）心理护理：关心患者，宣讲胆石症的有关知识和手术效果，使之树立信心，主动接受术前检查，积极配合治疗。

（2）饮食与营养：急性期患者应禁食，其间应积极补充水、电解质和足够的热量。慢性或病情稳定患者，给予低脂、高热量、高维生素易消化饮食，保证蛋白质的摄入。

（3）病情观察：动态观察生命体征、夏柯三联征及腹部情况，如出现腹痛加重、腹痛范围扩大等，应考虑病情加重，应及时报告医生，并积极配合处理。

（4）抗感染治疗：胆道系统致病菌主要为肠道细菌，以大肠杆菌和厌氧菌为主，宜选用敏感的抗生素进行治疗。

（5）改善凝血机制：胆道疾病患者对脂溶性维生素 K 吸收障碍，致血中凝血酶原减少而影响凝血功能，故术前均需补充维生素 K。

（6）对症处理：疼痛患者应给予解痉镇痛药，如阿托品；发热患者予以降温处理；瘙痒患者，给予止痒药或镇静药，每日用温水擦洗皮肤，为患者修剪指甲或戴手套以防抓伤皮肤。

（7）腹腔镜胆囊切除术前护理。①向患者解释 LC 的优缺点，LC 具有切口小、痛苦少、腹腔内脏干扰小、恢复快、并发症少、住院时间短的优点，手术多在全麻下进行，并发症有血管损伤、胆总管损伤和肠管损伤等。②向患者解释手术操作步骤和 LC 可能失败改为剖腹术的可能性，以取得患者和家属的理解配合。③饮食：入院后进食低脂饮食。④备皮：需特别注意脐部的清洁卫生。

（8）积极配合医生完成术前各项特殊检查。①B 超检查：检查前需禁食 12 h，禁饮 4 h。②经皮肝穿刺胆管造影（PTC）：检查前需常规行碘过敏试验，检查凝血功能。检查后要求患者禁食 1 日，卧床 24 h，注意观察有无出血、胆汁漏和急性胆管炎等并发症。

（9）积极完成术前其他准备：备皮、配血及药物过敏试验等，准备行胆肠吻合术的，还需使用抗生素做肠道准备。

2. 术后护理

（1）体位、饮食与营养、切口的护理、抗生素的使用及腹腔引流管的护理按腹部手术后常规护理。

（2）病情观察：注意观察生命体征、尿量、黄疸及腹部体征，注意引流液的量和性质，防止胆汁漏和出血。

（3）T 形管引流的护理。T 形管引流的目的是引流胆汁，防止胆汁漏；支撑胆道，防止胆道狭窄。护理 T 形管须注意下几点以。①妥善固定：T 形管需用缝线和胶布双重固定于腹壁，应避免受到牵拉而脱出。②保持引流通畅：T 形管引流胆汁量平均每日 200 ~ 400 mL，如超过此量，说明胆总管下端有梗阻。如引流量锐减，应检查引流管是否堵塞、受压或扭曲。如疑堵塞，可通过挤压或负压吸引解除堵塞，1 周后堵塞可用少量 0.9 氯化钠注射液在严格无菌操作下低压冲洗。③观察并记录引流液的量，颜色、性状：术后 24 h 内 T 形管引流量较少，常呈淡红色血性或褐色、深绿色，有时可有少量细小结石和絮状物；以后引流量逐渐增加，呈淡黄色，逐渐加深呈橘黄色，清亮。如果引流液突然增加或减少、出现异常血性引流液、脓性引流液或结石等，应及时向医生汇报。④预防感染：每日消毒连接管，每周更换无菌引流袋 1～2 次，每周 1 次留取胆汁做细菌培养。保持皮肤引流口敷料干燥，每日清洗引流口并更换敷料。⑤拔管：T 形管至少要术后 2 周，待 T 形管周围形成较坚固的窦道后才能拔管。术后 10 日左右，经夹管 2～3 日，患者无不适可先行经 T 形管造影，如无异常发现，开放引流 1 日，再夹管 2～3 日，仍无症状可予拔管。若疑有结石残余，应保留 T 形管 6 周后行纤维胆道镜取石。

（4）腹腔镜胆囊切除术术后护理。①体位：返回病房麻醉清醒前去枕平卧，头偏向一侧，清醒后，血压平稳可采取半坐卧位。②饮食：术后 6～24 h 可进食，如有消化道症状如恶心、呕吐等，可适当延长进食时间。③活动：术后 6 h 后可下床活动。④并发症的观察及护理：应密切观察患者有无胆漏、出血、肠穿孔、伤口痛及腹部体征，有无高碳酸血症、酸中毒等，一旦异常，立即通知医生处理。

3. 健康指导

指导患者进低脂易消化清淡饮食，增加摄入钙和纤维素。定时进餐，经常排空胆囊，减少胆汁在胆囊内停留时间。增加运动，促使能量消耗。T 形管留置者，指导患者做好 T 形管的护理并告知留管的目的和意义，若有异常应及时复诊。遵医嘱服用消炎利胆药。

五、护理评价

患者情绪是否平稳，积极配合治疗，疼痛是否得到缓解，体温是否恢复正常；营养是否得到改善，有无皮肤损伤，是否了解 T 形管护理等相关知识。

第五节 肝移植

一、肝移植的适应证

（一）肝脏恶性疾病

病变范围广泛或合并肝硬化，未侵及肝外时的肝脏恶性疾病，如原发性肝细胞癌、胆管上皮细胞癌、肝血管内皮肉瘤等。

（二）良性终末期肝病

包括终末期肝硬化、急性或亚急性肝衰竭、先天性胆管闭锁、先天性肝代谢障碍性疾病、严重或难复性肝外伤、肝良性占位使残存肝功能不足以维持生命者、初次肝移植失败者等。

二、护理诊断及医护合作性问题

（一）焦虑或恐惧

与陌生的医院环境、医疗费用昂贵、担心肝移植效果及术后疼痛等有关。

（二）营养失调：低于机体需要量

与长期低蛋白饮食、胃肠道吸收不良和营养素摄入不足等有关。

（三）疼痛

与手术创伤有关。

（四）潜在并发症

排斥反应、感染、出血、胆瘘及胆管梗阻等。

三、护理措施

（一）肝移植术前准备及护理

1. 肝移植受者的准备

（1）检查：做好实验室及各种相关检查。

（2）营养支持：给予高蛋白、高糖、高维生素饮食。

（3）纠正贫血：使血红蛋白不低于 100 g/L，总蛋白不低于 60 g/L。

（4）纠正凝血功能异常：术前 3 d 起给予维生素 K_1 30 ～ 60 mg/d 静脉滴注。

（5）应用免疫抑制剂：环磷酰胺 2 mg/kg 术前 6 ～ 8 h 静脉滴注；或硫唑嘌呤 1.5 mg/kg 术前连服 3 d；或环孢霉素 A 10 ～ 15 mg/（kg·d）术前 1 天应用，不能口服者静脉滴注 3 ～ 5 mg/（kg·d）。

（6）心理护理：术前向患者及家属讲解有关肝移植的知识和将采取的治疗措施，以减轻或消除患者的焦虑和恐惧，使患者保持良好的情绪，对手术后可能出现的不良情况或并发症有充分的思想准备。

（7）其他：其余术前准备按常规肝脏外科手术进行。

2. 病室的准备

（1）物品准备：①床上用品及患者用品。被套、大单、中单、病员衣裤和腹带等用品须经高压蒸汽灭菌。②消毒剂。75% 乙醇、84 消毒液、碘附溶液等。③仪器。体温表、血压计、听诊器、吸引器、氧气及各种监护仪器等。④消毒隔离物品。严格消毒隔离制度，准备好隔离衣、帽、口罩及鞋等。⑤其他物品。无菌尿瓶、带盖贮尿瓶、输液架、紫外线灯等。

（2）病房消毒隔离：术前 1 d 用过氧乙酸擦试室内一切物品、地板和墙窗，并进行空气消毒，术日再用过氧乙酸擦拭，保持病室通风良好。

（3）专用药柜：备齐免疫抑制剂、漱口液、抗生素、抗排斥药物、止血药、降压药、清蛋白、呋塞米及抢救药品。

3. 供者的准备

（1）脑死亡供者：①术前检查要询问病史，进行体格检查、并根据医嘱进行相关实验室和器械检查以了解相应器官功能。②术前支持治疗，为获得一个健康、正常的肝脏用于移植，必须进行有效的支持治疗，使供者肝脏在切取前尽可能保持近于正常的生理状态。

（2）亲属供者：①根据医嘱进行相关实验室和器械检查以了解相应器官功能。②术前应交叉配血、清洁灌肠、留置胃管和导尿管，其余术前准备按常规肝脏外科手术进行。

（二）肝移植术后患者的处理及护理

1. 一般护理

（1）饮食护理：禁食，除少量药物由胃管注入外，多数药物需要静脉输入。胃肠功能恢复后宜尽早自主进食。

（2）体位与活动：取平卧位，慎取侧卧位和坐位，注意体位改变时中心静脉压等的变化，清醒后鼓励四肢早期活动。

（3）保护皮肤黏膜：制霉菌素液涂抹口腔、鼻腔、阴道、皮肤皱褶和腋下、腹股沟，每日 2 ～ 3 次。

2. 病情观察

（1）ICU 监测：除腹部大手术常规临床监测外，还必须进行心电图、动脉血压、中心静脉压、肺动脉嵌压、呼吸频率、血氧饱和度和中心体温等连续监测。有创监测于术后生命体征平稳后撤除。

（2）辅助检查：根据医嘱进行相关实验室和各种仪器检查以及时掌握患者的病情变化。

（3）神经系统观察：观察神志、脑神经反射、感觉和运动功能等的恢复情况。

（4）重要器官观察：观察心、肝、肺、肾等重要器官功能。

3. 管道护理

患者术后常带有气管插管、胃管、导尿管、T 形管、腹腔引流管、静脉输液通路等，应注意检查各种导管是否通畅，有无扭曲、堵塞、脱落等现象，如有异常应及时报告医师，并协助处理。密切观察胆汁、尿量、胃液、腹腔引流液数量和性质改变，记出入量和体重变化。根据医嘱逐步撤除各种管道。

4. 用药护理

根据医嘱给予补液（包括输血）、补充电解质、抗感染，应用免疫抑制剂，改善凝血功能和微循环和保护心、肝、肾、肺、胃肠功能和镇静止痛等药物治疗。

5. 排斥反应的观察及护理

排斥反应于术后 7 ~ 14 d 最为多见，表现为发热、食欲下降、**精神萎靡**、烦躁、乏力、嗜睡、腹胀、腹水增加、肝脏增大、肝区疼痛、出现黄疸；胆汁减少，颜色变浅，放置后有分层现象。如发现以上情况，应及时报告医师，并进行处理。

（三）肝移植术后并发症的预防及护理

1. 术后出血

（1）腹腔内出血：如为凝血功能异常，应进行成分输血；如发现腹腔引流管引流出大量血性液或血性液很快形成凝块，血压下降者，应立即报告医师并协助医师处理。

（2）消化道出血：由应激性溃疡、胆管出血或食管胃底静脉曲张出血所致。应激性溃疡多在术后 24 ~ 48 h 发生，胆管出血量一般不大，食管胃底静脉曲张出血可能性小。为预防应激性溃疡的发生，术后可应用西咪替丁等保护胃黏膜。如胃管引流出血性液或出现其他消化道出血症状时，应及时报告医师。

2. 感染

当患者存在全身感染时，表现为体温升高、精神不振、全身无力。腹腔感染时可有腹痛、腹胀；肺部感染时可有呼吸困难。切口感染时，切口有红、肿、热、痛等表现，甚至流脓。预防措施为术后按医嘱应用抗生素，保护切口，及时更换敷料。

3. 胆管并发症

常见的胆管并发症有胆瘘和胆管梗阻。胆瘘可由吻合技术不佳、胆管血供障碍、感染等引起，胆管梗阻由吻合技术不佳、胆管缺血、结石形成等引起。如发现腹腔引流管引流液含胆汁或当 T 形管引流胆液颜色变浅、变稀且量明显减少，黄疸明显时，应及时报告医师。

4. 肝性脑病

肝脏受损严重时可导致肝性脑病，表现为患者疲乏无力、神志恍惚、烦躁不安、谵语、嗜睡等，实验室检查 GPT 升高、总蛋白减少、清蛋白和球蛋白比例倒置、血氨明显升高。应注意观察病情变化，并做好昏迷各期的护理。

（四）肝移植术后患者的健康教育

1. 用药指导

告诉患者用药的方法和用量，按时服药，不要擅自停药或减量。并教患者学会观察药物的不良反应，如有不适随时就诊。

2. 保护肝脏

告之患者注意保护肝脏，避免受暴力冲击。

3. 定期复查

根据医嘱告之患者复查的时间和要求。

4. 知识介绍

向患者介绍排斥反应可能出现的症状和判断移植肝功能好坏的知识。

第六节　胆道感染

胆道感染是临床上常见的疾病，按发生部位分为胆囊炎和胆管炎。按发病急缓和病程经过分为急性、亚急性和慢性炎症。胆道感染与胆石症互为因果关系。胆石症引起胆道梗阻胆汁淤积，细菌繁殖致胆道感染，胆道感染的发作又是胆石形成的重要的致病因素和促发因素。

急性胆囊炎是胆囊发生的急性化学性或细菌性炎症。约 95% 的患者合并有胆囊结石，称结石性胆囊炎，发病原因为结石导致胆囊管梗阻以及继发细菌感染所致。致病菌可通过胆道逆行侵入胆囊，或经血循环或淋巴途径进入胆囊，致病菌主要为革兰氏阴性杆菌，以大肠埃希菌最常见，其次有肠球菌、铜绿假单胞菌、厌氧菌等。5% 的患者未合并有胆囊结石，称非结石性胆囊炎，发病原因尚不十分清楚，易发生在严重创伤、烧伤、手术后及危重患者中，可能是这些患者都有不同程度的低血压和组织低血流灌注，胆囊也受到低血流灌注损害，导致黏膜糜烂，胆囊壁受损。急性胆囊炎病理过程分为急性单纯性胆囊炎、急性化脓性胆囊炎和急性坏疽性胆囊炎三个阶段。

慢性胆囊炎是急性胆囊炎反复发作的结果，70% ~ 95% 的患者合并胆囊结石，

急性梗阻性化脓性胆管炎（AOSC）又名急性重症胆管炎（ACST），是急性胆管炎和胆道梗阻未解除，感染未控制，病情进一步发展的结果。由于胆管内压力持续升高，管腔内充满脓性胆汁，高压脓性胆汁逆流入肝，大量细菌和毒素经肝窦入血，导致脓毒症和感染性休克。

一、护理评估

1. 健康史

注意询问患者饮食习惯和饮食种类，发病是否有与饱食和高脂饮食有关，既往有无胆囊结石、胆囊炎、胆管结石、胆管炎及黄疸病史。

2. 身体状况

（1）急性胆囊炎。①腹痛：急性发作典型表现是突发右上腹阵发性绞痛，常在饱餐、进油腻食物后，或在夜间发作。疼痛常放散到右肩部、肩胛部和背部。病变发展可出现持续性疼痛并阵发性加重。②发热：患者常有轻度发热，通常无寒战。如果胆囊积脓、穿孔或合并急性胆管炎，可出现明显的寒战高热。③消化道症状：疼痛时常伴有恶心、呕吐、厌食等消化道症状。④体格检查：右上腹部可有不同程度和范围的压痛、反跳痛及肌紧张，墨菲征（Murphy）阳性，可扪及肿大的胆囊。⑤并发症：胆囊积脓、胆囊穿孔、弥漫性腹膜炎、急性化脓性胆管炎、急性坏死性胰腺炎。

（2）慢性胆囊炎：临床症状常不典型，多数患者有胆绞痛病史，尔后有厌油腻、腹胀、嗳气等消化道症状，右上腹部和肩背部隐痛，一般无畏寒、高热和黄疸。体格检查右上腹胆囊区轻压痛或不适感，Murphy 征可呈阳性。

（3）急性梗阻性化脓性胆管炎：发病急骤、病情发展迅速、并发症凶险。除一般胆道感染的夏柯三联征（腹痛、寒战高热、黄疸）外，患者迅速出现休克、中枢神经系统受抑制表现，即雷诺（Reynolds）五联征，如果患者不及时治疗，可迅速死亡。查体可有不同程度的上腹部压痛和腹膜刺激征。

3. 心理 – 社会状况

患者因即将面临手术、担心预后、疾病反复发作等因素引起患者及其亲属的焦虑与恐惧。急性梗阻性化脓性胆管炎患者，因病情危重，患者及其亲属常难以应对。

4. 辅助检查

（1）实验室检查：胆囊炎患者白细胞计数和中性粒细胞比例增高；急性梗阻性化脓性胆管炎患者，白细胞计数 $> 10 \times 10^9/L$，中性粒细胞比例增高，胞质可出现中毒颗粒。血小板计数降低，凝血酶原时间延长。

（2）B 超检查：急性胆囊炎可见胆囊肿大、壁厚、囊内有结石。慢性胆囊炎囊壁厚或萎缩，其内有结石或胆固醇沉着。急性梗阻性化脓性胆管炎患者可在床旁检查，能及时了解胆道梗阻的部位和病变性质，以及肝内外胆管扩张情况。

5. 治疗要点

（1）非手术治疗：包括禁食、输液、纠正水、电解质及酸碱失衡，全身支持疗法，选用有效的抗生素控制感染，解痉止痛等处理。大多数急性胆囊炎患者病情能控制，待以后行择期手术。而急性梗阻性化脓性胆管炎患者，如病情较轻，可在 6 h 内试行非手术治疗，若无明显好转，应紧急手术治疗。

（2）手术治疗：①急性胆囊炎发病在 72 h 内、经非手术治疗无效且病情恶化或有胆囊穿孔、弥漫性腹膜炎、急性化脓性胆管炎、急性坏死性胰腺炎等并发症者，均应急诊手术。争取行胆囊切除术，但高危患者，或局部炎症水肿、粘连重，解剖关系不清者，应选用胆囊造口术，3 个月后再行胆囊切除术。②其他胆囊炎患者均应在患者情况处于最佳状态时择期行胆囊切除术。③急性梗阻性化脓性胆管炎手术的目的是抢救生命，应力求简单有效，常采用胆总管切开减压、T 形管引流。其他方法还有 PTCD、经内镜鼻胆管引流术（ENAD）等。

二、护理诊断及合作性问题

1. 焦虑与恐惧

与疼痛、病情反复发作、手术有关。

2. 急性疼痛

与疾病本身和手术伤口有关。

3. 体温升高

与术前感染、术后炎症反应有关。

4. 营养失调：低于机体需要量

与胆道功能失调，胆汁排出受阻，或手术后胆汁引流至体外导致消化不良、食欲不佳、肝功能受损有关。

5. 体液不足

与 T 形管引流、呕吐、感染性休克有关。

6. 潜在并发症

胆囊穿孔、弥漫性腹膜炎、急性化脓性胆管炎、急性坏死性胰腺炎、感染性休克等。

三、护理目标

患者情绪平稳，积极配合治疗，疼痛缓解，体温正常，营养得到改善，能维持体液平衡，无胆囊穿孔、弥漫性腹膜炎、急性化脓性胆管炎、急性坏死性胰腺炎、感染性休克等并发症发生。

四、护理措施

1. 非手术疗法及术前护理

（1）心理护理：加强与患者沟通，介绍胆囊炎的有关知识，解释术前准备的目的和必要性，使之配合。急性梗阻性化脓性胆管炎患者应将其病情的严重性告知患者亲属，使其理解配合。

（2）病情观察：应密切观察体温、脉搏、血压、黄疸、神志、腹痛程度及腹部体征，发现异常，及时通知医生。

（3）禁食、输液：急性胆囊炎需禁食，补充水、电解质和纠正酸碱紊乱。凝血酶原低者，补充维生素 K，若紧急手术者，可输全血供给凝血酶原。

（4）营养支持：向慢性胆囊炎患者解释进食低脂饮食的意义，提供低脂、高热量饮食。

（5）抗感染与对症处理：遵医嘱应用解痉、镇痛及抗感染药物，高热者用物理或药物降温。

（6）急性梗阻性化脓性胆管炎患者应及时完成手术前各项准备工作，如扩容、广谱、足量、联合使用抗生素，视病情使用激素、血管活性药物等抗休克措施，争取尽快手术。

2. 术后护理

同胆石症患者术后护理，急性梗阻性化脓性胆管炎患者仍需严密观察病情变化，继续积极抗休克治疗。

3. 健康指导

指导患者宜进低脂、高热量、高维生素易消化饮食，如出现发热、腹痛、黄疸等情况，及时来医院就诊。

五、护理评价

患者是否情绪平稳，是否积极配合治疗，疼痛是否缓解，体温是否恢复正常营养是否得到改善，能否维持体液平衡，有无胆囊穿孔、弥漫性腹膜炎、急性化脓性胆管炎、急性坏死性胰腺炎、感染性休克等并发症发生。

第七章

消化系统疾病病人护理

第一节　胃炎

胃炎是指任何病因引起的胃黏膜炎症，常伴有上皮损伤和细胞再生，是最常见的消化道疾病之一。按临床发病的缓急和病程的长短，可分为急性胃炎和慢性胃炎。

一、急性胃炎

急性胃炎是多种原因引起的急性胃黏膜炎症。临床常急性发病，可有明显上腹部症状，内镜检查可见胃黏膜充血、水肿、出血、糜烂、浅表溃疡等一过性的急性病变。急性胃炎主要包括：急性幽门螺杆菌（H.pylori）感染引起的急性胃炎、除幽门螺杆菌之外的病原体感染及其毒素对胃黏膜损害引起的急性胃炎和急性糜烂出血性胃炎。后者是指由各种病因引起的、以胃黏膜多发性糜烂为特征的急性胃黏膜病变，常伴有胃黏膜出血和一过性浅溃疡形成。

（一）病因与发病机制

引起急性糜烂出血性胃炎的常见病因有以下几种。

1. 药物

常见的有非甾体类抗炎药（NSAID）如阿司匹林、吲哚美辛等，某些抗肿瘤药、口服氯化钾及铁剂等。

2. 应激

严重创伤、大面积烧伤、大手术、颅内病变、败血症及其他严重脏器病变或多器官功能衰竭等均可使机体处于应激状态而引起急性胃黏膜损害。

3. 乙醇

由乙醇引起的急性胃炎有明确的过量饮酒史，乙醇有亲脂性和溶脂能力，高浓度乙醇可直接破坏胃黏膜屏障，引起上皮细胞损害、黏膜出血和糜烂。

（二）临床表现

1. 症状

急性糜烂出血性胃炎通常以上消化道出血为主要表现，一般出血量较少，呈间歇性，可自止，但也可发生大出血引起呕血和（或）黑粪。部分 H.pylori 感染引起的急性胃炎病人可表现为一过性的上腹部症状。不洁食物所致者通常起病较急，在进食污染食物后数小时至 24 h 发病，表现为上腹部不适、隐痛、食欲减退、恶心、呕吐等，伴发肠炎者有腹泻，常有发热。

2. 体征

多无明显体征，个别病人可有上腹轻压痛。

（三）辅助检查

1. 内镜检查

胃镜检查最具诊断价值，急性胃炎内镜下表现为胃黏膜局限性或弥漫性充血、水肿、糜烂、表面覆有黏液和炎性渗出物，以出血为主要表现者常可见黏膜散在的点、片状糜烂，黏膜表面有新鲜出血或黑色血痂。

2. 粪便隐血检查

以出血为主要表现者，粪便隐血试验阳性。

（四）治疗要点

1. 针对病因，积极治疗原发疾病。

2. 去除各种诱发因素。嗜酒者宜戒酒，如由非甾体类抗炎药引起，应立即终止服药并用抑制胃酸分泌药物来治疗，如患者必须长期使用这类药物，则宜同时服用抑制胃酸分泌药物。

3. 对症治疗：可用甲氧氯普胺（胃复安）或多潘立酮（吗丁啉）止吐，用抗酸药或 H_2 受体拮抗药如西咪替丁、雷尼替丁或法莫替丁等以降低胃内酸度，减轻黏膜炎症。保护胃黏膜可用硫糖铝、胶体铋等。

（五）护理措施

1. 基础护理

（1）休息：病情较重者应卧床休息，注意胃部保暖。急性大出血者绝对卧床休息。

（2）环境：保持安静、舒适，保证病人睡眠。

（3）饮食：以无渣、温凉半流或软饭为宜，提倡少量多餐，避免辛辣、生冷食物，有剧烈呕吐、呕血者禁食。

（4）心理护理：由于严重疾病引起出血者，尤其当出血量大、持续时间较长时，病人往往精神十分紧张、恐惧。护士应关心体贴病人，耐心加以解释，缓解病人紧张情绪，解除其恐惧心理，使病人积极配合治疗，促进身体早日康复。

2. 疾病护理

（1）对症护理：观察腹痛的程度、性质及腹部体征的变化，呕吐物及排便的次数、量及性质，观察有无水、电解质酸碱平衡紊乱的表现等。有上消化道出血者更要注意出血量和性状、尿量等的观察。

（2）专科护理：遵医嘱用药，观察药物疗效及不良反应，有消化道出血者配合医师采取各种止血措施。

3. 健康教育

（1）注意饮食卫生，进食规律，避免过冷过热及不洁的食物。

（2）尽可能不用非甾体类抗炎药、激素等药物，如必须服用者，可同时服用抗酸药。

（3）嗜酒者劝告其戒酒。

（4）对腐蚀剂要严格管理，以免误服或被随意取用。

二、慢性胃炎

慢性胃炎系指不同病因引起的胃黏膜的慢性炎症或萎缩性病变，是一种十分常见的消化道疾病，占接受胃镜检查病人的 80% ～ 90%，男性多于女性，随年龄增长发病率逐渐增高。根据病理组织学改变和病变在胃的分布部位，将慢性胃炎分为非萎缩性、萎缩性和特殊类型三大类。

（一）病因与发病机制

1. 幽门螺杆菌（H.pylori）感染

目前认为 H.pylori 感染是慢性胃炎主要的病因。

2. 饮食和环境因素

长期 H.pylori 感染增加了胃黏膜对环境因素损害的易感性，饮食中高盐和缺乏新鲜蔬菜及水果可导致胃黏膜萎缩、肠化生以及胃癌的发生。

3. 自身免疫

胃体萎缩为主的慢性胃炎病人血清中常能检测出壁细胞抗体和内因子抗体，尤其是伴有恶性贫血的病人检出率相当高。

4. 其他因素

机械性、温度性、化学性、放射性和生物性因子，如长期摄食粗糙性与刺激性食物、酗酒、咸食、长期服用非甾体类抗炎药或其他损伤胃黏膜的药物、鼻咽部存在慢性感染灶等。

（二）临床表现

1. 症状

大多数慢性胃炎患者无任何症状。有症状者主要表现为非特异性的消化不良症状，如上腹部隐痛、进食后上腹部饱胀、食欲缺乏、反酸、嗳气、呕吐等。少数患者有呕血与黑粪，自身免疫胃炎可出现明显厌食和体重减轻，常伴贫血。

2. 体征

本病多无明显体征，有时可有上腹部轻压痛，胃体胃炎严重时可有舌炎和贫血的相应体征。

（三）辅助检查

1. 胃镜及胃黏膜活组织检查

这是最可靠的确诊方法，并常规做幽门螺杆菌检查。

2. 幽门螺杆菌检测

幽门螺杆菌检测包括侵入性（如快速尿素酶测定、组织学检查等）和非侵入性（如 ^{13}C 或 ^{14}C 尿素呼气试验等）方法检测幽门螺杆菌。

（四）治疗要点

1. 消除或削弱攻击因子

（1）根除 H.pylori 治疗：目前根除方案很多，但可归纳为以胶体铋药为基础和以质子泵抑制药为基础的两大类。

（2）抑酸或抗酸治疗：适用于有胃黏膜糜烂或以胃烧灼感、反酸、上腹饥饿痛等症状为主者，根据病情或症状严重程度，选用抗酸药。

（3）针对胆汁反流、服用非甾体类抗炎药等做相关治疗处理。

2. 增强胃黏膜防御

适用于有胃黏膜糜烂出血或症状明显者，药物包括兼有杀菌作用的胶体铋，兼有抗酸和胆盐吸收的硫糖铝等。

3. 动力促进药

可加速胃排空，适用于上腹饱胀，早饱等症状为主者。

4. 中医中药

辨证施治，可与西药联合应用。

5. 其他

应用抗抑郁药，镇静药。适用于睡眠差，有精神因素者。

（五）护理措施

1. 基础护理

（1）休息与体位：急性发作或症状明显时应卧床休息，以病人自觉舒适体位为宜。平时注意劳逸结合，生活有规律，避免晚睡晚起或过度劳累，保持心情愉快。

（2）饮食：注意饮食规律及饮食卫生，选择营养丰富易于消化的食物，少量多餐，不暴饮暴食。避免刺激性和粗糙食物，勿食过冷过热易产气的食物和饮料等。养成细嚼慢咽的习惯，使食物和唾液充分混合，以帮助消化。胃酸高时忌食浓汤、酸味或烟熏味重的食物，胃酸缺乏者可酌情食用酸性食物如山楂等。

（3）心理护理：因腹痛等症状加重或反复发作，病人往往表现出紧张、焦虑等心理，有些病人因担心自己所患胃炎会发展为胃癌而恐惧不安。护理人员应根据病人的心理状态，给予关心、安慰，耐心细致地讲授有关慢性胃炎的知识，指导病人规律的生活和正确的饮食，消除病人紧张心理，使病人认真对待疾病，积极配合治疗，安心养病。

2. 疾病护理

（1）疼痛护理：上腹疼痛时可给予局部热敷与按摩或针灸合谷、足三里等穴位，也可用热水袋热敷胃部，以解除胃痉挛，减轻腹痛。

（2）用药护理：督促并指导病人及时准确服用各种灭菌药物及制酸药等，以缓解症状。

3. 健康教育

（1）劳逸结合，适当锻炼身体，保持情绪乐观，提高免疫功能和增强抗病能力。

（2）饮食规律，少食多餐，软食为主；应细嚼慢咽，忌暴饮暴食；避免刺激性食物，忌烟戒酒、少饮浓茶咖啡及进食辛辣、过热和粗糙食物；胃酸过低和有胆汁反流者，宜多吃瘦肉、禽肉、鱼、奶类等高蛋白低脂肪饮食。

（3）避免服用对胃有刺激性的药物（如水杨酸钠、吲哚美辛、保泰松和阿司匹林等）。

（4）嗜烟酒者与病人、家属一起制订戒烟酒的计划并督促执行。

（5）经胃镜检查肠上皮化生和不典型增生者，应定期门诊随访，积极治疗。

第二节　消化性溃疡

消化性溃疡（PU）主要指发生在胃和十二指肠球部的慢性溃疡，由于溃疡的形成与胃酸及胃蛋白酶的消化作用有关，故称为消化性溃疡，凡是能与酸接触的胃肠道任何部位均可发生溃疡，但以胃溃疡（GU）和十二指肠溃疡（DU）多见，其中十二指肠溃疡更为常见。消化性溃疡在人群中发病率约为10%，可发病于任何年龄，以中年多见。DU好发于青壮年，GU好发于中老年，男性患病较女性多见。

一、病因与发病机制

PU的病因及发病机制迄今尚不完全清楚，比较一致的观点是：PU的发生是多种因素相互作用，尤其是对胃十二指肠黏膜有损害，作用的侵袭因素与黏膜自身防御/修复因素之间失去平衡所致。当侵袭因素增强和（或）防御/修复因素削弱时，就可能出现溃疡，这是溃疡发生的基本机制。GU和DU发病机制各有侧重，前者着重于防御/修复因素的削弱而后者则侧重于侵袭因素的增强。

（一）胃十二指肠黏膜防御和修复机制

1. 胃黏膜屏障。

2. 黏液–HCO_3^-屏障。

3. 黏膜的良好血液循环和上皮细胞强大的再生能力。

4. 外来及内在的前列腺素和表皮生长因子等。

一般而言，只有当某些因素损害了这一机制才可能发生胃酸/胃蛋白酶侵袭黏膜而导致溃疡形成。

（二）胃十二指肠黏膜损害机制

近年的研究已明确，幽门螺杆菌（Hp）感染和非甾体类抗炎药（NSAID）是损害胃十二指肠黏膜屏障导致PU的最常见病因。

1. 幽门螺杆菌感染

胃黏膜受Hp感染，在其致病因子如尿素酶、细胞空泡毒素及其相关蛋白等作用下，出现局部炎症反应及高促胃液素血症，生长抑素合成、分泌水平降低，胃蛋白酶及胃酸水平升高，造成胃、十二指肠黏膜损伤引起炎症，进而发展成溃疡。

2. 非甾体类抗炎药

NSAID除了降低胃、十二指肠黏膜的血流量，对胃黏膜的直接刺激和损伤作用外，还可抑制环氧化酶活性，从而使内源性前列腺素合成减少，削弱胃黏膜的保护作用。

3. 胃酸和胃蛋白酶

消化性溃疡的最终形成是由于胃酸/胃蛋白酶对黏膜的自身消化所致。胃蛋白酶是主细胞分泌的胃蛋白酶原经盐酸激活转变而来，它能降解蛋白质分子，对黏膜有侵袭作用，其活性受到胃酸制约，胃酸的存在是溃疡发生的决定因素。

4. 其他因素

吸烟、遗传、胃十二指肠运动异常、应激和精神因素、饮食失调等。

二、临床表现

典型的 PU 具有以下特点：①慢性过程；②发作呈周期性；③发作时上腹部疼痛呈节律性。

1. 症状

（1）上腹痛：是消化性溃疡的主要症状，性质可为钝痛、灼痛、胀痛或剧痛，但也可仅为饥饿样不适感。一般不放射，范围比较局限，多不剧烈，可以忍受。GU 疼痛多位于剑突下正中或偏左，DU 多位于上腹正中或稍偏右。节律性疼痛是消化性溃疡的特征性临床表现，GU 多在餐后 0.5 ～ 1 h 痛，下次餐前消失，表现为进食 - 疼痛 - 缓解的规律；而 DU 疼痛常在两餐之间发生（饥饿痛），直到再进餐时停止，规律为疼痛 - 进食缓解，疼痛也可于睡前或午夜出现，称夜间痛。

（2）部分病例无上述典型疼痛，而仅表现为上腹隐痛不适、反酸、嗳气、恶心、呕吐等消化不良的症状，以 GU 较 DU 为多见。病程较长的患者因影响摄食和消化功能而出现体重减轻，或因慢性失血而有贫血。

2. 体征

发作期于上腹部有一固定而局限的压痛点，缓解期无明显体征。

3. 并发症

（1）出血：是消化性溃疡最常见的并发症，DU 比 GU 易发生。出血量与被侵蚀的血管大小有关，可表现为呕血与黑粪，出血量大时甚至可排鲜血便，出血量小时，粪便隐血试验阳性。

（2）穿孔：当溃疡深达浆膜层时可发生穿孔，若与周围组织相连则形成穿透性溃疡。穿孔通常是外科急诊，最常发生于十二指肠溃疡。表现为腹部剧痛和急性腹膜炎的体征。当溃疡疼痛变为持续性，进食或用抗酸药后长时间疼痛不能缓解，并向背部或两侧上腹部放射时，常提示可能出现穿孔。此时腹肌紧张，呈板状腹，有压痛、反跳痛，肝浊音界缩小或难以叩出，肠鸣音减弱或消失，X 线片可见膈下游离气体。

（3）幽门梗阻：见于 2% ～ 4% 的病例，主要由 DU 或幽门管溃疡周围组织充血水肿所致。表现为餐后上腹部饱胀，频繁呕吐宿食，严重时可引起水和电解质紊乱，常发生营养不良和体重下降。

（4）癌变：少数 GU 可发生癌变，尤其是 45 岁以上的患者。

三、实验室检查

1. 胃镜及胃黏膜活组织检查

胃镜及胃黏膜活组织检查是确诊 PU 的首选检查方法，胃镜下可直接观察胃和十二指肠黏膜并摄像，还可以直视下取活组织做幽门螺杆菌检查和组织病理学检查，对诊断消化性溃疡和良恶性溃疡的鉴别准确性高于 X 线钡剂检查。

2. X 线钡剂检查

适用于对胃镜检查有禁忌或不愿接受胃镜检查者，多采用钡剂和空气双重对比造影方法。

3. 幽门螺杆菌检测

可分为侵入性和非侵入性两大类。侵入性方法需经胃镜取胃黏膜活组织进行检测，目前常用的有快速尿素酶试验、组织学检查和幽门螺杆菌培养。其中快速尿素酶试验操作简便、快速、费用低，是侵入性检查中诊断 Hp 感染的首选方法。非侵入性检查主要有 ^{13}C 或 ^{14}C 尿素呼气试验、血清学检查和粪便 Hp 抗原检测等，前者检测 Hp 感染的敏感性和特异性高，可作为根除 Hp 治疗后复查的首选方法。

4. 胃液分析

GU 患者胃酸分泌正常或稍低于正常，DU 患者则常有胃酸分泌过高。但溃疡患者胃酸分泌水平个体差异很大，与正常人之间有很大的重叠，故胃酸测定对 PU 诊断的价值不大，目前临床已较少采用。

5. 粪便隐血试验

活动性 DU 或 GU 常有少量渗血，使粪便隐血试验阳性，经治疗 1 ～ 2 周转阴。若 GU 患者粪便隐血试验持续阳性，应怀疑有癌变可能。

四、治疗要点

消化性溃疡以内科治疗为主，目的是消除病因、控制症状，促进溃疡愈合、防止复发和避免并发症的发生。目前根除 Hp 和抑制胃酸的药物是治疗溃疡病的主流，黏膜保护药物也起重要的作用。

（一）药物治疗

1. 降低胃酸药物

降低胃酸药物包括抗酸药和抑制胃酸分泌药两类。

（1）抗酸药：为一类弱碱药物，口服后能与胃酸作用形成盐和水，能直接中和胃酸，并可使胃蛋白酶不被激活，迅速缓解溃疡的疼痛症状。常用药物有氧化铝凝胶、铝碳酸镁、复方氢氧化铝、乐得胃等。

（2）抑制胃酸分泌药。

① H_2 受体拮抗药（HrRA）：能阻止组胺与其 H_2 受体相结合，使壁细胞分泌胃酸减少。常用药物有西咪替丁、雷尼替丁和法莫替丁。不良反应较少，主要为乏力、头晕、嗜睡和腹泻。

② 质子泵抑制药（PPI）：作用于壁细胞分泌胃酸终末步骤中的关键酶 H^+–K^+–ATP 酶（质子泵），使其不可逆失活，从而有效地减少胃酸分泌，其抑酸作用较 H_2RA 更强而持久，是已知的作用最强的胃酸分泌抑制药。常用的药物有奥美拉唑、兰索拉唑、泮托拉唑、雷贝拉唑和埃索美拉唑等。

2. 保护胃黏膜药物

（1）枸橼酸铋钾（CBS）：在酸性环境中，通过与溃疡面渗出的蛋白质相结合，形成一层防止胃酸和胃蛋白酶侵袭的保护屏障。CBS 还能促进上皮分泌黏液和 HCO_3^-，并能促进前列腺素的合成；此外，CBS 还具有抗 Hp 的作用。一般不良反应少，但服药能使粪便成黑色，为避免铋在体内过量的蓄积，不宜长期连续服用。

（2）硫糖铝：其抗溃疡作用与 CBS 相仿，但不能杀灭 Hp。由于该药在酸性环境中作用强，故应在三餐前及睡前 1 h 服用，且不宜与制酸剂同服，不良反应轻，主要为便秘。

（3）米索前列醇：具有抑制胃酸分泌、增加胃十二指肠黏膜的黏液和碳酸氢盐分泌和增加黏膜血流等作用。常见不良反应为腹泻，因可引起子宫收缩，孕妇忌服。

3. 根除幽门螺杆菌治疗

根除 Hp 可使大多数 Hp 相关性溃疡病人完全达到治疗目的。目前推荐以 PPI 或胶体铋为基础加上两种抗生素的三联治疗方案。疗程 1 周，Hp 根除率 90% 以上。对于三联疗法失败者，一般用 PPI + 铋剂 + 两种抗生素组成的四联疗法。

（二）手术治疗

适用于伴有急性穿孔、幽门梗阻、大量出血经内科积极治疗无效者和恶性溃疡等并发症的消化性溃疡患者。

五、护理措施

（一）基础护理

1. 休息与活动

病情较重、溃疡有活动者应卧床休息，病情较轻者可边工作边治疗，注意生活规律和劳逸结合，避免剧烈活动以降低胃的分泌及蠕动。保持环境安静、舒适，减少探视，保证患者充足的睡眠。

2. 饮食

溃疡活动期每日进 4 ~ 5 餐，少量多餐可中和胃酸，减少胃酸对溃疡面的刺激。每餐不宜过饱，以免胃窦部过度扩张，刺激胃酸分泌。进餐时宜细嚼慢咽，咀嚼可增加唾液分泌，以利于稀释和中和胃酸。选择营养丰富、质软、易消化的食物，如稀饭、面条、馄饨等。脂肪摄取应适量。避免粗糙、过冷过热和刺激性食物及饮料，如浓茶、咖啡、香辣调料等。

3. 心理护理

消化性溃疡的发生发展与精神紧张、不良情绪反应及个性特点与行为方式等心理社会因素均有一定的关系。通过帮助病人认识压力与溃疡疼痛发作的关系，教给病人放松技巧，自觉避免精神神经因素的影响。

（二）疾病护理

1. 疼痛护理

向患者解释疼痛的原因和机制，指导祛除病因及缓解疼痛的方法，解除焦虑、紧张情绪。观察并评估疼痛的诱发因素和缓解因素，观察上腹痛的规律、性质、程度及部位。遵医嘱用药缓解疼痛。

2. 用药护理

遵医嘱正确服用质子泵抑制药、组胺 H_2 受体拮抗药、抗酸药及抗 Hp 药物，观察药物的疗效及不良反应。

（1）抗酸药：应在餐后 1 h 和睡前服用，以延长中和胃酸作用的时间及中和夜间胃酸的分泌。片剂应嚼碎后服用，乳剂服用前充分混匀。避免与奶制品、酸性食物及饮料同服以免降低药效。氢氧化铝凝胶能阻碍磷的吸收，引起磷缺乏症，表现为食欲缺乏、软弱无力等；镁剂可致腹泻。

（2）H_2 受体拮抗药：常于餐中及餐后即刻服用，或睡前服用；若需同时服用抗酸药，则两药应间隔 1 h 以上；静脉给药需控制速度，速度过快可引起低血压和心律失常；不良反应一般为乏力、头痛、腹泻和嗜睡；吸烟可降低其疗效故应鼓励患者戒烟。

（3）质子泵抑制药：奥美拉唑用药初期可引起头晕，嘱患者服药后避免开车、高空作业等需注意力集中之事。

（4）保护胃黏膜药物：胶体铋制剂与硫糖铝在酸性环境中作用强，故多在三餐前半小时或睡前 1 h 服用，且不宜与抗酸药同服；铋剂有积蓄作用，故不能连续长期服用；服药过程中可使齿、舌变黑，可用吸管直接吸入；部分患者服药后出现便秘和黑粪，停药后可自行消失；硫糖铝能引起便秘、皮疹、嗜睡等，有肾衰竭者不宜服用。

（5）抗 Hp 药物：阿莫西林服用前应询问患者有无青霉素过敏史，用药过程中注意观察有无过敏反应；甲硝唑可引起胃肠道反应，宜饭后服用。

3. 并发症护理

（1）上消化道大出血：严密监测是否有出血征象，如血压下降、脉搏速率加快、皮肤湿冷、脸色苍白、排黑粪或呕血等。

（2）穿孔：一旦发现穿孔征象，应建立静脉通路，输液以防止休克；做好急诊手术术前准备。

（3）幽门梗阻：应准确记录出入量，行血清钾、钠、氯测定和血气分析，及时补充液体和电解质，保证尿量在每日 1 000 ~ 1 500 mL。插入胃管连续 72 h 胃肠减压，抽吸胃内容物和胃液。病人病情好转后可进流食，但同时要测量胃内潴留量，记录潴留物的颜色、性状和气味。禁止病人吸烟、饮酒和进食刺激性食物，禁用抗胆碱能药物，如阿托品等，以防减少胃、肠蠕动，加重梗阻症状。

（4）癌变：一旦确诊，需手术治疗，做好术前准备。

（三）健康指导

1. 指导患者注意有规律的生活和劳逸结合，休息包括体力和精神休息。

2. 指导患者有规律的进餐和合理的营养，减少机械性和化学性刺激对胃黏膜的损害。咖啡、浓茶、油煎食物及过冷过热、辛辣等食物均可刺激胃酸分泌增加，应避免食用。

3. 向患者进行戒烟酒的健康教育，与患者共同制定戒烟酒计划，并争取家庭的重视和支持。

4. 帮助患者认识压力与溃疡疼痛发作的关系，教给患者放松技巧，自觉避免精神神经因素的影响。

5. 指导患者要按时服完全疗程的药物，并定期复查。教患者识别溃疡复发及出血、穿孔、幽门梗阻等并发症出现时的症状和体征，包括疼痛、头晕、呕血、黑粪、苍白、虚弱等，以便及时就诊。

第三节 胃癌

胃癌是最常见的消化道肿瘤。发病情况因人种、地区或同一地区的不同时期有明显差异。发病年龄多属中老年，男性患者居多，男女之比约为 2 ~ 3：1。其病因尚未明了，据调查显示，与环境、饮食、遗传等因素及化学物质亚硝胺类有关。胃癌的早期症状不明显，难以诊断出来，随着癌的进展或转移可出现吞咽困难、幽门梗阻、呕血或黑便及发生营养障碍、恶病质，预后不良。手术切除是目前的最佳手段，术后可辅以化学治疗及营养疗法。

一、护理评估

（一）健康史

（1）长期吃含高浓度硝酸盐的食物，如烟熏、腌制鱼肉、咸菜等。

（2）饮食中缺乏新鲜蔬菜、水果、乳品和蛋白质，而多食霉粮、霉制食品，以及摄入过多食盐。

（3）患有慢性萎缩性胃炎。

（4）胃部分切除术后残胃炎。

（5）胃息肉腺瘤型：广基腺瘤型息肉 > 2 cm 者易癌变。

（6）恶性贫血胃体有显著萎缩者。

（7）遗传素质：同卵双胞胎中，一人患有胃癌，则另一人的患病概率较他人高。

（二）身心状态

（1）上腹痛：是胃癌最早出现的症状，开始有上腹饱胀不适，餐后更甚，继之有上腹隐痛，最后持续疼痛不能缓解。

（2）食欲不振。

（3）体重减轻。

（4）恶心、呕吐，呕吐物呈咖啡色。

（5）贫血：大便潜血试验阳性。

（6）胃体肿瘤时在右上腹可触及坚实可移动的结节状肿块，肿瘤在贲门时则不能扪到。

（三）实验室及诊断检查

对疑为胃癌者，应进行血常规、粪隐血检查，诊断则依赖 X 线钡餐检查和胃镜加活检。

1. 血常规检查

约 50% 的患者有缺铁性贫血。

2. 粪隐血试验

持续阳性，有辅助诊断意义。

3. X 线钡餐检查结果

①早期胃癌见局限性浅凹的充盈缺损或黏膜有灶性积钡，胃小区模糊不清。②进展期胃癌的 X 线诊断率可达 90% 以上，可见较大而不规则的充盈缺损。a. 溃疡型：龛影位于胃轮廓内，龛影直径常 > 2.5 cm，边缘不整，可示半月征。b. 浸润型：胃壁僵硬失去蠕动能力。

4. 胃镜检查和切片

早期胃癌仅出现局部黏膜变色，局部黏膜可呈颗粒状粗糙不平或轻度隆起或凹陷，或不柔软有僵直感。

进展期胃癌常见肿瘤表面凹凸不平、渗血、溃烂、污秽，或见溃疡较大不规则，底部被秽苔覆盖，边缘呈结节状隆起，无聚合皱襞，可见渗血。

二、护理诊断

1. 营养失调

低于机体需要量——食欲不振、消瘦、体重进行性下降、皮肤弹性差、黏膜干燥与疾病慢性消耗、食欲差、幽门梗阻或化疗所致的恶心、呕吐有关。

2. 疼痛

上腹隐痛不适，晚期疼痛持续不能缓解，上腹偏右压痛，与肿瘤浸润或膨胀性生长有关。

3. 活动无耐力

自诉无力、活动后气促、胸闷、出汗，下床活动行动困难，与疼痛、食欲不振、慢性失血有关。

4. 预感性悲哀

沉默寡言，伤心哭泣，拒绝与人交谈，治疗护理不合作，与疾病已至晚期有关。

5. 潜在并发症——出血

大便隐血试验阳性，血小板计数减少易发生出血现象，与肿瘤类型、化疗药物的作用有关。

三、护理目标

（1）疼痛降低至最低限度。

（2）家属予以心理支持，病人情绪稳定。

四、护理措施

（一）疼痛的护理

（1）观察病人疼痛的部位、性质及持续时间。

（2）提供安静的环境，给予舒适的体位。

（3）听音乐，看书报、电视，与人交谈等方法，可分散疼痛时的注意力，

（4）晚期病人疼痛剧烈时，按医嘱使用止痛剂。

（二）心理护理

面对胃癌的诊断，病人情绪上常有否认、愤怒、不妥协、哀伤的情形发生，有的甚至拒绝治疗；患者表现为焦虑、无助，有的甚至挑剔医护活动。护理人员应做好病人及家属的心理疏导工作，并注意如下。

（1）经常与病人交谈，提供一个安全、舒适、单独的环境，给予病人表达情绪的机会和时间。

（2）耐心倾听病人及家属的表白，当病人表现悲哀等情绪时，应表示理解。

（3）在做检查、治疗和护理前，要依据病人的了解程度给予说明，并注意保护性医疗。

（4）鼓励病人或家属参与治疗和护理计划的决策过程。

（5）寻找合适的支持系统如建议单位领导或同事给予关心，鼓励家庭成员进行安慰，必要时陪伴病人。

五、评价

（1）病人疼痛得到处理后已降至最低限度。

（2）病人情绪稳定，积极配合治疗护理。

第四节　结肠癌

结肠癌是常见的恶性肿瘤之一。好发于 30 ~ 50 岁，男性较多见，男女之比约为 1.1 ~ 3.4 : 1，肿瘤发生部位大多在乙状结肠和直肠。结肠癌的病因尚不完全清楚，可能与饮食、结肠息肉、慢性结肠炎、遗传等因素有关；临床表现为排便习惯与大便性状的改变、腹痛、腹部肿块、直肠肿块、进行性贫血、低热等。治疗的关键在于早期发现与早期诊断，治疗方法有外科手术治疗、化学治疗、放射治疗及支持治疗。

一、护理评估

（一）健康史

（1）饮食因素：流行病学研究发现，结肠癌在世界不同地区的发病率差别很大，发病与环境、生活习惯尤其是饮食方式有关，摄取高脂肪、精致食物为主、粗纤维不足者，发病率高。

（2）结肠息肉者较无结肠息肉者的发病率高5倍。家族性多发性肠息肉病者，癌变率更高。

（3）慢性溃疡性结肠炎者，结肠癌发生率较一般人高，但较结肠息肉低。

（4）结肠癌阳性家族史者，本病发生率较一般人高出约4倍。

（二）身心状态

结肠癌起病隐匿，早期仅见粪便隐血阳性，随后因肿瘤发生部位的不同而出现如下症状。

（1）排便习惯改变。

（2）粪便性状改变。

（3）腹痛。

（4）腹部或直肠肿块。

（5）全身情况：低热，贫血，晚期病人有进行性消瘦、恶病质、黄疸和腹水等表现。

一般结肠下段或直肠癌肿常以血便为突出表现，或有痢疾样脓血便、里急后重，大部分病人诉大便习惯改变。由于常并发肠梗阻而引起腹绞痛，伴有腹胀、肠鸣音亢进与肠型，直肠指检发现质地坚硬、表面呈结节状的肿块，肠腔狭窄。引起环形狭窄的癌多在左侧。

右侧结肠周径大，以吸收水分的功能为主，息肉型癌好发于此侧，常表现为贫血、低热、厌食、体重减轻、右腹钝痛，中晚期可在右腹摸到质坚、表面呈结节感的肿块。合并感染时有压痛，大便无明显黏液或脓血，表现为腹泻或糊状大便，或腹泻与便秘交替。

（三）实验室和其他检查

1. 内镜检查

将内镜插入直肠和结肠，观察病变的部位、形态，同时进行活检，以此获得确诊。目前，临床上多采用纤维结肠镜检查。

2. 影像学检查

（1）X线钡剂灌肠检查：显示肿瘤的部位与范围，有钡剂充盈缺损、肠腔狭窄、黏膜皱襞破坏等征象。

（2）计算机X线体层摄影（CT）、磁共振成像（MRI）或直肠内超声检查，显示结肠癌的肠壁与肠外浸润深度及淋巴结有无转移。

3. 血清癌胚抗原检测

用放射免疫法进行检测，作定量动态观察，对结肠癌手术效果的判断与术后复发的监视有价值。

二、护理诊断

1. 营养失调

低于机体需要量——贫血，进行性消瘦，体重减轻，与疾病慢性消耗、解血便、肠梗阻有关。

2. 疼痛

左侧结肠、直肠癌者因伴发肠梗阻而致腹绞痛，右侧结肠癌者右腹钝痛与肿瘤糜烂、坏死，与继发感染使肠蠕动增加、肠曲痉挛及肠梗阻有关。

3. 知识缺乏

对病情、治疗、护理进行猜疑，多问并寻找有关资料，与缺乏信息来源和指导有关。

4. 自我形象紊乱

害怕交际，精神萎靡，与造瘘口的建立有关。

三、护理目标

（1）病人了解本病的原因、症状、治疗与护理计划。

（2）病人能自行护理造瘘口，重新参与社交活动。

四、护理措施

（一）指导病人术后康复护理

（1）鼓励病人对疾病及疾病的治疗、护理计划提问，以了解病人对疾病知识的认知程度。

（2）与病人及家属共同制定适宜的学习计划，并按计划实施。

（3）教会术后病人有关的康复知识。

①有造瘘口者应知道平衡膳食的方法，某些可能引起肠胀气和粪臭味增加的食物如土豆、洋葱、鸡蛋、鱼等，宜少食。

②教会病人排空和更换人造肛门袋的方法。

③教会病人造瘘口皮肤的护理方法。

④帮助病人掌握臭味的管理方法，以增加其自信心。

⑤让病人了解进一步治疗的必要性，如放疗、化疗等。

⑥嘱病人定期复查，以保证生活质量。

（二）帮助病人恢复社交的自信心

（1）给病人讲解造瘘的必要性，使其能正确对待术后生活的改变。

（2）教给病人有关人造肛门袋的排空和更换知识时，应注意场所的隐蔽性。

（3）向家属说明情况，鼓励家属正确对待病人的形象改变，如妻子或丈夫在护理人工肛门时不表示厌恶。

（4）鼓励病人尽量多走动，鼓励家人和朋友多探视。

（5）协助患者接受别人的帮助，为其提供机会与有同样经历的人接触和交往。

（6）帮助病人重新设计自我形象及生活方式，以恢复其自信心。

五、评价

（1）病人每天均获得足够的营养，皮肤弹性好。

（2）病人疼痛减轻。

（3）病人学会正确护理结肠造瘘口，如食物的选择、肛门袋的处理等。

（4）病人已恢复自信心，能正常与人交往。

第五节　食管癌

食管癌80% ~ 85%的病例分布在发展中国家，以鳞状上皮癌为主。食管癌患者就诊时65% ~ 70%病情已到晚期，因此早发现、早诊断、早治疗仍是目前食管癌防治的重点。

一、流行病学

1. 发病率、病死率及流行趋势

（1）发病率：据D.M.Parking报道世界上食管癌发病率居恶性肿瘤发病的第8位，其中男性世界标化发病率11.5/10万，居第6位，女性世界标化发病率4.7/10万，居第9位。我国处于世界上食管癌相对高发的地带，但不同地区食管癌发病率相差悬殊，1993 ~ 1997年河北省磁县男性世界标化发病率是广西壮族自治区扶绥县的52倍。

（2）病死率：D.M.Parking报道显示，世界上食管癌病死率居恶性肿瘤死亡的第6位，其中男性病死率9.6/10万,居第5位,女性病死率3.9/10万,居第8位。我国是世界上食管癌病死率最高的国家之一。

（3）流行趋势：我国自20世纪60年代末开始在食管癌高发区先后建立了一些防治现场，经过几十年的积极防治，近几年高发区磁县、林州、盐亭县等防治现场食管癌发病率和病死率均有下降趋势。近30年来，西方国家食管腺癌发病率明显上升，认为与Barrett食管有关。

2. 人群分布

（1）年龄：发病率随年龄的增长而增高，40岁以下者罕见，40岁以上呈直线上升趋势，80%在50岁以上发病，70岁达到高峰。

（2）性别：发病率和病死率一般为男性高于女性，但在高发地区，男女发病率并无明显差异。

（3）种族：不同种族的发病率有明显差异。美国的黑种人高于白种人，亚洲的中国人、日本人高于欧洲人、美洲人，犹太人比较少见。我国新疆哈萨克族居民的食管癌发病率最高。除此之外，我国食管癌发生的组织学也与西方国家存在明显差别，我国食管恶性肿瘤90%以上为食管鳞状细胞癌，而西方国家的食管恶性肿瘤多为食管腺癌。

3. 地理分布

食管癌高发区一般位于水源缺乏、土地贫瘠、饮食缺乏营养的贫困地区。我国有几个食管癌高发区：①华北三省交界的太行山区（河南林县、河北磁县、山西阳城县）；②川北地区（四川盐亭县）；③苏北地区（江苏扬中市）；④鄂皖交界的大别山区（演县、麻城市）；⑤秦岭高发区（丹凤县、嵩县等）；⑥闽粤交界地区（广东汕头、福建南安县）；⑦新疆哈萨克族居住地区（里托县）。

4. 分子流行病学

我国学者在食管癌高发区做了大量工作，认为食管癌和其他癌症一样，是由于相互作用的多基因变异所引起的复杂性疾病，这种疾病可能还是环境差异的反映以及基因 - 环境相互作用的结果。一些研究结果证明，叶酸生物转化基因、致癌物代谢基因、DNA修复基因和细胞周期控制基因的遗传变异涉及食管癌的发生或发展。这些食管的分子流行病学研究为了解低外显度基因遗传多态在食管癌病因学上的作用做出了重要的贡献，需要进一步研究。

二、病因学

到目前为止，食管癌的确切病因尚未阐明，但根据流行病学的大量资料和近年来实验室的广泛研究，已取得很大进展，特别是对高发区人体内外环境的研究，对提示病因和发病条件，提供了越来越多的线索和科学依据。

1. 社会经济状况

包括收入水平、受教育程度、职业3个层面。社会经济状况越低的人群，患食管癌的风险越大。高发区大都是在发展中国家的贫困地区，自然条件艰苦。

2. 生活行为方式

（1）吸烟、饮酒：1990年WHO的报道《膳食、营养与慢性病预防》指出，"流行病学研究清楚地表明饮酒与食管癌的发生有关，吸烟也能引起食管癌"。吸烟是直接起作用，主要是烟雾和焦油中含有多种致癌物质。乙醇在人体内的代谢产物乙醛是比较肯定的致癌物，或者作为致癌物的溶剂起作用。国外有研究表明，大量饮酒与食管癌的发生密切相关，然而我国食管癌高发区，如林县，数代人无饮酒习惯，故乙醇在我国食管癌发病学中的作用程度尚需进一步研究。

（2）饮食习惯：不良饮食习惯可加重对食管黏膜的物理刺激并造成损伤，使之发生炎症甚至可能引起不典型增生。

（3）烫食：国际癌症研究中心评审结果认为，饮用温度很高的饮料会增加患食管癌的危险性，其作用机制可能是通过烫伤上皮组织，造成癌的易感和促进因素。我国晋中地区常喝热粥的居民的食管癌发病率明显高于无此习惯者。

（4）腌制食品：酸菜、腌肉等腌制食品制作过程中产生的N- 亚硝基化合物是致癌和促癌因素。我国高发区河南林县、四川盐亭和江苏扬中等地普遍食用腌酸菜。此外，酸菜中含有大量的白地霉菌，霉菌可促进硝酸盐还原为亚硝酸盐。

（5）营养：①膳食结构单一。主要为新鲜蔬菜或水果摄入少、谷物占的比例大、优质蛋白质摄入少。谷物本身并未增加患食管癌的危险性，但由于谷物作为主食摄入比例大，造成副食种类少、数量少，来自蔬菜、水果、肉类、奶类、豆类的营养素摄入相应减少，导致某些必需营养素缺乏。②微量元素缺乏。我国华北地区食管癌高发区的土壤、饮水和粮食作物中微量元素钼、锌、铁、铜、铅、钛、镁、氟等的含量都相对较低，而这些微量元素是某些氧化酶和亚硝酸盐还原酶的重要组成部分，对生长发育、组织的创伤修复有一定的影响。

3. 遗传因素

食管癌的发生有家族聚集现象。在我国高发区山西阳城，遗传度达到 49.20%，可以看出，如果亲代患食管癌，其子代患食管癌的风险增高。但是高发区食管癌的遗传度差别却很大（18% ~ 93%），提示在共同环境暴露的情况下，易感的基因对食管癌的发生有一定的作用。一般来说，家庭成员有共同的生活环境和相似的生活习惯，环境和遗传的作用很难区分，可以说是外环境与机体交互作用的结果。

三、病理学

1. 大体分型

大体分型指对原发瘤大体标本外观形态学的肉眼分型，因其不考虑肿瘤侵犯的深度、组织学分类及有无淋巴结转移等，故不能作为预后因素。早期食管癌指的是原位癌和早期浸润癌，病变往往比较局限，按其形态可分为隐伏型、糜烂型、斑块型和乳头型。中晚期食管癌的按肉眼形态可分为髓质型、蕈伞型、溃疡型、缩窄型和腔内型，其中髓质型所占比率最高。少数中晚期食管癌不能归入上述各型者，称为未定型。

2. 组织学分型

食管癌在组织学上有鳞状细胞癌、腺癌、小细胞癌及腺鳞癌等类型，其中以鳞状细胞癌最多见，约占食管癌的 90% 以上，腺癌次之。大部分腺癌的发生多起源于 Barrett 食管化生的腺上皮，其发生与长期反流性食管炎有关，极少数来自食管黏膜下腺体。原发性食管腺癌在我国少见，欧美文献报道比我国高。早期食管癌组织学表现主要是由鳞状上皮的不典型增生演发为原位癌，进而演进为早期浸润癌。中晚期食管癌为浸润性癌，癌组织浸润肌层或穿破纤维膜向外侵犯邻近脏器或有局部、远处转移。判断浸润癌的分化程度，通常采用三级分法：Ⅰ级称为高分化，癌组织分化良好，恶性度低；Ⅱ级称为中分化，癌组织分化较Ⅰ级差，恶性度高；Ⅲ级称为低分化，癌组织分化较Ⅱ级更差，恶性度更高。

四、扩散与转移

1. 直接蔓延

上段癌可侵入喉部、气管和颈部软组织，中段癌多侵入支气管、肺，下段癌常侵入贲门、膈和心包等处。受浸润的器官可发生相应的并发症，如大出血、化脓性炎及脓肿、食管 - 支气管瘘等。

2. 淋巴转移

上段癌常转移到食管旁、喉后、颈部及上纵隔淋巴结，中段癌多转移到食管旁及肺门淋巴结，下段癌常转移到食管旁、贲门及腹腔淋巴结，有 10% 的病例可转移到颈深和上纵隔淋巴结。值得注意的是，侵入食管黏膜下层的癌细胞可通过淋巴管网在管壁内扩散，在远离原发灶的黏膜下形成微小转移灶。

3. 血行转移

血行转移主要见于晚期食管癌患者，以转移至肺及肝最为常见。

五、临床表现

1. 早期症状

多数早期食管癌无症状，或偶尔出现神经刺激症状，常为一过性。一般肿瘤侵犯小于 1/3 食管周径时，患者可进普食，但大口吞咽时会发噎。常见以下 4 组症状：①进食时有轻微的哽噎感；②进食时胸骨后疼痛；③进食时食管内异物感；④胸骨后闷胀、隐痛、烧灼感或不能详述的不适。以上症状常间断出现，可呈缓慢地、进行性加重，有些可持续数年。

2. 进展期症状

在食管癌的进展期，因肿瘤进一步增大，超过食管周径的 2/3 以上时，会引发一系列症状：①进行性吞咽困难是最常见也是最典型的临床表现，占 95%，开始时哽噎症状间断出现，但很快逐渐加重，发展至进半流质、流质饮食甚至滴水不入；②下咽时胸骨隐痛、灼痛较为常见；③进食后呕吐；④体重减轻。

3. 晚期症状

多由食管癌引起的并发症或出现转移所引起，如肿瘤侵犯喉返神经引起声嘶、侵犯膈神经或膈肌引起呃逆、压迫气管引起呼吸困难等。相邻器官并发穿孔时，可发生食管支气管瘘、纵隔脓肿、肺炎、肺脓肿及主动脉穿孔大出血。骨转移、肝转移、胸腹腔转移时出现骨骼疼痛、肝大、黄疸及胸腹腔积液等。

六、辅助检查

1. 食管拉网细胞学检查

此检查主要用于食管癌高发区无症状人群普查，结合细胞涂片检查，可使诊断阳性率增加 10%。

2. 食管钡剂造影

食管钡剂造影是食管癌早期诊断的重要手段，方法简便，患者痛苦小。

3. 食管内镜检查

通过纤维食管镜可对食管黏膜进行观察，直视病变部位，通过刷检细胞学和病理切片活检，可确诊食管癌。如果中晚期食管癌病变位于胸上段或颈段，应在做食管镜检查的同时做纤维支气管镜检查，以观察气管、支气管有无受侵。

4. 超声内镜检查（EUS）

可对早期食管癌病灶较准确地判断浸润深度，正确鉴别黏膜内癌和黏膜下癌，及其有无周围淋巴结转移等情况，是选择内镜治疗或外科手术治疗的重要参考指标。同时，EUS 可准确判断进展期食管癌病变浸润深度、周围器官侵及和淋巴结转移情况，对于手术方案的选择、预后判断和随访等有重要意义。

5. CT

对于判定病变范围、淋巴结受累及转移情况，癌肿与周围组织关系有所帮助。

6. B 超

用于发现肝、脾等脏器有无转移、腹膜后有无转移淋巴结等。

7. 放射性核素检查

目前多采用 PET-CT，是正电子发射型计算机断层显像（PET）和 X 线计算机断层扫描（CT）两种技术融合在一起的产物，是核医学分子影像与 CT 影像相结合的高科技结晶，其对食管癌的诊断灵敏度和特异度均达 90% 以上，提高了对食管癌患者分期的准确度。

七、治疗要点

1. 手术治疗

内镜下黏膜切除术（EMR）是发展较快且应用较为广泛的一种早期食管癌的治疗方法。这种方法可以为病理提供完整切除标本，便于术后病理的进一步诊断以决定是否需要进一步治疗。EMR 治疗早期食管癌的随访结果表明，5 年生存率为 95% ~ 100%。但 EMR 治疗食管癌前病变的长期效果仍有待于进一步的长期随访观察结果。此外，EMR 仍存在一定的局限，如何术前准确判断病变的浸润深度和淋巴结转移，如何减少术后病变的复发，仍是目前较难解决的问题。近年来，内镜超声的应用可以有效判断病变的浸润深度，可以对 EMR 的治疗起到一定的指导作用，但内镜超声对淋巴结转移诊断的准确率仍较低，早期病变术前诊断的技术与方法仍需要进一步的改进。

手术切除是食管癌治疗的主要手段，手术常用路径包括：①左胸后外侧切口食管切除术，适用于下段食管癌（主动脉弓下吻合）及气管隆嵴平面以下的中段食管癌（主动脉弓上吻合），是最常采用的经典术式；②左颈、左胸切口食管切除术，适用于食管中、上段癌（肿瘤上界一般在距门齿 28 cm 处以上）需行颈部吻合的病例；③右胸后外侧、上腹二切口食管切除术，适用于胸中段食管癌（肿瘤上界一般在距门齿 28 cm 处以下）可行胸内吻合的病例；④左颈、右胸、上腹三切口食管切除术，适用于食管中、上段癌；⑤结肠代食管术，适用于胃不能利用（如胃大部切除后等），再次手术（如胃代食管手术失败等），以及肿瘤位于上段食管；⑥空肠移植食管重建术，适用于胃或结肠有器质性疾病而不能用以替代食管者；⑦非开胸食管切除术，包括食管内翻拔脱术和经裂孔食管切除术，主要适用于较小的颈段、腹段食管癌以及胸段的早期食管癌有开胸禁忌证者，此种手术方式不能进行胸内淋巴结清扫，对于是否适合于食管恶性肿瘤的外科治疗，一直存在着争议。

随着外科技术的发展及手术设备的改进，现代微创外科已成功应用于食管癌的诊断及治疗。已有报道表明，电视辅助胸腔镜食管癌切除，特别是同时联合经腹腔镜游离胃时，可以明显降低心肺并发症的发生率，减少手术死亡率。

2. 综合治疗

国际上综合治疗还处于临床试验阶段，国内迄今尚无大协作、大规模和有计划的前瞻性临床随机试验。食管癌的综合治疗包括以下几方面。

（1）术前放疗：可使肿瘤缩小，与周围器官的癌性粘连转为纤维性粘连，局部淋巴结转移得到控制，从而提高手术切除率。

（2）术前化疗：又称"新辅助化疗"，目的是降低肿瘤活性，消除微小转移灶，降低肿瘤 T 及 N 分期，提高手术切除率。但是术前化疗药物选择的盲目性和不良反应，以及围术期死亡也是棘手的问题。

（3）新辅助治疗——术前联合放化疗：目前，食管癌辅助治疗中，同期放化疗所取得的效果最为显著。首先放化疗可同时兼顾肿瘤局部和可能存在的微转移灶，其次化疗药物如 DDP 和 5-FU 等具有增加肿瘤细胞对放疗的敏感性，同期使用可加强局部控制的力度，减少放疗剂量以减低毒性反应，提高治疗依从性和治疗效果。

（4）术后放疗和化疗：对 Ⅲ 期患者于术后 3 ~ 6 周行放疗，有助于加强局部控制，减少复发机会，比单一手术生存率提高。对于预防和治疗肿瘤局部复发和全身转移来说，化疗是目前唯一确切有效的方法，但是对食管癌进行系统性的术后辅助化疗的临床研究报道甚少。

八、护理措施

1. 专科护理评估

食管癌患者多由于吞咽困难和疾病消耗，存在不同程度的营养不良，入院后应评估患者吞咽困难的程度、当前饮食情况及营养情况，并根据病情合理安排患者饮食，提供高蛋白、高热量、高维生素、易消化的流食或半流食。对吞咽困难严重者应遵医嘱给予肠外营养治疗，改善机体营养状况，提高患者的手术耐受力。

2. 胃肠道护理

（1）术前特殊准备。

①冲洗食管：对于有明显食管梗阻的患者，术前 3 d 开始每日置胃管后，以温 0.9% 氯化钠溶液或 3% ~ 5% 碳酸氢钠溶液冲洗食管，以减轻局部感染和水肿，利于术后吻合口的愈合。

②结肠代食管术者一般术前 3 d 即开始给予少渣饮食，同时口服肠道不吸收的抗生素，以减少肠道细菌。便秘者可给予甘油灌肠剂通便。术前 1 d 禁食水，给予聚乙二醇电解质溶液口服，注意观察排便的次数及性状，达到排出液至清水为止。若患者有严重吞咽困难，亦可给予清洁灌肠，以完成消化道的彻底清洁。

（2）胃肠减压：术后胃肠蠕动减慢，胃内容物滞留，易导致胃扩张，影响吻合口愈合。术日及次日需每 2 ~ 4 小时用 0.9% 氯化钠溶液冲洗胃管 1 次，每次注入不超过 20 mL，并能相应吸出；术后第 2 天起，于交接班时进行冲洗，每日 2 ~ 4 次。护士须保证胃管通畅及处于负压状态，观察胃液的量和性质是否正常。

3. 胸腔闭式引流护理

一般来说，食管手术者常于开胸侧放置 1 根胸腔引流管。引流管的固定、挤压和观察同肺癌章节。

4. 输液护理

食管手术术后静脉输液治疗的目的主要为抗炎、补液、营养支持，当输入高渗溶液（＞ 900 mOsm/L）时，推荐使用中心静脉输注。重力滴注的方法影响因素较多，滴速难以控制，有条件时使用输液泵控制输液速度。液体输注期间，护士应勤巡视，及时调节输液速度，防止输液过程中发生意外情况。

5. 饮食营养

食管癌手术范围广、创伤大，对心肺功能影响明显，机体应激反应强烈，由此引起的高分解代谢不仅加重了患者的营养不良，而且还可引起患者机体免疫功能抑制和急性炎性损伤，严重影响患者术后的恢复，增加并发症的发生率和病死率。因此，合理有效地提供营养支持有着积极意义。

（1）鼻饲：有研究发现，长期肠外营养支持会导致肠黏膜绒毛萎缩、屏障功能损害、细菌或毒素移位、导致相关感染和代谢紊乱并发症增加以及费用昂贵等问题。有研究证实，食管癌术后早期应用肠内营养较静脉营养能更好地改善患者的营养状况，增加了机体免疫力，减轻炎性反应，缩短住院时间，降低住院费用。故术后早期即应从空肠营养管中鼻饲营养液，鼻饲时患者应取半卧位或坐位，避免营养液反流污染吻合口甚至误吸。营养液的温度为 38 ~ 40℃，滴注速度为 100 mL/h。护士应注意观察患者滴注营养液后的反应，如有恶心、腹胀、腹泻，应减慢滴速或停止滴注。营养液中酌情加入阿片酊 0.5 mL 可减轻腹泻症状。

（2）经口进食：术后第 6 天胃管拔除后，无吻合口瘘的症状，可先试饮少量温开水，若无呛咳、吞咽困难等，自我感觉良好，即严格遵守从流食→少渣半流食→半流食→普通软食的程序。开始进食时宜小口慢咽，流质饮食可每 2 小时 1 次，每次 50 ~ 100 mL，注意观察患者进食后的反应，若出现胸闷、气促、心率快、发热等表现，应警惕吻合口瘘的发生，及时通知医生。根据食物在食管内受地心吸引力作用的原理，应尽量避免各种卧位进食。为防止反流性食管炎的发生，进食后应取高坡卧位，平时（包括夜间）取斜坡卧位。进食后不能立即躺下或睡觉，应散步或轻微活动，利于胃内容物及时排空。

（3）EMR 后，患者需禁食 3 ~ 4 d，无出血者 4 d 后可进流质饮食，逐渐过渡到半流质及软食。少量多餐，避免辛辣刺激性或粗糙食物。饮食不宜过热，要细嚼慢咽，以免食管梗阻或穿孔。

6. 体位护理

术日，患者麻醉未清醒前取去枕平卧位，头偏向一侧，以避免舌后坠或呕吐物、分泌物误吸入呼吸道引起窒息。清醒后应给予垫枕并抬高床头 30°，可减轻疼痛，有利于呼吸及引流。术后第 1 天起，患者应取坐位、半坐卧位或不完全健侧卧位，避免手术侧卧位，以促进开胸侧肺组织复张，同时注意定时变换体位，预防压疮的发生。

7. 疼痛护理、术后活动、皮肤护理。

8. 心理护理

研究表明，食管癌患者围术期均存在不同程度的心理问题，以抑郁和焦虑症状最为明显。通过对 148 例食管癌患者进行了心理评估，结果 89.5% 的患者有不同程度的焦虑、抑郁，主要担心手术失败、术后疼痛、经济负担过重、害怕术前安置各种管道等。护士应通过与患者的认真沟通，有针对性地进行特异性指导，纠正认识上的误区，帮助患者减轻焦虑不安或害怕的程度。同时可请手术成功的患者现身说法，帮助消除患者对手术的恐惧，在保护性医疗的前提下，给患者及家属讲解手术的过程及手术前后的配合方法，带领患者参观监护室环境及各种抢救设备，同时亲人给予感情的支持，经济上的保障，消除患者的后顾之忧。

9. 并发症的观察

（1）出血、肺栓塞、肺不张。

（2）吻合口瘘：高龄、术前全身营养状况差、免疫功能较差者是发生吻合口瘘的高危人群。颈部吻合口瘘，主要表现为颈部皮下感染、蜂窝织炎，较少出现全身中毒症状。胸部吻合口瘘，主要表现为高热、心率增快、胸闷、胸痛、呼吸困难等全身中毒症状，严重者可产生中毒性休克甚至突然死亡。胸部 X 线检查可见胸腔积液或液气胸。胸腔穿刺可抽出浑浊液体，有时带有臭味。口服亚甲蓝后，胸腔引流液或胸腔穿刺液是否变蓝，是诊断吻合口瘘的常用且简便的方法。

根据吻合口的部位、瘘口大小、发生时间对吻合口瘘进行处理。颈部吻合口瘘一般经过敞开换药、勤换敷料即可，多数患者仍可经口进食，或经胃肠内营养或静脉高营养，多于 2 周左右愈合。对于瘘口较大、胸部吻合口瘘或伴有胃坏死时，处理比较复杂，少数患者甚至需要 2 次开胸清创处理。

在吻合口瘘进行保守治疗期间，护士应协助医师做到：①充分引流，控制感染；②给予肠内或胃肠外营养支持，准确记录出入量；③防治其他并发症，主要为注意防治肺部并发症。此外，还应做好基础护理工作，保证皮肤清洁与完整，指导并鼓励患者进行带管活动，预防压疮的发生。

（3）乳糜胸：乳糜胸是由于胸导管及其属支破裂所致。术后每日引流量在 1 000 mL 以上，血色不深或呈乳白色为乳糜胸的典型表现，可行胸腔积液苏丹Ⅲ染色，若为阳性，可诊断乳糜胸。

乳糜胸总的治疗原则为，先采取保守治疗，效果不好时再进行手术治疗，结扎胸导管。非手术治疗期间应严密观察引流液的颜色及量，鼓励患者活动，促进肺复张，同时遵医嘱给予肠外营养支持治疗。

10. 健康教育

（1）正常情况下，进食应由稀到干，量逐渐增加。术后 1 个月内以流质、半流质饮食为主，术后 1～2 个月可过渡为软食，术后 2～3 个月后即可恢复普通饮食。

（2）进食以少食多餐为原则，进高蛋白、高热量、高维生素、少渣、易消化饮食。每次不要吃得过饱，可在每日正常进餐外另加餐 2 次。

（3）饮食要规律，避免刺激性食物及生冷食物，避免进食过快、过量、过热、过硬，药片、药丸应研碎溶解后服用，以免导致吻合口瘘。

（4）饭后不要立即卧床休息，要有适当的运动，促进胃排空；睡眠时将枕头垫高，以半坐位或低半卧位为佳；裤带不宜系得太紧；进食后避免有低头弯腰的动作。

出院后仍需关注进食后的反应，出现胸闷、气促、发热等症状及时就诊。

第八章

泌尿系统疾病病人护理

第一节 急性肾小球肾炎

急性肾小球肾炎（AGN）简称急性肾炎，是一组以急性肾炎综合征为主要临床表现的疾病。其特点为起病急，可出现血尿、蛋白尿、水肿和高血压，并可伴有一过性氮质血症。多见于链球菌感染后，其他细菌、病毒及寄生虫感染亦可引起。

一、病因和发病机制

本病常因 β 溶血性链球菌"致炎菌株"感染所致，常见于上呼吸道感染（多为扁桃体炎）、猩红热、皮肤感染（多为脓疱疮）等。感染的严重程度与急性肾炎的发生和病情轻重并不完全一致。本病主要是由感染所诱发的免疫反应异常。链球菌的致病抗原主要为细胞的胞膜及胞质，免疫反应后可通过循环免疫复合物沉积于肾小球致病，或种植于肾小球的抗原与循环中的特异抗体相结合形成原位免疫复合物而致病。肾小球内的免疫复合物激活补体，导致肾小球内皮及系膜细胞增生，并可吸引中性粒细胞及单核细胞浸润，导致肾病变。病变类型为毛细血管内增生性肾小球肾炎，光镜下通常为弥漫性肾小球病变，以内皮细胞及系膜细胞增生为主要表现，急性期可伴有中性粒细胞和单核细胞浸润。病变严重时，增生和浸润的细胞可压迫毛细血管襻使管腔狭窄或闭塞。肾小管病变多不明显，但肾间质可有水肿及灶状炎性细胞浸润。免疫病理检查可见 IgG 及 C3 呈粗颗粒状沿毛细血管壁和（或）系膜区沉积。电镜检查可见肾小球上皮细胞下有致密物呈"驼峰状"沉积。

二、临床表现

儿童、青少年多见，男性多于女性。通常于前驱感染后 1 ~ 3 周（平均 10 d 左右）起病。起病急，病情轻重不一，典型者呈急性肾炎综合征表现，重者可发生急性肾衰竭。大多数预后良好，常可在数月内自愈。本病的典型临床表现如下情况。

1. 全身症状

腰酸、疲乏、精神不振、畏食、恶心等，常常是急性肾炎病人的非特异性症状。5% ~ 10% 的病人有腰部钝痛，可能是由于肾包膜张力增高所致。

2. 水肿

80% 以上病人出现水肿，以晨起眼睑水肿伴双下肢轻度凹陷性水肿为主，少数水肿严重可波及全身。

3. 高血压

约 80% 病人出现一过性轻、中度高血压，常与水—钠潴留相关，利尿后血压可逐渐恢复正常。

4. 血尿和蛋白尿

几乎全部病人均有肾小球源性血尿，约 30% 病人可有肉眼血尿，常为起病首发症状和病人就诊原因。可伴有轻、中度蛋白尿，少数病人（< 20% 病人）可呈肾病综合征范围的大量蛋白尿。尿沉渣除红细胞外，早期尚可见白细胞和上皮细胞稍增多，并可有颗粒管型和红细胞管型等。

5. 肾功能异常

病人起病早期可因肾小球滤过率下降、水钠潴留而尿量减少（常在 400 ~ 700 mL/d），少数病人甚至少尿（< 400 mL/d）。肾功能可一过性受损，表现为轻度氮质血症。多于 1 ~ 2 周后尿量渐增，肾功能于利尿后数日可逐渐恢复正常。仅有极少数病人可表现为急性肾衰竭，易与急进性肾炎相混淆。

6. 常见并发症

（1）急性心力衰竭：由于肾小球滤过率降低，水、钠排出减少，但肾小管再吸收仍相对增加，导致水、钠滞留于体内；同时，肾缺血肾素分泌可能增加，产生继发性醛固酮增多，如重钠的滞留，因而血浆容量扩大，常发生于急性肾小球肾炎起病后的第 1 ~ 2 周内。起病缓急、轻重不一。一般病人表现为少尿，水肿加重，逐渐出现咳嗽、气急，并出现呼吸困难，不能平卧。

（2）高血压脑病：发生于急性肾小球肾炎病程的早期，一般在第 1 ~ 2 周，平均在第 5 天，起病较急，发生抽搐，血压急剧增高，头痛、恶心、呕吐，并有不同程度的意识改变，出现嗜睡、烦躁、昏迷等。有些病人还有视觉障碍，包括暂时性黑蒙。

（3）急性肾衰竭：重者每日血尿素氮上升 10 mg/dL，每日血肌酐增加 0.5 mg/dL，血肌酐可大于 3.5 mg/dL，出现急性肾衰竭。

三、辅助检查

1. 尿液检查

常有蛋白尿（1 ~ 3 g/d），都有镜下血尿，红细胞呈多形性、多样性，有时可见红细胞管型、颗粒管型及肾小管上皮细胞。

2. 血常规

病人轻度贫血，可能与血液稀释有关。

3. 肾功能检查

血尿素氮及肌酐可有一过性升高，一般经利尿数日后，氮质血症可恢复正常。肾小球滤过功能一过性受损，肾滤过分数下降，为急性肾炎的典型改变。肾小管功能受累较轻，尿比重多正常。

4. 其他

（1）血清抗链球菌溶血素 "O" 滴度升高，常在链球菌感染后 1 ~ 3 周开始升高，在第 3 ~ 5 周达到高峰，以后滴定度逐渐下降。抗 "O" 的升高对本病无诊断意义，它仅说明病人有过链球菌感染，提示急性肾小球肾炎可能与链球菌感染有关。

（2）血清补体测定：起病初期血清 C3 及总补体下降，8 周渐恢复正常，对诊断本病意义很大。

（3）尿纤维蛋白降解产物：测定尿纤维蛋白降解产物浓度增多，可提示肾小球肾炎的活动性和严重性，对疗效观察和预后判断也有一定参考意义。

四、治疗要点

本病治疗以休息、饮食、控制感染及对症治疗为主。急性肾衰竭病例应予透析。本病为自限性疾病，不宜应用糖皮质激素及细胞毒性药物。

1. 休息

急性期应卧床休息，待肉眼血尿消失、水肿消退及血压恢复正常后逐步增加活动量。

2. 饮食

急性期应予低盐（3g/d 以下）饮食。肾功能正常者不需限制蛋白质入量，氮质血症时应限制蛋白质摄入，并以优质动物蛋白为主。明显少尿者应限制液体入量。

3. 治疗感染灶

因急性肾炎常有链球菌感染，病初注射青霉素 2 周，反复发作的慢性扁桃体炎，待病情稳定后 [尿蛋白少于（ + ），尿沉渣红细胞少于 10 个 /HP] 可考虑做扁桃体摘除，术前、术后 2 周需注射青霉素。

4. 对症治疗

治疗方法包括利尿消肿、降血压，预防心脑并发症的发生。休息、低盐和利尿后高血压控制仍不满意时，可加用降压药物。

5. 透析治疗

少数发生急性肾衰竭而有透析指征时，应及时给予透析治疗以帮助病人度过急性期。由于本病具有自愈倾向，肾功能多可逐渐恢复，一般不需要长期维持透析。

五、护理措施

（一）基础护理

1. 休息与活动

急性期水肿明显、血压高、尿少、血尿时必须卧床休息 1 ~ 2 周，减轻心脏负荷，改善肾血流量。有高血压和心力衰竭者，则要绝对卧床休息，待水肿消退、血压正常、血尿消失后可在室内轻度活动，可户外散步，但要避免剧烈运动；儿童病后 2 ~ 3 个月尿液检查每高倍视野红细胞 10 个以下，血沉正常方可上学，但要避免体育活动；若上学后血尿加重还必须休学，以防病情反复变成慢性肾炎；随着尿内红细胞逐步减少，Addis 计数恢复正常后可恢复正常活动。

2. 饮食护理

给予高糖、高维生素、适量蛋白质和脂肪的低盐饮食。急性期水肿明显、血压高、尿少、血尿时，应限制盐及水分摄入，食盐量不超过 2 g/d，每日的水分摄入量为前 1 d 出水量加 500 mL，每日摄入蛋白量为 0.8 ~ 1.0 g/kg，以优质蛋白为主，如乳类、蛋类、鱼类，同时可给予冬瓜排骨汤、赤小豆薏米粥、海带等以利水消肿。在尿量增加、水肿消退、血压正常后，逐渐由低盐饮食过渡到普通饮食，同时可食猪腰子、山药、红枣以滋补脾肾。

3. 皮肤、口腔护理

保持口腔、皮肤清洁，注意个人卫生，督促病人勤换衣、勤洗澡。病人应定时翻身，保护受压皮肤的完整性。

4. 心理护理

起病较急，血尿、水肿明显时病人思想负担大，医护人员应了解病人的思想及生活情况，及时给予安慰和理解，鼓励病人说出内心的感受，树立战胜疾病的信心。

（二）疾病护理

1. 观察病情

密切观察病人生命体征的变化，尤其是血压的变化，观察病人有无头痛、呕吐、眼花等症状。观察尿量、尿色，每周测体重 2 次；水肿严重者，每天测体重 1 次，观察水肿的变化程度。准确记录 24 h 出入量。观察有无烦躁不安、呼吸困难、心率增快、不能平卧、肺底湿啰音、肝脏增大等。必要时病人半卧位给予吸氧。

2. 用药护理

因病人需要抗生素治疗，在治疗过程中密切观察药物的疗效和不良反应，告知病人及家属，以便发现问题及时处理。遵医嘱给予利尿药，长期使用利尿药可出现电解质紊乱如低钾、低氯血症。呋塞米等强效利尿药有耳毒性，表现为耳鸣、眩晕、听力丧失，一般是暂时性的，也可发生永久性耳聋，应避免与链霉素等氨基糖苷类抗生素同时使用。

（三）健康指导

1. 环境

注意保暖，防止受冻、受湿。在人流集中的场所，特别注意呼吸道感染，做好隔离工作。

2. 饮食指导

指导病人进食高糖、高维生素、适量蛋白质和脂肪的低盐饮食。

3. 避免诱因

有慢性扁桃体炎病人应做扁桃体切除，上呼吸道感染易发季节注意预防。

4. 加强锻炼，增强体质。

5. 定期门诊随访，直到完全康复。

第二节　慢性肾小球肾炎

慢性肾小球肾炎（CGN）简称慢性肾炎，是一组以血尿、蛋白尿、高血压和水肿为临床表现的肾小球疾病。起病隐匿，程度轻重不一，病程冗长，病情迁延，可有不同程度的肾功能减退，最终将发展为慢性肾衰竭的肾小球疾病。

一、病因和发病机制

绝大多数慢性肾炎病人的病因尚不清楚，仅有少数慢性肾炎是由急性肾炎发展所致（直接迁延或临床痊愈若干年后再现）。慢性肾炎多为免疫介导炎症。导致病程慢性化的机制除免疫因素外，非免疫非炎症因素占有重要作用。病理变化一般分为：①增生性，系膜增生性肾小球肾炎（包括 IgA 和非 IgA 系膜增生性肾小球肾炎）、系膜毛细血管性肾小球肾炎、膜性肾病及局灶节段性肾小球硬化。②硬化性，包括局灶性或弥散性肾小球硬化。病变进展至后期，所有上述不同类型病理变化均可转化为程度不等的肾小球硬化，相应肾单位的肾小管萎缩、肾间质纤维化。疾病晚期肾脏体积缩小、肾皮质变薄，病理类型均可转化为硬化性肾小球肾炎。

二、临床表现

大多数病例隐匿起病，病程冗长，病情多缓慢进展。由于不同病理类型，临床表现不一致，多数病例以水肿为首现症状，轻重不一。轻者仅面部及下肢微肿，重者可出现肾病综合征。有的病例则以高血压为首现症状而发现为慢性肾小球肾炎。亦可表现为无症状蛋白尿及血尿，或仅出现多尿及夜尿。或在整个病程无明显体力减退，直至出现严重贫血或尿毒症为首发症状，一般根据临床表现不同，分为以下五个亚型。

1. 普通型

较为常见，病程迁延，病情相对稳定，多表现为轻度至中度的水肿、高血压和肾功能损害。尿蛋白（＋）～（＋＋＋），离心尿红细胞 > 10 个 /HP 和管型尿等。病理改变以系膜增殖局灶节段系膜增殖性和膜增殖、肾小球肾炎为多见。

2. 肾病型

除具有普通型的表现外，主要表现为肾病综合征，24 h 尿蛋白定量 > 3.5 g，人血白蛋白低于 30 g/L，水肿一般较重和伴有或不伴有高脂血症。病理分型以微小病变、膜性、膜增殖、局灶性肾小球硬化等为多见。

3. 高血压型

除上述普通型表现外，以持续性中等度血压增高为主要表现，特别是舒张压持续增高，常伴有眼底视网膜动脉细窄、迂曲和动、静脉交叉压迫现象，少数可有絮状渗出物相（或）出血。病理以局灶节段肾小球硬化和弥漫性增殖为多见，或晚期不能定型或多有肾小球硬化表现。

4. 混合型

临床上既有肾病型表现又有高血压型表现，同时多伴有不同程度肾功能减退征象。病理改变可为局灶节段肾小球硬化和晚期弥漫性增殖性肾小球肾炎等。

5. 急性发作型

在病情相对稳定或持续进展过程中，由于细菌或病毒等感染或过劳等因素，经较短的潜伏期（多为 1 ~ 5 d），而出现类似急性肾炎的临床表现，经治疗和休息后可恢复至原先稳定水平或病情恶化，逐渐发生尿毒症；或是反复发作多次后，肾功能急剧减退出现尿毒症一系列临床表现。病理改变以弥漫性增殖、肾小球硬化基础上出现新月体和（或）明显间质性肾炎。

三、实验室检查

1. 尿液检查

早期可表现为程度不等的蛋白尿和（或）血尿，可有红细胞管型、部分病人出现大量蛋白尿。

2. 血液检查

早期血常规检查多正常或轻度贫血，晚期红细胞计数和血红蛋白明显下降，血 BUN、血肌酐增高。

3. 肾功能检查

晚期血肌酐和血尿素氮增高，内生肌酐清除率明显下降。

4. 超声检查

早期肾大小正常，晚期可出现对称性缩小，结构紊乱、皮质变薄。

四、治疗要点

1. 一般治疗

防止呼吸道感染，切忌劳累，勿使用对肾有毒性作用的药物。有明显高血压、水肿者或短期内有肾功能减退者，应卧床休息，并限制食盐的摄入量至 2 ~ 3 g。对尿中丢失蛋白质较多，肾功能尚可者，宜补充生物效价高的动物蛋白，如鸡蛋、牛奶、鱼类和瘦肉等，已有肾功能减退者（内生肌酐清除率在 30 mL/min 左右），应适量限制蛋白质在 30 g 左右，必要时加口服适量必需氨基酸。

2. 激素、免疫抑制药治疗

一般不主张积极应用，但病人肾功能正常或仅轻度受损，肾体积正常，病理类型较轻（如轻度系膜增生性肾炎、早期膜性肾病等），尿蛋白较多，如无禁忌者可试用，无效者逐步撤去。

3. 控制高血压

慢性肾炎氮质血症和肾实质性高血压常提示预后不良，持续或重度肾性高血压又可加重氮质血症。常用药物为卡托普利每次 12.5 ~ 25 mg，每日 2 ~ 3 次；或贝那普利（洛汀新）每日 1 ~ 2 次，每次 10 mg，或依那普利 10 mg，每日 1 次，或西那普利 2.5 ~ 5 mg，每日 1 次，贝那普利、西那普利与依那普利为长效 ACEI，若未能控制高血压可加用氨氯地平（络活喜）5 ~ 10 mg，每日 1 ~ 2 次。

4. 对氮质血症处理

（1）短期内出现氮质血症或第 1 次出现，或在近期有进行性升高者均应卧床休息、限制过多活动。

（2）饮食与营养：对无明显水肿和高血压者不必限制水分和钠盐摄入，适当增加水分以增加尿量十分重要。对轻、中度氮质血症病人不限制蛋白质摄入，以维持体内正氮平衡，特别是每日丢失蛋白质量较多的病人更应重视。对大量蛋白尿伴轻度氮质血症时可增加植物蛋白如大豆等。重度氮质血症或近期内进行性氮质血症者适当限制蛋白质摄入。

（3）关于尿量与尿渗透浓度：一般慢性肾炎氮质血症病人尿渗透浓度常在 400 mOsm/L 或以下，若每日尿量仅 1 L，则不足排出含氮溶质，故应要求尿量在 1.5 L 或以上，适当饮水或喝淡茶可达到此目的，必要时可间断服用利尿药。

5. 抗凝治疗

肾功能常有不同程度的改善，对顽固性或难治性肾静脉血栓形成者，经肾动、静脉插管技术注射尿激酶 20 万 U 治疗肾静脉血栓形成取得良好疗效。

6. 高尿酸血症的处理

少数慢性肾炎氮质血症病人合并高尿酸血症。血尿酸增高与内生肌酐清除率降低并不呈比例，说明高尿酸血症不是氮质血症的结果，使用别嘌醇降低血尿酸可改善肾功能，但剂量宜小，用药时间要短，减药要快。不宜用增加尿酸排泄的药物。

五、护理措施

（一）基础护理

1. 休息与活动

指导病人加强休息，强调休息的重要性以取得合作。

2. 饮食护理

给予高维生素、适量蛋白质、低磷、低盐饮食。对于氮质血症的病人，应限制蛋白摄入，一般为 $0.5 \sim 0.8$ g/（kg·d）高血压病人应限制钠的摄入。水肿时应限制水分的摄入。

3. 心理护理

此病缓慢进展，病程较长，预后差，应指导病人注意避免长期精神紧张、焦虑、抑郁等。

（二）疾病护理

1. 观察病情

病情观察记录 24 h 液体出入量，监测尿量变化；定期量病人体重，观察水肿的消长情况；监测病人生命体征，尤其是血压，观察有无左心衰和高血压脑病的表现；密切观察实验室检查结果，包括尿常规、肾小球、滤过率、血尿素氮、血肌酐、血浆蛋白、血清电解质等。

2. 用药护理

观察肾上腺素激素的作用效果和副作用，观察免疫抑制药用后的不良反应。使用利尿药时，观察药物疗效及不良反应。长期使用利尿药应监测血清电解质和酸碱平衡情况，有无低血钾、低血钠、低氯性碱中毒。长期服用降压药者，嘱病人不可擅自改变药物剂量或停药。

（三）健康指导

1. 饮食指导

鼓励病人进食高维生素、优质低蛋白质、低磷、低盐饮食，少尿时限制含钾食物。

2. 日常活动

指导病人生活规律，心情愉悦，避免劳累、受凉、感冒，注意休息，防止呼吸道感染，注意个人卫生，预防泌尿道感染。

3. 用药指导

指导病人避免使用对肾功能有害的药物；介绍各类降压药的疗效，不良反应和使用时注意事项。

4. 自我病情监测、指导

慢性肾炎病程长，需定期随访疾病的进展，包括肾功能、血压、水肿等的变化。

5. 随访

定期门诊随访。

第三节　肾病综合征

肾病综合征（NS）是指各种肾疾病表现出的一组综合征，不是一独立的疾病，而是多种肾疾病的共同表现。肾病综合征典型表现为大量蛋白尿、低蛋白血症、高度水肿、高脂血症。

一、病因与发病机制

肾病综合征可由多种肾小球疾病引起，分为原发性和继发性两类。原发性肾病综合征是指肾小球与肾本身的肾小球肾病。继发性肾病综合征是指继发于全身性疾病或先天遗传性疾病，常见于感染性疾病、自身免疫性疾病、过敏性紫癜、代谢性疾病、肿瘤、先天遗传性疾病如 Alport 综合征等。病理类型有很多种，其中儿童及少年以微小病变型较多见，中年以膜型肾病、系膜增生性病变多见，局灶性硬性肾病、膜性增生性肾炎也可呈肾病综合征表现。肾病综合征常见的几种病理类型如下。

1. 微小病变

光镜下肾小球基本正常，偶见上皮细胞肿胀，轻微的系膜细胞增生，免疫荧光无阳性发现，偶可见微量免疫球蛋白和补体 C3 的沉积。电镜下足突广泛融合消失，伴上皮细胞空泡变性，微绒毛形成，无电子致密物沉积，是小儿肾病综合征最常见的病理类型。

2. 系膜增生性肾炎

弥漫性肾小球系膜细胞增生伴基质增多为本病特征性改变。光镜下肾小球系膜细胞增殖，每个系膜区系膜细胞在 3 个以上，系膜基质增多，重度病变系膜基质扩张压迫局部毛细血管襻，导致管腔狭窄，小动脉透明变性，部分可发展为局灶节段性肾小球硬化，可出现间质炎性细胞浸润及纤维化，肾小管萎缩，肾血管一般正常。

3. 局灶节段性肾小球硬化

局灶节段性肾小球硬化特征为局灶损害，影响少数肾小球（局灶）及肾小球的局部（节段），起始于近髓质的肾小球受累，轻者仅累及数个毛细血管襻区，重者波及大部分肾小球。病变呈均匀一致的无细胞或细胞极少的透明变性物质，严重见球囊粘连。另一种为局灶性全肾小球硬化，受累肾单位的肾小管上皮细胞常萎缩，周围基质见细胞浸润，纤维化。

4. 膜增殖性肾炎

膜增殖性肾炎也称系膜毛细血管性肾炎，病理改变以系膜细胞增殖，毛细血管襻增厚及基膜的双轨征为主要特点，弥漫性系膜细胞增殖，增殖的系膜基质插入内皮与基膜之间，基膜出现双轨征改变。

5. 膜性肾病

光镜下可见毛细血管壁增厚，肾小球基膜外上皮细胞下免疫复合物沉积，基膜上有多个细小钉突，而肾小球细胞增殖不明显，晚期病变加重，可发展成硬化及透明样变，近曲小管上皮细胞出现空泡变性。

6. IgA 肾病

系膜区显著 IgA 沉积，WHO 将 IgA 肾病组织学表现分 5 级：Ⅰ级轻度损害，Ⅱ级微小病变伴少量节段性增殖，Ⅲ级局灶节段性肾小球肾炎，Ⅳ级弥漫性系膜损害伴增殖和硬化，Ⅴ级弥漫硬化性肾小球肾炎。

二、临床表现

1. 大量蛋白尿

在正常生理情况下，肾小球滤过膜具有分子屏障及电荷屏障作用，当这些屏障作用受损时，致使原尿中蛋白含量增多，当其增多明显超过近曲小管回吸收量时，形成大量蛋白尿。在此基础上，增加肾小球内压力及导致高灌注、高滤过的因素（如高血压、高蛋白饮食或大量输注血浆蛋白）均可加重尿蛋白的排出。

2. 低蛋白血症

大量白蛋白从尿中丢失，促进白蛋白肝代偿性合成增加，同时由于近端肾小管摄取滤过蛋白增多，也使肾小管分解蛋白增加。当肝白蛋白合成增加不足以克服丢失和分解时，则出现低白蛋白血症。此外，因胃肠道黏膜水肿导致饮食减退、蛋白质摄入不足、吸收不良或丢失，也是加重低白蛋白血症的原因。除血浆白蛋白减少外，血浆的某些免疫球蛋白（如 IgG）和补体成分、抗凝及纤溶因子、金属结合蛋白及内分泌素结合蛋白也可减少，尤其是肾小球病理损伤严重，大量蛋白尿，和非选择性蛋白尿时更为显著。病人易产生感染、高凝、微量元素缺乏、内分泌紊乱和免疫功能低下等并发症。

3. 水肿

低白蛋白血症、血浆胶体渗透压下降，使水分从血管腔内进入组织间隙，是造成水肿的基本原因。近年的研究表明，约 50% 病人血容量正常或增加，血浆肾素水平正常或下降，提示某些原发于肾内钠、水潴留因素在导致水肿发生机制中起一定作用。

4. 高脂血症

高胆固醇和（或）高三酰甘油血症、脂蛋白浓度增加，常与低蛋白血症并存。其发生机制与肝脏合成脂蛋白增加和脂蛋向分解减弱相关，目前认为后者可能是高脂血症更为重要的原因。

5. 并发症

（1）感染：是常见的并发症，与蛋白质营养不良、免疫功能紊乱及应用糖皮质激素治疗有关。病人可出现全身各系统的感染，常见感染部位顺序为呼吸道、泌尿道、皮肤。感染是导致肾病综合征复发和疗效不佳的主要原因之一。

（2）血栓、栓塞：由于血液浓缩及高脂血症造成血液黏稠度增加，此外，因某些蛋白质从尿中丢失及肝代偿性合成蛋白增加，引起机体凝血、抗凝和纤溶系统失衡；加之血小板功能亢进、应用利尿药和糖皮质激素等均进一步加重高凝状态。因此，肾病综合征容易发生血栓、栓塞，其中以肾静脉血栓最为常见。

（3）急性肾衰竭：肾病综合征病人可因有效血容量不足而致肾血流量下降，诱发肾前性氮质血症，经扩容、利尿后可得到恢复。少数病例可出现急性肾衰竭，尤以微小病变型肾病者居多，发生多无明显诱因，表现为少尿甚或无尿，扩容利尿无效。即上述变化形成肾小管腔内高压，引起肾小球滤过率骤然减少，又可诱发肾小管上皮细胞损伤、坏死，从而导致急性肾衰竭。

（4）其他：长期低蛋白血症可导致营养不良、小儿生长发育迟缓；免疫球蛋白减少造成机体免疫力低下、易致感染；金属结合蛋白丢失可使微量元素（铁、铜、锌等）缺乏；内分泌素结合蛋白不足可诱发内分泌紊乱（如低 R 综合征等）；药物结合蛋白减少可能影响某些药物的药代动力学（使血浆游离药物浓度增加、排泄加速），而影响药物疗效。高脂血症增加血液黏稠度，促进血栓、栓塞并发症的发生，还将增加心血管系统并发症，并可促进肾小球硬化和肾小管–间质病变的发生，促进肾脏病变的慢性进展。

三、实验室检查

1. 尿常规检查

尿蛋白定性多为（＋＋＋～＋＋＋），24 h 尿蛋白定量 > 3.5 g，尿中可检查到免疫球蛋白、补体 C3 等。可有透明管型和颗粒管型，肾炎性肾病者可有红细胞。

2. 血生化测定

血生化测定表现为低蛋白血症（人血白蛋白 < 30 g/L，婴儿 < 25 g/L），白蛋白与球蛋白比例倒置，血清蛋白电泳显示球蛋白增高；血胆固醇显著增高（儿童 > 5.7 mmol/L，婴儿 > 5.1 mmol/L）。

3. 肾功能测定

少尿期可有暂时性轻度氮质血症，单纯性肾病肾功能多正常，如果存在不同程度的肾功能不全，出现血肌酐和尿素氮的升高，则提示肾炎性肾病。

4. 血清补体测定

血清补体测定有助于区别单纯性肾病与肾炎性肾病，前者血清补体正常，后者则常有不同程度的低补体血症，C3 持续降低。

5. 血清及尿蛋白电泳

通过检测尿中 IgG 成分反映尿蛋白的选择性，同时可鉴别假性大量蛋白尿和轻链蛋白尿。如果尿中 γ 球蛋白与白蛋白的比值小于 0.1，则为选择性蛋白尿（提示为单纯型肾病），大于 0.5 为非选择性蛋白尿（提示为肾炎型肾病）。

6. 血清免疫学检查

检测抗核抗体，抗双链 DNA 抗体，抗 5m 抗体，抗 RNP 抗体，抗组蛋白抗体，乙肝病毒标志物以及类风湿因子，循环免疫复合物等，以区别原发性与继发性肾病综合征。

7. 凝血、纤溶有关蛋白的检测

如血纤维蛋白原及第 V、Ⅶ、Ⅷ 及 X 因子，抗凝血酶Ⅲ，尿纤维蛋白降解产物（FDP）等的检测可反映机体的凝血状态，为是否采取抗凝治疗提供依据。

8. 尿酶测定

测定尿溶菌酶，N–乙酰–β–氨基葡萄糖苷酶（NAG）等有助于判断是否同时存在肾小管–间质损害。

9. B超等影像学检查

双肾正常或缩小。

10. 经皮肾穿刺活体组织检查

对诊断为肾炎型肾病或糖皮质激素治疗效果不好的病儿应及时行肾穿刺活检,进一步明确病理类型,以指导治疗方案的制订。

四、治疗要点

肾病综合征是肾内科的常见疾患,常用以肾上腺皮质激素为主的综合治疗,原则为控制水肿,维持水、电解质平衡,预防和控制感染及并发症,合理使用肾上腺皮质激素,对复发性肾病或对激素耐药者应配合使用免疫抑制药。治疗不仅以消除尿蛋白为目的,同时还应重视保护肾功能。

1. 利尿消肿

①噻嗪类利尿药:主要作用于髓襻升支厚壁段和远曲小管前段,常用氢氯噻嗪 25 mg,3/d,口服,长期服用应防止低钾,低钠血症。②潴钾利尿药:主要作用于远曲小管后段,适用于有低钾血症的病人,单独使用时利尿作用不显著,可与噻嗪类利尿药合用,常用氨苯蝶啶 50 mg,3/d,或醛固酮拮抗药螺内酯 20 mg,3/d,长期服用须防止高钾血症,对肾功能不全病人应慎用。③襻利尿药:主要作用于髓襻升支,常用呋塞米(速尿)20 ~ 120 mg/d,或布美他尼(丁尿胺)1 ~ 5 mg/d(同等剂量时作用较呋塞米强 40 倍),分次口服或静脉注射。④渗透性利尿药可使组织中水分回吸收入血,减少水、钠的重吸收而利尿,常用不含钠的有旋糖酐 40(低分子右旋糖酐)或羟乙基淀粉(706 代血浆,分子量均为 2.5 ~ 4.5 万 Da),250 ~ 500 mL 静脉滴注,隔天 1 次,随后加用襻利尿药可增强利尿效果,但对少尿(尿量 < 400mL/d)病人应慎用此类药物。⑤提高血浆胶体渗透压:血浆或人血白蛋白等静脉滴注,并立即静脉滴注呋塞米 60 ~ 120 mg(加于葡萄糖溶液中缓慢静脉滴注 1 h),能获得良好的利尿效果。

2. 抑制免疫与炎症反应

(1)糖皮质激素(简称激素):①起始足量。②缓慢减药。③长期维持。常用方案一般为泼尼松 1 mg/(kg·d),口服 8 周,必要时可延长至 12 周,足量治疗后每 1 ~ 2 周减原用量的 10%,当减至 20 mg/d 左右时症状易反复,应更加缓慢减量;最后以最小有效剂量(10 mg/d)作为维持量,再服半年至 1 年或更长。激素的用法可采取全天量 1 次顿服,或在维持用药期间 2 天量隔天 1 次性顿服,以减轻激素的不良反应。水肿严重、有肝功能损害或泼尼松疗效不佳时,可更换为泼尼松龙(等剂量)口服或静脉滴注。

(2)细胞毒药物:国内外最常用的细胞毒药物是环磷酰胺(CTX),在体内被肝细胞微粒体羟化,产生有烷化作用的代谢产物而具有较强的免疫抑制作用,应用剂量为每天每千克体重 2 mg,分 1 ~ 2 次口服;或 200 mg 加入生理盐水注射液 20 mL 内,隔天静脉注射,累计量达 6 ~ 8 g 后停药。主要不良反应为骨髓抑制及中毒性肝损害,并可出现性腺抑制(尤其男性)、脱发、胃肠道反应及出血性膀胱炎,近来也有报道环磷酰胺(CTX)静脉疗法治疗容易复发的肾病综合征,与口服作用相似,但副作用相对较小。

(3)环孢素:能选择性抑制 T 辅助细胞及 T 细胞毒效应细胞,已作为二线药物用于治疗激素及细胞毒药物无效的难治性肾病综合征,常用量为 5 mg/(kg·d),分 2 次口服,服药期间须监测并维持其血浓度谷值为 100 ~ 200 ng/mL,服药 2 ~ 3 个月后缓慢减量,共服半年左右,主要不良反应为肝肾毒性,并可致高血压,高尿酸血症,多毛及牙龈增生等,该药价格昂贵,有较多不良反应及停药后易复发,使其应用受到限制。

3. 非特异性降低尿蛋白

(1)ACEI 或 ARB:肾功能正常者,常可选用组织亲和性较好的 ACEI- 贝那普利(洛汀新)10 ~ 20 mg/d;肾功能减退者可选用双通道的 ACEI- 福辛普利(蒙诺)10 ~ 20 mg/d,缬沙坦或氯沙坦等 ARB 药物也可选用。

(2)降脂治疗:由于肾病综合征常合并高脂血症,增加血浆黏度和红细胞变性,机体处于高凝状态,导致肾小球血流动力学的改变；脂代谢紊乱，肾内脂肪酸结构发生改变，导致肾内缩血管活性物质释放增加，肾小球内压升高，尿蛋白增加；高胆固醇和高 LDL 血症，氧化 LDL 清除降解减少，一方面促进单核和（或）巨噬细胞释放炎症细胞生长因子，另外还可能影响内皮细胞功能，导致肾小球毛细血管通透性增加，尿蛋白增多，因而降脂治疗可降低蛋白尿。

4. 抗凝血药及抗血小板聚集药

肝素或低分子肝素治疗肾病综合征，一方面可以降低病人的血浆黏度和红细胞变性，改善高凝倾向和肾小球血流动力学异常；另一方面可增加肾脏 GBM 的阴电荷屏障，减少尿蛋白的漏出。

五、护理措施

（一）基础护理

1. 休息与活动

重症病人应卧床休息，高度水肿而致胸闷憋气者，可取半卧位，下肢水肿者适当抬高患肢，水肿减轻后可适当活动，防止肢体血栓形成。病情逐渐稳定后，可逐渐增加活动量，以利于减少并发症的发生。对于高血压的病人，应限制活动量。

2. 饮食护理

给予高热量、高维生素、优质蛋白质、低磷、低盐饮食，宜进清淡、易消化食物，每天摄取食盐 1 ~ 2 g，禁用腌制食品，少用味精及食碱，发病的早期、极期，应给予较高的优质蛋白摄入，每天 1 ~ 1.5 g/kg 有助于缓解低蛋白血症及所致的并发症。对于慢性非极期肾病综合征，应适当限制蛋白摄入量，每天 0.8 ~ 1.0 g/kg，能量供给每天以 30 ~ 35 kcal/kg 体重为宜。严重高脂血症病人应当限制脂类的摄入量，采用少油低胆固醇饮食，同时注意补充铜、铁、锌等微量元素，在激素应用过程中，适当补充维生素及钙剂。

3. 心理护理

本病病程较长，极易复发，病人多有焦虑、恐惧等。我们要针对不同病人的心理状态，多与其交谈，因势利导、消除病人的顾虑，使其正确认识和对待疾病，使病人保持良好心态，以达到调畅情志，增加气机功能，利于疾病的康复。

（二）疾病护理

1. 观察病情

观察病人的生命体征、体重、尿量、水肿情况，观察病人有无出现皮肤感染、咳嗽、咳痰、肺部湿啰音、尿路刺激征、腹膜刺激征等，观察生化营养指标、电解质情况、尿蛋白定性定量、出凝血指标等，准确记录 24 h 出入量。

2. 用药的护理

使用药物时注意观察疗效和副作用。降压药使用时避免降压作用过快、过猛，一般较多使用 ACEI 制剂，利尿药使用前可先使用一些胶体，比如血浆、白蛋白提高血浆胶体渗透压来达到理想的利尿效果，同时注意电解质平衡。使用抗凝药时注意病人有无出血倾向；病因治疗包括各类免疫抑制药的使用。其中最常用的糖皮质激素、各类细胞毒性药物。严密观察副作用比如高血糖、高血压、消化道溃疡、骨质疏松，CTX 使用后应注意观察尿色，多喝水防止出血性膀胱炎。

3. 皮肤、口腔护理

长期卧床者定时翻身叩背，按摩受压处，保持皮肤清洁、干燥，避免损伤。尽量避免针刺，肌注时进针要深，拔针后要按压局部，防止药液外溢。指导病人养成良好习惯，饭前、后漱口，防止口腔感染。

（三）健康指导

1. 环境

保持居室空气清洁、新鲜、舒适，保持合适的湿度、温度，不到人群密集的场所。

2. 心理疏导

应保持乐观开朗，对疾病治疗的信心。

3. 注意休息

避免受凉、感冒、劳累和剧烈活动。

4. 饮食指导

鼓励病人进食高热量、高维生素、适量优质蛋白质和脂肪的低盐饮食。

5. 遵医嘱用药

遵医嘱按时服药，不得擅自减药或停药。

6. 自我监测

学会每天用浓缩晨尿自测尿蛋白，此为疾病活动的可靠指标。教导病人如出现疲乏无力、腹胀、呼吸深长、胸闷气急、恶心呕吐等及时就诊。

7. 定期门诊

随访，密切监测肾功能的变化。

第四节　肾盂肾炎

肾盂肾炎是由细菌（极少数可由真菌、原虫、病毒）直接侵袭所引起的上尿路感染。肾盂肾炎又分为急性肾盂肾炎和慢性肾盂肾炎，好发于女性。

一、病因与发病机制

非复杂性尿路感染 80% 由大肠埃希菌引起，10%～15% 由葡萄球菌和克雷白杆菌引起，仅 2%～5% 是由变性杆菌所致。而复杂性尿路感染的细菌谱则要广得多，大肠埃希菌仍为主要致病菌，但许多其他的革兰阴性细菌如变性杆菌、沙雷菌属、克雷白菌及假单胞菌属等，均可导致复杂性尿路感染。在糖尿病病人或免疫力低下的病人中，真菌的感染日益增多。急性肾盂肾炎可单侧或双侧肾受累，表现为局限或广泛的肾盂肾盏黏膜充血、水肿，表面有脓性分泌物，黏膜下可有细小脓肿，于一个或几个肾乳头可见大小不一、尖端指向肾乳头、基底伸向肾皮质的楔形炎症病灶。病灶内可见不同程度的肾小管上皮细胞肿胀、坏死、脱落，肾小管腔中有脓性分泌物。肾间质水肿，内有白细胞浸润和小脓肿形成。炎症剧烈时可有广泛性出血，较大的炎症病灶愈合后局部形成瘢痕。肾小球一般无形态学改变。合并有尿路梗阻者，炎症范围常广泛。慢性肾盂肾炎双侧肾病变常不一致，肾体积缩小，表面不光滑，有肾盂肾盏粘连、变形，肾乳头瘢痕形成，肾小管萎缩及肾间质淋巴一单核细胞浸润等慢性炎症表现。

二、临床表现

1. 急性肾盂肾炎

可发生于各年龄段，育龄女性最多见。临床表现与感染程度有关，通常起病较急。

（1）全身症状：发热、寒战、头痛、全身酸痛、恶心、呕吐等，体温多在 38.0℃ 以上，多为弛张热，也可呈稽留热或间歇热。部分病人出现革兰阴性杆菌败血症。

（2）泌尿系症状：尿频、尿急、尿痛、排尿困难、下腹部疼痛、腰痛等。腰痛程度不一，多为钝痛或酸痛。部分病人下尿路症状不典型或缺如。

（3）体格检查：除发热、心动过速和全身肌肉压痛外，还可发现一侧或两侧肋脊角或输尿管点压痛和（或）肾区叩击痛。

2. 慢性肾盂肾炎

临床表现复杂，全身及泌尿系统局部表现均可不典型。50% 以上的病人可有急性肾盂肾炎病史，后出现程度不同的低热、间歇性尿频、排尿不适、腰部酸痛及肾小管功能受损表现，如夜尿增多、低比重尿等。病情持续可发展为慢性肾衰竭。急性发作时病人症状明显，类似急性肾盂肾炎。

3. 并发症

（1）肾乳头坏死：指肾乳头及其邻近肾髓质缺血性坏死，常发生于伴有糖尿病或尿路梗阻的肾盂肾炎，为其严重并发症。主要表现为寒战、高热、剧烈腰痛或腹痛和血尿等，可同时伴发革兰阴性杆菌败血症和（或）急性肾衰竭。当有坏死组织脱落从尿中排出，阻塞输尿管时可发生肾绞痛。

（2）肾周围脓肿：为严重肾盂肾炎直接扩展而致，多有糖尿病、尿路结石等易感因素。致病菌常为革兰阴性杆菌，尤其是大肠埃希菌。除原有症状加剧外，常出现明显的单侧腰痛，且在向健侧弯腰时疼痛加剧。超声波、腹部 X 线片、CT 等检查有助于诊断。治疗主要是加强抗感染治疗和（或）局部切开引流。

三、辅助检查

1. 尿液检查

尿液常浑浊，可有异味。常规检查可有白细胞尿、血尿、蛋白尿。尿沉渣镜检白细胞 > 5 个 /HP 称为白细胞尿；部分尿感病人有镜下血尿，尿沉渣镜检红细胞数多为 3 ~ 10 个 /HP，呈均一性红细胞尿。部分肾盂肾炎病人尿中可见白细胞管型。

2. 细菌学检查

（1）涂片细菌检查：清洁中段尿沉渣涂片，革兰染色用油镜或不染色用高倍镜检查，计算 10 个视野细菌数，取其平均值，若每个视野下可见 1 个或更多细菌，提示尿路感染。

（2）细菌培养：可采用清洁中段尿、导尿及膀胱穿刺尿做细菌培养，其中膀胱穿刺尿培养结果最可靠。中段尿细菌定量培养 $\geq 10^5$/mL，称为真性菌尿，可确诊尿路感染；如 $< 10^5$/mL，可能为污染。耻骨上膀胱穿刺尿细菌定性培养有细菌生长，即为真性菌尿。

3. 亚硝酸盐还原试验

其原理为大肠埃希菌等革兰阴性细菌可使尿内硝酸盐还原为亚硝酸盐，此法诊断尿路感染的敏感性 70% 以上，特异性 90% 以上。一般无假阳性，但球菌感染可出现假阴性。该方法可作为尿路感染的过筛试验。

4. 血液检查

（1）血常规：急性肾盂肾炎时血白细胞计数常增多，中性粒细胞增多，核左移。红细胞沉降率可增快。

（2）肾功能：慢性肾盂肾炎肾功能受损时可出现肾小球滤过率下降，血肌酐升高等。

5. 影像学检查

影像学检查如 B 超、腹部 X 线片、静脉肾盂造影（IVP）、排尿期膀胱输尿管反流造影、逆行性肾盂造影等，目的是了解尿路情况，及时发现有无尿路结石、梗阻、反流、畸形等导致尿路感染反复发作的因素。尿路感染急性期不宜做静脉肾盂造影，可做 B 超检查。

四、治疗要点

1. 一般治疗

急性期注意休息，多饮水，勤排尿。发热者给予易消化、高热量、富含维生素饮食。膀胱刺激征和血尿明显者，可口服碳酸氢钠片 1 g，3/d，以碱化尿液、缓解症状、抑制细菌生长、避免形成血凝块，对应用磺胺类抗生素者还可以增强药物的抗菌活性并避免尿路结晶形成。尿路感染反复发作者应积极寻找病因，及时祛除诱发因素。

2. 抗感染治疗

用药原则：①选用致病菌敏感的抗生素。无病原学结果前，一般首选对革兰阴性杆菌有效的抗生素，尤其是首发。治疗 3 d 症状无改善，应按药敏结果调整用药。②抗生素在尿和肾内的浓度要高。③选用肾毒性小，不良反应少的抗生素。④单一药物治疗失败、严重感染、混合感染、耐药菌株出现时应联合用药。⑤不同类型的尿路感染治疗时间不同。

肾盂肾炎首次发生的急性肾盂肾炎的致病菌 80% 为大肠埃希菌，在留取尿细菌检查标本后应立即开始治疗，首选对革兰阴性杆菌有效的药物。72 h 显效者无须换药，否则应按药敏结果更改抗生素。

3. 疗效评定

①治愈症状消失，尿菌阴性，疗程结束后2周、6周复查尿菌仍阴性。②治疗失败治疗后尿菌仍阳性，或治疗后尿菌阴性，但2周或6周复查尿菌转为阳性，且为同一种菌株。

五、护理措施

1. 基础护理

（1）休息与睡眠：急性期应卧床休息，各项操作集中进行，避免过多地干扰病人。注意保暖，及时更换衣服，保持皮肤清洁、干燥。病室应阳光充足、定时开窗保持空气新鲜、安全、安静，温度、湿度适宜。

（2）饮食护理：病情较轻者，进食清淡、高营养、高维生素的饮食。重症病人应给予流质或半流质饮食，指导病人尽量多摄入水分，每日在2 000 mL以上。

（3）心理护理：本病发病急，病人对疾病认识不足出现焦虑与紧张情绪。应尽量多关心病人、巡视病人，及时询问病人的需要并予以解决。

2. 疾病护理

（1）观察病情：观察病人的生命体征、全身情况及肾区局部症状、尿路刺激症状的程度及全身和肾区局部情况。监测体温的变化并做好记录。

（2）用药的护理：使用药物时注意观察疗效和不良反应。向病人解释有关药物的作用、疗程、注意事项。合理应用抗生素，口服复方磺胺期间注意多饮水和同时服用碳酸氢钠，以增加疗效、减少磺胺结晶的形成。

（3）高热的护理：高热卧床休息，密切观察病情变化。体温在39℃以上应每4小时测体温1次，39℃以下每日测4次，体温超过39℃，给予物理降温或给药，并注意观察和记录降温的效果。

（4）肾区疼痛护理：卧床休息，指导病人采用屈曲位，避免站立或坐位，因为肾下移受到牵拉，加重疼痛。炎症控制后疼痛消失。

（5）尿路刺激征护理：病情允许时嘱病人多饮水，分散病人的注意力，如听音乐、与人交谈等，避免情绪紧张，缓解排尿。

3. 健康教育

（1）注意个人清洁卫生：尤其会阴部及肛周皮肤的清洁，特别是女性月经期、产褥期、女婴尿布卫生。不穿紧身裤，保持居室空气新鲜，不到人群密集的场所，避免受凉、感冒、劳累和剧烈活动。

（2）避免诱因：注意劳逸结合，坚持体育运动，增强机体的抵抗力。

（3）心理疏导：应保持豁达开朗的心态，对疾病治疗的信心。

（4）饮食护理：鼓励病人进食高热量、高维生素、适量优质蛋白质和脂肪的低盐饮食。

（5）多饮水、勤排尿：是最简便而有效的预防尿路感染的措施。

（6）定期门诊随访：了解尿液检查的内容、方法和注意事项。

第五节　急性肾衰竭

急性肾衰竭（ARF）是由各种原因引起的肾功能在短时期内（数小时至几周）急剧、进行性减退而引起的临床综合征。主要表现为少尿或无尿、氮质血症、高钾血症和代谢性酸中毒。

一、病因和分类

ARF有广义和狭义之分，广义的ARF可分为肾前性、肾性和肾后性三类。狭义的ARF是指急性肾小管坏死（ATN）。肾前性ARF常见病因包括血容量减少、有效动脉血容量减少和肾内血流动力学改变等。肾后性ARF的特征是急性尿路梗阻，梗阻可发生在尿路从肾盂到尿道的任一水平。肾性ARF有肾实质损伤，常见的是肾缺血或肾毒性物质（包括外源性毒素，如生物毒素、化学毒素、抗菌药物、造影剂等；

内源性毒素，如血红蛋白、肌红蛋白等）损伤肾小管上皮细胞（如ATN）。在这一类中包括肾小球病、血管病和小管间质病导致的。本章主要以急性肾小管坏死为代表进行叙述。

二、发病机制

1. 肾小管阻塞学说：毒物、毒素等可直接损害肾小管上皮细胞，其病变均匀分布，以近端小管为主。坏死的肾小管上皮细胞及脱落上皮细胞和微绒毛碎屑、细胞管型或血红蛋白、肌红蛋白等阻塞肾小管，导致阻塞部近端小管腔内压升高，继使肾小球囊内压力升高，当后者压力与胶体渗透压之和接近或等于肾小球毛细管内压时，遂引起肾小球滤过停止。

2. 肾血流动力学改变：肾缺血既可通过血管作用使人球微动脉细胞内钙离子增加，从而对血管收缩刺激和肾自主神经刺激敏感性增加，导致肾自主调节功能损害、血管舒缩功能紊乱和内皮损伤，也可产生炎症反应。血管内皮损伤和炎症反应均可引起血管收缩因子产生过多，而血管舒张因子，主要为氧化亚氮、前列腺素合成减少。这些变化可进一步引起血流动力学异常，包括肾血浆流量下降，肾内血流重新分布表现为肾皮质血流量减少，肾髓质充血等，这些均可引起肾小球滤过率（GFR）下降。

3. 返漏学说：指肾小管上皮损伤后坏死、脱落，肾小管壁出现缺损和剥脱区，小管管腔可与肾间质直接相通，致使小管腔中原尿液反流扩散到肾间质，引起肾间质水肿，压迫肾单位，加重肾缺血，使肾小球滤过率更降低。

4. 弥散性血管内凝血（DIC）、败血症、严重感染、流行性出血热、休克、产后出血、胰腺炎和烧伤等原因引起ATN，常有弥漫性微血管损害。

三、临床表现

急性肾小管坏死是ARF最常见的类型。临床表现在原发病、急性肾功能代谢紊乱和并发症等三方面。急性肾衰竭根据临床表现和病程的共同规律，一般分为少尿期、多尿期和恢复期三个阶段。

1. 少尿或无尿期

一般持续5～7 d，有时可达10～14 d。

（1）尿量减少：尿量骤减或逐渐减少，每天尿量持续＜400 mL者称为少尿，＜50 mL者称为无尿。

（2）进行性氮质血症：由于肾小球滤过率降低引起少尿或无尿，致使排出氮质和其他代谢废物减少，血浆肌酐和尿素氮升高，其升高速度与体内蛋白分解状态有关。

（3）水、电解质紊乱和酸碱平衡失常。

①水过多：见于水分控制不严格，摄入量或补液量过多，出水量如呕吐、出汗、伤口渗透量等估计不准确以及液量补充时忽略计算内生水。随少尿期延长，易发生水过多，表现为稀释性低钠血症、软组织水肿、体重增加、高血压、急性心力衰竭和脑水肿等。

②高钾血症：ATN少尿期由于尿液排钾减少，若同时体内存在高分解状态，如挤压伤时肌肉坏死、血肿和感染等，热量摄入不足所致体内蛋白分解、释放出钾离子，酸中毒时细胞内钾转移至细胞外，有时可在几小时内发生严重高钾血症。高钾血症可无特征性临床表现，或出现恶心、呕吐、四肢麻木等感觉异常、心率减慢，严重者出现神经系统症状，如恐惧、烦躁、意识淡漠，直到后期出现窦室或房室传导阻滞、窦性静搏、室内传导阻滞甚至心室颤动。

③代谢性酸中毒：急性肾衰竭时，由于酸性代谢产物排出减少，肾小管泌酸能力和保存碳酸氢钠能力下降等，致使每天血浆碳酸氢根浓度有不同程度下降。高分解状态时降低更多、更快。

④其他：高镁、高磷、低钙、低钠、低氯血症等。

（4）心血管系统表现。

①高血压：除肾缺血时神经体液因素作用促使收缩血管的活性物质分泌增多因素外，水过多引起容量负荷过多可加重高血压。

②急性肺水肿和心力衰竭：是少尿期常见死亡原因。它主要为体液潴留引起，但高血压、严重感染、心律失常和酸中毒等均为影响因素，是严重型ATN的常见死因。

③心律失常：除高钾血症引起窦房结暂停、窦性静搏、窦室传导阻滞、不同程度房室传导阻滞和固支传导阻滞、室性心动过速、心室颤动外，尚可因病毒感染和应用洋地黄等而引起室性期前收缩和阵发性心房颤动等异位心律发生。

④心包炎：年发生率为18%，采取早期透析后降至1%。多表现为心包摩擦音和胸痛，罕见大量心包积液。

⑤消化系统表现：是ATN最早期表现。常见症状为食欲显著减退、恶心、呕吐、腹胀、呃逆或腹泻等。上消化道出血是常见的晚期并发症。

⑥神经系统表现：轻型病人可无神经系统症状，部分病人早期表现疲倦、精神较差。若早期出现意识淡漠，嗜睡或烦躁不安，甚至昏迷，提示病情重笃，不宜拖延透析时间。

⑦血液系统表现：ATN早期罕见贫血，其程度与原发病因、病程长短、有无出血并发症等密切相关。严重创伤、大手术后失血、溶血性贫血因素、严重感染和急症ATN等情况，贫血可较严重。若临床上有出血倾向、血小板减少、消耗性低凝血症及纤维蛋白溶解征象，已不属早期DIC。

2. 多尿期

每天尿量达2.5 L称多尿，ATN利尿早期常见尿量逐渐增多，如在少尿或无尿后24 h内尿量出现增多并超过400 mL时，可认为是多尿期的开始，多尿期大约持续2周时间，每天尿量可成倍增加，利尿期第3~5天可达1 000 mL，随后每天尿量可达3~5 L；进行性尿量增多是肾功能开始恢复的一个标志，但多尿期的开始阶段尿毒症的症状并不改善，甚至会更严重，且GFR仍在10 mL/min或以下；当尿素氮开始下降时，病情才逐渐好转。多尿期早期仍可发生高钾血症，持续多尿可发生低钾血症、失水和低钠血症。此外，此期仍易发生感染、心血管并发症和上消化道出血等。

3. 恢复期

当血尿素氮和肌酐明显下降时，尿量逐渐恢复正常。除少数外，肾小球滤过功能多在3~6个月恢复正常。但部分病例肾小管浓缩功能不全可持续1年以上。若肾功能持久不恢复，可能提示肾有永久性损害。

四、辅助检查

1. 血液检查

可有轻度贫血、血肌酐和尿素氮进行性上升，血肌酐每日平均增加 $\geq 44.2\,\mu mol/L$，血清钾浓度升高（常 > 5.5 mmol/L）。血 pH < 7.35，碳酸氢根离子浓度多 > 20 mmol/L，血清钠浓度正常或偏低，血钙降低，血磷升高。

2. 尿液检查

尿蛋白多为 ± ~ ++，常以小分子蛋白为主。尿沉渣检查可见肾小管上皮细胞、上皮细胞管型和颗粒管型及少许红、白细胞等；尿比重降低且较固定，多在1.015以下，因肾小管重吸收功能损害，尿液不能浓缩所致；尿渗透浓度 < 350 mmol/L，尿与血渗透浓度之比 < 1.1；尿钠含量增高，多在20~60 mmol/L，肾衰竭指数和滤过钠分数常 > 1。

3. 影像学检查

影像学检查包括B超、肾区腹部X线片、CT、尿路造影、放射性核素扫描等，有时常需配合膀胱镜、逆行肾盂造影或静脉肾盂造影等检查结果来判断。

4. 肾活检

肾活检是重要的诊断手段。在排除了肾前性及肾后性原因后，没有明确致病原因（肾缺血或肾毒素）的肾性ARF都有肾活检指征。活检结果可确定包括急性肾小球肾炎、系统性血管炎、急进性肾炎及急性过敏性间质性肾炎等肾疾病。

五、治疗要点

1. 少尿期的治疗

治疗重点为调节水、电解质及酸碱平衡，控制氮质潴留，给予足够营养和治疗原发病。

（1）预防及治疗基础病因：主要采取纠正全身循环血流动力学障碍，以及避免应用和处理各种外源性或内源性肾毒性物质两大类措施。

（2）营养疗法：口服补充营养成分，对于不能口服的病人，可采用鼻饲和胃肠道外营养疗法。

（3）控制水、钠摄入：应按照"量出为入"的原则补充入液量。在有透析支持的情况下，可适当放宽入液量。

（4）高钾血症的处理：最有效方法为血液透析或腹膜透析。血钾轻度升高（5.2 ~ 6.0 mmol/L）仅需密切随访，严格限制含钾药物和食物的摄入，并使用阳离子交换树脂。当血钾超过 6.5 mmoL/L，心电图表现为 QRS 波增宽等明显的变化时，则需马上采取紧急措施。具体包括：①在心电图监护下，给予 10% 葡萄糖酸钙 10 ~ 20 mL 稀释后静脉慢推注；②5% 碳酸氢钠静脉滴注，尤其适用于伴有酸中毒的病人；③静脉注射 50% 葡萄糖注射液加普通胰岛素；④乳酸钠静脉注射；⑤透析疗法适用于以上措施无效和伴有高分解代谢的急性肾衰竭病人，后者尤以血液透析治疗为宜。还有积极控制感染，消除病灶及坏死组织等措施。

（5）低钠血症的处理：一般仅需控制水分摄入即可，如出现定向力障碍、抽搐、昏迷等水中毒症状，则须给予高渗盐水滴注或透析治疗。

（6）代谢性酸中毒的处理：非高分解代谢的少尿早期，补充足够热量，减少体内组织分解，代酸并不严重。高分解代谢型酸中毒往往发生早，程度严重。可根据情况选用 5% 碳酸氢钠治疗，对于顽固性酸中毒病人，宜立即进行透析治疗。

（7）低钙血症、高磷血症的处理：出现症状性低钙血症，可临时给予静脉补钙。中重度高磷血症可给予氢氧化铝凝胶。

（8）心力衰竭的治疗：以扩血管药物应用为主，尤以扩张静脉、减轻前负荷的药物为佳。透析疗法应尽早施行。

（9）贫血和出血的处理：中重度贫血治疗以输血为主。急性肾衰竭时消化道大量出血的治疗原则和一般消化道大量出血的处理原则相似，可参考上消化道出血的处理。

（10）感染的预防和治疗：权衡利弊选用抗生素，要密切观察临床表现。

（11）透析疗法：保守疗法无效，出现下列情况者，应进行透析治疗。①急性肺水肿。②高钾血症，血钾在 6.5 mmol/L 以上。③血尿素氮 21.4 mmol/L 以上或血肌酐 442 μmol/L 以上。④高分解代谢状态，血肌酐每日升高超过 176.8 μmol/L 或血尿素氮每日超过 8.9 mmol/L，血钾每日上升 1 mmol/L 以上。⑤无明显高分解代谢，但无尿 2 d 以上或少尿 4 d 以上。⑥酸中毒，二氧化碳结合力 < 13 mmol/L, pH < 7.25。⑦少尿 2 d 以上，伴有下列情况任何一项者：体液潴留，如眼结膜水肿、心音呈奔马律、中心静脉压增高；尿毒症症状，如持续呕吐、烦躁、嗜睡；高血钾，血钾 > 6.0 mmol/L，心电图有高钾改变。

2. 多尿期的治疗

治疗重点为维持水、电解质和酸碱平衡，控制氮质血症，治疗原发病和防治各种并发症，可适当增加蛋白质摄入，并逐渐减少透析次数直至停止透析。

3. 恢复期的治疗

一般无须特殊处理，定期随访肾功能，避免使用肾毒性药物。对从肾排泄的药物应根据内生肌酐清除率进行调整，以防其毒性反应。

六、护理措施

1. 基础护理

（1）环境：病室应定时开窗通风、保持空气新鲜、安静，温度、湿度适宜。尽量将病人安置在单人房间，做好病室的消毒，做好保护性隔离，预防感染和感冒。

（2）休息与睡眠：病人绝对卧床休息，可减少代谢产物的形成。注意保暖，及时更换衣服，保持皮肤清洁、干燥。

（3）饮食护理：ARF 早期给补充热量以糖为主，蛋白质给予高生物效价的优质蛋白，早期限制在 0.5 g/（kg·d），并适量补充必需氨基酸，限制钾、钠、镁、磷的摄入，如不宜吃香蕉、桃子，菠菜、油菜、蘑菇、木耳、花生等，优质蛋白限制在 0.50 ~ 75 g/（kg·d）。

（4）心理护理：本病起病较急，症状多，因此思想负担大，注意做好保护性医疗，以鼓励为主，安慰病人，解除其顾虑和恐惧心理。如需做腹膜透析和血液透析时，跟病人讲清治疗的意义和注意事项，使之积极配合。

2. 疾病护理

（1）观察病情：密切观察病人的神志、生命体征、脑水肿，尿量、尿常规、肾功能，注意电解质如钠、钾、磷、血感染的前驱症状，观察有无出血倾向（如鼻腔、口腔、皮肤黏膜），注意观察血电解质如钾、钠、钙、磷、pH 的变化情况，观察有无头晕、乏力、心悸、胸闷、气促等高血压、急性左侧心力衰竭征象，有无出现水中毒或稀释性低钠血症的症状，如头痛、嗜睡、意识障碍、共济失调、昏迷、抽搐等。严格控制出入量，量出为入，宁少勿多。应准确记录出入量，掌握水、电解质平衡。

（2）用药护理：正确遵医嘱使用药物，尤其是利尿药，并观察治疗疗效及不良反应。严格控制输液速度，有条件监测中心静脉压。

（3）皮肤、口腔护理：卧床者定时翻身叩背，防止压疮和肺部感染的发生。由于病人病情较重、卧床时间较长，协助做好口腔护理，保持口腔清洁、舒适。养成良好习惯，餐前、餐后漱口，防止压疮和口腔感染。

3. 健康教育

（1）环境：指导病人做好保护性隔离，预防感染和感冒。

（2）饮食指导：指导少尿期应严格控制水、钠的摄入量，保证机体代谢需要；恢复期要营养，供给高热量、高维生素、优质低蛋白饮食，并适当锻炼。

（3）避免诱因：注意劳逸结合，坚持体育运动，增强机体的抵抗力。

（4）心理疏导：应保持精神愉悦，乐观开朗。

（5）日常活动：指导病人饮食有节，讲究卫生，做好口腔护理，保持皮肤清洁，避免外邪侵袭。

（6）定期门诊随访：指导病人遵医嘱用药，定期复查，发现疲倦、嗜睡、呼吸异常等，及时就诊。

第六节　慢性肾衰竭

慢性肾衰竭是慢性肾功能不全的严重阶段，为各种肾脏疾病持续发展的共同转归，主要表现为代谢产物潴留，水电解质、酸碱平衡失调和全身系统症状，又称为尿毒症。

随着肾脏病变的不断发展，肾功能可进行性减退。按照肾小球滤过功能降低的过程，可将慢性肾功能不全分为三个阶段。

1. 肾功能不全代偿期

此时肾小球滤过率（GFR）降低，但在 50 mL/min 以上。由于肾具有很强的储备能力，故血肌酐并不升高，在 178 μmol/L 以下，血 BUN 在 9 mmol/L 以下，临床无肾功能不全的症状。又称为肾储备功能减退期。

2. 肾功能不全失代偿期

当 GFR 降至 25 ~ 50 mol/min 时，含氮代谢产物潴留，血肌酐升高，达 178 μmol/L，血 BUN 达 9 mmol/L 以上。临床出现轻度消化道症状和贫血，又称为氮质血症期。

3. 肾衰竭期

当 GFR 降至 25 mL/min 以下，血肌酐在 445 μmol/L 以上，血 BUN 在 20 mmol/L 以上，临床出现水

电解质、酸碱代谢紊乱和明显的各系统症状，又称尿毒症期。当 GFR 降至 10 mL/min 以下时，即达到肾衰竭的极期，被称为尿毒症晚期或终末期。

一、护理评估

（一）健康史

慢性肾衰可由各种疾病发展而成，应询问病人在以前是否患过下列各种疾病。

（1）慢性肾小球肾炎：肾小球被破坏后，滤过率降低，致废物存留体内不易排出。

（2）慢性肾盂肾炎，肾硬化以及先天性肾发育不全。

（3）高血压肾小动脉硬化症，糖尿病肾病，多囊肾，系统性红斑狼疮性肾病。

（4）急性肾衰竭未适当治疗，演变成慢性肾衰竭。

（5）严重感染和药物中毒，最后也会造成对肾脏的不良影响。

（二）身心状况

病人在肾功能不全代偿期仅有多尿和夜尿增多现象，当疾病继续进行时感觉容易疲倦，而且有食欲不振、恶心及头痛等现象。当疾病进行到肾衰竭期，则会出现下列身心症状，又称尿毒症。

1. 心血管系统症状

（1）高血压及高血压引起的头痛。

（2）心包炎或心包积水，有心包填塞现象。

（3）心力衰竭：是常见的死亡原因之一。

（4）动脉粥样硬化：本病动脉粥样硬化进展迅速，是主要的死亡原因之一。

2. 消化系统症状是本病最早和最常见的症状。

（1）舌和口腔溃疡、腮腺炎或牙龈出血，口腔可闻及尿臭味。

（2）食欲不振，恶心与呕吐，上腹部饱胀，腹痛或腹泻。

（3）消化道溃疡或出血。

3. 肌肉神经系统症状

（1）注意力不集中、焦虑不安以及失眠是肾衰早期常有的精神症状，后期会出现性格的改变。尿毒症时常有精神异常、谵妄、幻觉、昏迷等。

（2）晚期肾衰时常有周围神经病变，感觉神经较运动神经显著，尤以下肢远端为甚。最常见的为肢端袜套样分布的感觉散失。

4. 血液系统

（1）贫血：红细胞比积明显下降，为正色素正细胞性贫血。贫血是尿毒症必有的症状。

（2）出血倾向：皮下出血，鼻出血，月经过多或外伤后严重出血。

（3）白细胞异常：部分病例可有粒细胞或淋巴细胞减少，中性粒细胞趋化、吞噬和杀菌的能力减弱。

5. 皮肤症状

（1）尿毒霜：尿素随汗在皮肤排出。

（2）皮肤瘙痒是最常见的症状。

（3）尿毒症面容：贫血、色素沉着于皮肤、面部有轻度浮肿所致。

6. 呼吸系统表现

酸中毒时呼吸深而长，尿毒症毒素可致尿毒症性肺炎、支气管炎、胸膜炎，体液过多可引起肺水肿。

7. 肾性骨营养不良症

有纤维性骨炎、尿毒症骨软化症、骨质疏松症和骨硬化症。

8. 泌尿生殖系统症状

（1）早期为多尿、夜尿增多、水肿，晚期少尿，甚至无尿。

（2）女性有月经量减少或闭经、不孕。

（3）男性有阳痿和性欲减低现象，生殖力减弱。

9.　代谢失调

有体温过低、碳水化合物代谢异常、高尿酸血症及脂代谢异常。

10.　易于并发感染

尿毒症患者易并发严重感染，为主要的死因之一。

11.　水、电解质和酸碱平衡失调

①失水或水中毒；②钠平衡失调；③高钾血症；④酸中毒；⑤钙的平衡失调；⑥高磷血症；⑦高镁血症。

（三）辅助检查

1.　肾功能试验 CCr 减低。

2.　尿液检查

（1）尿量：初期尿量在 1 000 ～ 4 000 mL/d 之间，末期时则有少尿或无尿现象。

（2）尿比重：低于 1%（因肾小管浓缩能力减低）。

（3）尿蛋白：早期尿中出现大量蛋白，末期其尿蛋白几近于 0（因肾小球滤过率降低）。

3.　血液检查

（1）血液常规检查：红细胞比积降低，血红蛋白降低，感染时白细胞增多。

（2）肌酐升高至 442.01 μmol/L ～ 530.41 μmol/L 以上。

（3）尿素氮：升高至 28.25 mmol/L 以上。

（4）血钾：在 5.6 mmol/L 以上。

（5）血钙：在 2.12 mmol/L 以下。

4.　放射检查

（1）骨的 X 线检查：可以发现骨的生长退化、骨质软化以及尿毒症性骨营养不良。

（2）肾脏断层摄影可发现肾脏变小。

二、护理诊断

1.　体液不足

与肾小管功能减退而致尿量增多、加之厌食、恶心、呕吐和腹泻及不适当地利尿或未及时补液有关。

2.　体液过多

与尿量明显减少、水钠潴留有关。

3.　营养失调：低于机体需要量

与透析、摄入量减少及肠道吸收障碍有关。

4.　活动无耐力

与贫血、心脏病变、水电解质紊乱及代谢性酸中毒有关。

5.　有皮肤完整性受损的危险

与浮肿、皮肤改变及末梢神经病变有关。

6.　有受伤的危险

与疲乏无力、骨质疏松、意识改变、视力模糊有关。

7.　有感染的危险

与透析、抵抗力下降有关。

8.　性功能障碍

与尿毒症对内分泌系统的影响、肾衰及其治疗产生的心理影响有关。

9.　绝望

与疾病预后不良有关。

三、护理目标

（1）病人能保持最佳的活动水平，表现为活动时呼吸、心率正常。

（2）患者维持体液及电解质的平衡。

（3）病人皮肤保持完整，住院期间不发生感染。

（4）病人能叙述绝望的真实原因及感受，绝望的情绪减轻。

四、护理措施

（一）维持体液及电解质平衡

1. 保持体液平衡

（1）准确记录 24 小时出入水量，定期测量体重，每天应在同一时间、穿同样数量的衣服、排空膀胱后，使用同一体重计测量体重。

（2）让病人了解限水的重要性，指导病人限制水钠摄入。

（3）严密观察病情变化，加强对生命体征的监测。

（4）必要时透析脱水。

2. 协助血钾过高的处理

（1）首先用 10% 药葡萄糖酸钙 20 mL+10%GS 20 ～ 40 mL 缓慢滴注。10 分钟见效果，作用可持续 1 小时。

（2）继之用 5% 碳酸氢钠 100 ～ 200 mL 快速静滴。(注意先补钙，后纠酸，$NaHCO_3$ 与 Ca^{2+} 不见面)。5 分钟见效，作用可持续 2 小时。

3. 协助钙磷失调的治疗

（1）定期检查血清钙、磷浓度及钙磷乘积。

（2）矫正钙的不平衡：口服钙制剂和活化的维生素 D。

（3）降低血中磷浓度：口服氢氧化铝胶，这是一种磷结合剂，可以降低血磷浓度。这些胶可以结合肠中的磷，而与大便一起排出体外。

（二）预防感染的发生

（1）增加营养：透析病人应进食优质高蛋白饮食，摄入蛋白质量为（1.2 ～ 1.4 g）/kg·d，优质蛋白占 50% 以上。摄取足够的热量。

（2）增强机体抵抗力：可进行适当的锻炼。

（3）透析及各种有创性检查治疗时严格无菌操作。

（4）接受血液透析的病人要进行乙肝疫苗接种，尽量减少血液制品的输入。

（三）适当的营养

1. 摄入适当的蛋白质

当病人尿少或血中尿素氮高于 28.56 mmol/L，且每星期只透析一次时，每天的蛋白质应限制在 20 ～ 25 g；若每周透析二次，则限制在 40 g 左右；若每周透析 1 次，则不必限制。

2. 摄取足够的热量

每天宜供给热量 ≥ 35 大卡 /kg，糖类每天应在 150 g 以上，以防由于热量不足发生体内蛋白质过度破坏，致代谢产物增加或发生酮症。

（四）保护病人的安全

（1）尿毒症末期，对已出现视力模糊的病人，应将物品放在固定位置，以使其取用方便。平时也应移开障碍物，以防跌跤。对于完全看不见的病人，则应给予行动上的协助。

（2）对意识不清的病人，应使用床栏，以防跌落。

（3）对贫血或长期卧床病人，在离床活动时医护人员应在床旁协助支持。

（4）在施行腹透或血透治疗时，应详细向病人交代和解释，预防病人私自拔除透析导管而发生治疗中断或大量血液流失。若病人意识不清，应有专人在旁陪伴。

（五）保持病人皮肤黏膜的完整性

（1）每天以温水洗澡，以除去皮肤上的尿毒霜。避免使用肥皂，以免皮肤更干燥。若病人皮肤瘙痒不适，可涂擦炉甘石洗剂。对长期卧床病人，应常协助其翻身，以防局部持续受压而发生压疮。

（2）若为女病人，为避免发生阴部瘙痒，应以温水洗涤阴部，并保持局部干燥。

（3）若病人口腔唾液中含有大量的尿素，会经细菌分解而产生氨，除有口臭现象外，也会发生口腔溃疡及腮腺炎。应注意口腔护理，保持口腔清洁湿润，预防溃疡或感染的发生。

（六）加强心理护理

（1）首先要了解病人的问题是什么，当病人正处于疲倦和沮丧情境下而又非选择治疗方法不可时，应略作说明，协助其说出自己的感受，提供病人最希望得到的协助与支持。

（2）病人会出现不正常的情绪反应或对抗行为，护理人员应以同情心接触病人，参与病人及家属的活动，以协助其渡过难关。

（3）应鼓励家属接受病人，平时应以温暖、关切、安慰去接近病人，使病人在漫长的透析生活中都能获得足够的支持。

五、评价

（1）病人维持体液及电解质平衡。

（2）病人的皮肤保持完整，无感染现象发生。

（3）病人能配合病情作适当的饮食控制，营养摄入量足够。

（4）病人心理压力明显减轻，能获得其家人和亲友的全力支持。

第九章

肾移植护理

第一节　肝肾联合移植

一、概述

肝肾联合移植指征根据病因不同而有不同的分类方法，目前主要适用于以下几类疾病：先天性或遗传性疾病同时累及肝肾两个脏器、终末期肝病合并肾损害或终末期肾病合并肝损害、肝肾综合征、急性中毒引起的肝肾联合衰竭。

二、护理常规

（一）术前护理

1. 休息与活动

指导患者注意休息，病重者宜卧床休息。

2. 饮食护理

进食清淡、易消化、高热量、高维生素、优质高蛋白食物，避免摄入过多水分；术前 12 h 禁食，4 ~ 6 h 禁水。

3. 协助检查

配合完成术前常规检查，如胸片、心电图、血尿常规、出凝血试验、肝肾功能、人类白细胞抗原配型、群体反应性抗体、多普勒超声心动图、肺功能、CT、MRI 等。

4. 病情观察

（1）记录 24 h 出入量，观察患者腹部体征，皮肤黏膜黄染及水肿等情况。

（2）监测患者凝血功能，观察有无牙龈出血、皮肤瘀斑或出血点等。

（3）观察患者生命体征，尤其是血压及体温变化，观察有无感染迹象。

（4）观察患者的饮食及睡眠情况。

5. 呼吸道管理

指导患者做深呼吸运动和有效咳嗽练习，有吸烟习惯的患者停止吸烟，对痰液浓稠患者术前应用雾化吸入和口服抗生素等处理。

6. 用药护理

根据具体情况进行术中药物及用物的准备，准备凝血药物、抗生素、甲基强的松龙、普乐可复，血制品包括白蛋白、血浆、血小板、全血、红细胞等。

7. 治疗护理

（1）根据医嘱规律血透，做好血透后护理。

（2）根据需要建立静脉通路（留置套管针），遵医嘱执行静脉输液及静脉用药，注意控制补液量及速度。

（3）指导患者办理伦理鉴定：按医嘱术前配血、清洁灌肠，有肝昏迷病史及肝性脑病前兆患者避免使用肥皂水灌肠。

8. 皮肤护理

术前清洁全身皮肤，进行沐浴、洗头等，同时剃去手术野的毛发。

9. 心理护理

了解患者思想情况，安慰患者及家属，缓解紧张情绪。向患者及家属讲解术前准备、术后不适及应对方法、并列举移植成功的例子，树立战胜疾病的信心。

（二）术后护理

1. 按麻醉护理

常规护理。

2. 体位

术后第 2 d 予半卧位及主动床上活动，术后 3 d 内半卧位时上半身抬高不宜超过 45°，术后 5 ~ 7 d 可下床活动；避免移植肾同侧下肢过度屈曲及输液，以防感染和栓塞。

3. 饮食护理

按医嘱告知患者饮食种类，胃肠道功能恢复后可给流质饮食。

4. 病情观察

（1）术后 3 ~ 5 d 每小时监测生命体征，每 4 h 监测中心静脉压及血糖变化，动态观察神志变化，保持轻度高血压、低中心静脉压。

（2）观察患者腹部体征及引流液颜色、量及切口敷料情况，腹腔引流管引流量 > 2 mL/（kg·h），警惕活动性出血的可能、胆漏一般发生于术后 6 周以内，临床上可表现为典型的腹膜炎腹腔局限性积液、不叫原因的发热。

（3）观察有无急性排斥反应的发生，肝移植术后急性排斥反应常发生于术后 5 ~ 7 d，可反复出现，临床表现为畏寒、发热、乏力、肝区疼痛、黄疸、胃食欲缺乏、自觉不适、胆红素和肝酶急剧上升，肾移植急性排斥反应多在 2 ~ 14 d 内发生，临床上表现为尿量突然减少、血压增高、移植肾区胀痛等。

（4）实验室检查肝功能恶化或明湿肝功能指标升高，提示有肝动脉血栓形成的可能。必要时协助行肝动脉血管造影检查

5. 用药护理

免疫抑制药物使用观察及护理同肝移植。

6. 治疗护理

（1）根据病情及医嘱给予中流量吸氧。

（2）肝肾联合移植应特别注意液体出入量的平衡，准确记录 24 h 出入量：早期维持患者尿量 > 100 ~ 200 mL/h，尿量 < 100 mL/h 时及时查找原因，及早处理；若尿量 > 200 mL/h，则应密切注意输液情况，保证机体出入量平衡，在保持血流动力学稳定的前提下，维持轻度脱水（中心静脉压轻度偏低）状态以利于肝、肾灌注及肝脏回流。在保证患者治疗所需输液量的基础上，根据中心静脉压及尿量适当增加或减少液体，保证机体出入量平衡，额外增加的液体以复方林格液及 5% GS 为主，一般为 1：1 交替输入。

7. 管道护理

做好标志及记录妥善固定，保持引流通畅，避免管道受压、折曲、脱出等。准确记录各引流液量及颜色变化。

8. 隔离护理

病室准备及消毒隔离制度同肝移植。

第二节　胰肾联合移植

一、概述

胰肾联合移植是国际公认 1 型糖尿病伴终末期肾功能衰竭的标准适应证，一般选择尿毒症已在透析的糖尿病患者，也有的中心选择血清肌酐达 300 ~ 500 μmol/L 的透析前期患者。

二、护理常规

（一）术前护理

1. 休息与活动

指导患者注意休息，病重者宜卧床休息。

2. 饮食护理

根据医嘱予糖尿病饮食，进食清淡、易消化、高维生素、优质蛋白食物，避免摄入过多水分；严格控制血糖，胰岛素的需要量应个体化，根据血糖值按医嘱进一步调整胰岛素用量，血糖控制的目标值是空腹血糖 7.1 mmol/L，餐后血糖 11.1 mmol/L 以下。术前 12 h 禁食，4 ~ 6 h 禁水。

3. 协助检查

配合完成术前常规检查，如胸片、心电图、血尿常规、出凝血试验、肝肾功能、胰腺功能、人类白细胞抗原配型、群体反应性抗体、多普勒超声心动图、肺功能、CT、MRI 等。

4. 病情观察

（1）记录 24 h 出入量，观察皮肤黏膜水肿情况。

（2）观察患者生命体征，尤其是血压变化，按医嘱控制高血压，改善心功能。

（3）观察有无感染迹象。

5. 治疗护理

根据医嘱规律血透，做好血透后护理。

6. 皮肤护理

术前清洁全身皮肤，进行沐浴、洗头等，同时剃去手术野的毛发。

7. 心理护理

了解患者思想情况，安慰患者及家属，缓解紧张情绪。向患者及家属讲解术前准备、术后不适及应对方法、并列举移植成功的例子，鼓励患者树立战胜疾病的信心。

（二）术后护理

1. 按麻醉护理

常规护理。

2. 体位

术后第 2 d 取半坐卧位及主动床上活动，术后 3 d 内半坐卧位时上半身抬高不宜超过 45°，术后 5 ~ 7 d 可下床活动；避免移植肾同侧下肢过度屈曲及输液，以防感染和栓塞。

3. 饮食护理

按医嘱告知患者饮食种类，在胃肠道功能恢复后可进食，由流质、半流质逐渐过渡到普食，以高碳水化合物、优质蛋白、低热量、低脂、低盐为饮食结构。

4. 病情观察

（1）动态观察神志变化，每小时监测生命体征、血氧饱和度，每 4 h 监测中心静脉压，保持轻度高血压，正常偏高中心静脉压。

（2）记录 24 h 出入量，观察水电解质酸碱平衡情况。

（3）动态监测血、尿、十二指肠淀粉酶、尿 pH、凝血功能，观察皮肤黏膜有无瘀血、瘀斑等情况。

（4）观察患者腹部体征及引流液颜色、量及切口敷料有无渗血渗液情况，标明移植肾周、移植胰周及其他引流管，记录各引流液的性质及引流量。胰漏表现为高热、腹痛、胰周引流液增多等。一般术后胰周引流液超过 250 ～ 500 mL/24 h，提示有胰漏发生的可能。一旦发生应及时禁食，保持引流通畅，遵医嘱使用胰液分泌抑制剂，控制局部感染等。

5. 用药护理

免疫抑制药物使用观察及护理同肝移植。

6. 治疗护理

（1）根据病情及医嘱给予中流量吸氧。

（2）严格准确记录 24 h 出入量。早期维持患者尿量 > 100 ～ 200 mL/h，保证机体出入量平衡维持正常偏高中心静脉压状态以利于肾灌注。

（3）如出现出血情况，应按医嘱及时停用抗凝治疗，控制高血压，及时输血，注意不随便使用止血药。

（4）按医嘱术后早期每 2 ～ 4 h 监测血糖，恢复饮食后，测空腹血糖及餐后 2 h 血糖。疑有排斥反应时，酌情增加检测次数；按医嘱术后 1 周每 6 h 监测血、尿、十二指肠引流液淀粉酶，疑有排斥反应时，酌情增加检测次数。

（5）按医嘱术后常规用低分子右旋糖酐及肝素，要反复监测凝血酶原时间，注意观察有无皮肤黏膜、胃肠道及注射部位、伤口的出血，定期检查尿常规及大便隐血。按医嘱行凝血机制全套检查（1 周内每天 4 ～ 6 次，以后每天 1 ～ 2 次）。

（6）观察有无急性排斥反应的发生，一般于移植术后数日至 2 周发生，往往是移植肾发生排斥反应在先，主要症状为突然发生的寒战、高热、血压增高、尿量突然减少、尿 pH 降低、移植物肿大、局部胀痛、移植器官功能减退等。

（7）高水平的血淀粉酶突然下降需警惕移植胰血栓形成的可能，按医嘱及时行移植胰影像学检查可诊断。在治疗过程中应遵医嘱准时、准量使用低分子右旋糖酐等抗凝治疗，并加强观察凝血情况。无出血情况禁用止血药物。

7. 管道护理

术后引流管多，需做好标志及记录。妥善固定，保持引流通畅，准确记录各引流液量及颜色变化。

第三节　小肠移植

一、概述

小肠移植应用于不可逆性小肠衰竭和短肠综合征的治疗，小肠移植分为单独小肠移植、肝小肠联合移植、腹腔多器官联合移植。按供体来源分为尸源性供体小肠移植和活体供体小肠移植。

二、护理常规

（一）术前护理

1. 休息与活动

病重患者宜卧床休息。

2. 饮食护理

按医嘱经中心静脉进行静脉高营养治疗，按能量代谢原则给予受体所需营养，术前 3 d 开始进行胃肠道准备，按医嘱口服肠道不吸收的抗生素和清洁灌肠。

3. 协助检查

配合完成术前常规检查及组织配型、免疫学检查、伦理鉴定等。

4. 治疗护理

按医嘱术前 3 d 开始肌注维生素 K_1，每次 10 ～ 20 mg，每天 2 次根据患者凝血功能适当补充纤维蛋白原及凝血酶原复合物并输血小板悬液。

5. 皮肤护理

术前清洁全身皮肤，进行沐浴、洗头等，同时剃去手术野的毛发。

6. 心理护理

了解患者思想情况，安慰患者及家属，缓解紧张情绪。向患者及家属讲解术前准备、术后常规用药、常见不适及处理、并列举移植成功的例子，树立患者的信心。

（二）术后护理

1. 按麻醉护理

常规护理。

2. 休息与活动

术后卧床休息，进行主动床上活动，术后 5 ～ 7 d 可下床活动。

3. 体位

术后给予平卧位，术后第 2 d 给予半卧位，术后 3 d 内半卧位时上半身抬高不宜超过 45°。

4. 饮食护理

等胃肠道功能恢复后方可进食。

（1）严格无菌操作，24 h 内均匀输入肠外营养液。

（2）术后 3 d 肠蠕动恢复后开始用肠内营养，最初每天少量多次经空肠营养管注入稀米汤、蔬菜汁、果汁、果味钾和谷氨酰胺等；术后 11 d 可开始使用要素饮食，由少到多、由稀到浓、经口进食增多时减少用量；适用管饲营养泵匀速、加温（37 ℃）注入，无菌操作，现用现配，煮沸后使用；观察有无腹痛、腹胀、腹泻等消化道并发症，必要时调整用量及浓度；排异反应时停止使用肠内营养。

5. 病情观察

（1）术后 3 ～ 5 d 每小时监测生命体征、血氧饱和度、观察记录每小时出入量 1 次，保持各引流管通畅，观察引流液量、性状、颜色。

（2）急性排斥反应多发生在术后 1 个月内，1 个月内每 2 ～ 3 d 进行肠镜检查 1 次。排斥反应的表现为发热、腹痛、腹泻、肠鸣音亢进、肠造口排出的肠液量增多，多数患者还可出现造口处肠管发绀，有的出现移植肠黏膜充血、水肿、糜烂、溃疡。出现溃疡就意味着排斥反应已发生。因此要密切观察肠造口的情况，定时监测血药浓度，按医嘱根据血药浓度调整免疫抑制剂的剂量。

6. 用药护理

免疫抑制药物使用观察及护理同肝移植。

7. 治疗护理

（1）进行抗凝治疗者，注意观察移植肠造口处肠黏膜的色泽是否红润，观察伤口、造瘘口、口腔、鼻腔有无出血，皮肤、黏膜有无出血点、瘀斑，小便、腹腔引流液的颜色；术后 2 周内严密监测凝血功能指标。

（2）进行早期体能锻炼，术后 12 h 护士协助患者主动或被动活动四肢，深呼吸训练；术后第 2 d 开始让患者用力捏挤血压计皮球训练握力；第 3 d 起扶其下地活动，每天 2 次，每次 5 min。注意循序渐进，先被动后主动，先床上再床下，以不使其太累为原则。当治疗与锻炼发生冲突时，应暂停输液或管饲 30 min，待下地活动后继续。

8. 管道护理

术后引流管多，需做好标志及记录，妥善固定，保持引流通畅，避免管道受压、折曲、脱出等，准确记录各引流液量及颜色变化。

9. 隔离护理

病室准备及消毒隔离制度同肝移植。

第四节　肾移植

一、概述

肾移植术是指用手术的方法，将整个保持活力的肾脏器官移植到另外一个个体内的某一部位，维持正常的肾脏功能，以达到挽救受者生命，提高生活质量的目的。

二、护理常规

（一）术前护理

1. 饮食护理

给予低盐、低脂、高热量、高维生素、优质蛋白饮食。进食清淡、易消化食物，避免摄入过多水分：术前 12 h 禁食，4 ～ 6 h 禁水。

2. 协助检查

完善各项常规检查及血型测定、淋巴细胞毒交叉配合试验（CDC）、人类白细胞抗原配型（HLA）、群体反应性抗体（PRA）等检查。

3. 病情观察

观察患者的一般情况，如有无手术禁忌证、感染病灶等。

4. 用药护理

按医嘱服用免疫抑制剂，如环孢素 A 或普乐可复等。

5. 治疗护理

视病情需要进行腹膜透析或血液透析（无肝素）。配同型血。用肥皂水清洁灌肠，使肠道排空和清洁。

6. 皮肤护理

做好手术野皮肤清洁剃毛，手术切口位于下腹部，备皮范围：上界平乳腺，下界至大腿上 1/3，前后界超过腋中线，清洁全身皮肤，洗头等。

7. 心理护理

了解患者心理状况，安慰患者及家属，缓解紧张情绪。讲解术前准备、术后常规用药、常见不适合应对方法、并列举移植成功的例子，使患者树立信心，与医护人员密切合作。

8. 隔离护理

病室彻底清洁后，用 15% ～ 18% 过氧乙酸喷雾法消毒，床及桌椅等用具用含氯消毒液抹净准备好消毒床单位及一切用具，包括血压计、听诊器、体温表、精密尿袋、便器、量杯、磅秤、隔离衣、口罩、帽子等。

（二）术后护理

1. 按麻醉护理

常规护理。

2. 体位与活动

去枕平卧 6 h，移植侧下肢屈曲 15° ～ 25°，完全清醒后给予半坐卧位移植同侧下肢避免过度屈曲，并禁止做静脉注射、测量血压。

（1）术后 3 d 内在床上活动，3 d 后或拔除引流管后协助离床活动。活动时予腹带压迫伤口。

（2）指导患者手术后 3 个月内，不可提举重物或做仰卧起坐和类似的运动，亦不要做剧烈运动，例如踢足球、游泳等，以免拉扯腹部伤口及扭伤肌肉。

（3）合理安排活动与休息，建议患者选择散步、做家务、登梯、快步走、爬山等中低负荷的有氧运动，每天有数次的短时间锻炼。

（4）注意方法科学合理，循序渐进。

3. 饮食护理

胃肠道功能恢复后，可进食高热量、高蛋白、高维生素、易消化的软食，鼓励患者多喝水，饮食上以健康饮食为基础，适量、均衡、不需大补，以低糖、低脂肪、高维生素和适量的优质蛋白为原则。

（1）向患者及家属讲解饮食禁忌。避免食用可提高免疫功能的食物，如白木耳、黑木耳、香菇、红枣、蜂王浆、鹿茸及人参等。

（2）保证优质蛋白质的供给，以鱼、禽、蛋等动物蛋白为主。

（3）控制糖的摄入。

（4）限制胆固醇摄入。

（5）多吃绿叶蔬菜和水果，但注意不吃可影响肝脏对免疫抑制药物代谢的食物，如柚子、柚子汁、葡萄和葡萄汁、阳桃等。

（6）注意补钙。

（7）限制盐的摄入。每天约 3 ~ 4 g，不超过 6 g。尤其是少尿、水肿、高血压时。

4. 病情观察

（1）术后 3 d 内每小时监测生命体征、血氧饱和度 1 次，平稳后每 2 ~ 4 h 测量 1 次。

（2）观察伤口渗血、渗液情况，及时更换敷料，保持清洁干燥，使用腹带加压固定伤口敷料。

（3）观察移植肾区情况，每 2 ~ 4 h 1 次。

（4）记录每小时尿量、颜色：准确记录 24 h 出入量，观察水电解质酸碱平衡及皮肤黏膜水肿情况。

（5）按医嘱适时采用彩超监测移植肾血供。

（6）测体重，每天 1 次。

（7）每天行肾功能检查、药物浓度及血、尿常规检查。

5. 术后并发症的观察及护理

（1）急性排斥反应是肾移植术后最常见的排斥反应类型，多发生于移植后的 3 个月之内，移植后 1 个月是最易发生的时间段。出现发热 38℃左右或以上，尿量减少，血压增高，移植肾肿大、变硬、有压痛，血肌酐较前日升高 20% 以上时应高度警惕。治疗方法主要是激素冲击治疗和抗体治疗。

①做好抗排斥药物使用宣教及观察用药后的不良反应。

②加强消毒隔离及基础护理。

③重视患者的情绪变化，及时予以安慰。

④观察检验结果，及时解答患者的疑问。

（2）移植肾动脉或静脉破裂出血是肾移植术后最严重的并发症，常危及生命。多发生在术后 1 ~ 3 周。与感染、尿漏等侵蚀血管、血管吻合口破裂、腹压增高等因素有关。

①迅速建立两条静脉通路（选择大血管），配血，遵医嘱予输液、用药。

②给予心电监护，每 0.5 ~ 1 h 监测脉搏和血压 1 次，按医嘱给予 4 L/min 流量吸氧。

③去枕平卧位，用沙袋或是棉垫加压按压出血部位，安抚患者。

④确诊时行急诊手术探查。

（3）尿漏多发生在术后 3 周之内，由于感染、梗阻、输尿管与膀胱吻合技术不佳、排斥反应、血供障碍等造成。

①保持引流管通畅，观察引流量、颜色、准确记录。

②观察尿管引出液的颜色、性质、量，准确记录每小时尿量。

③观察伤口敷料渗出液体的质、量、气味，及时更换敷料。

④观察移植肾区有无红肿、压痛、局部隆起。

⑤预防感染，会阴冲洗，每天 2 次。

⑥测体温，每 6 h 1 次。

（4）移植肾功能延迟恢复是同种异体肾移植术后常见的并发症：表现为移植后少尿或无尿，肾功能恢复超过 10 ~ 14 d，肌酐下降 < 30%。病程可以持续数日到 1 个月以上。

①观察血压、体温、移植肾区有无肿胀、疼痛等变化。

②准确记录出入量，指导合理饮水，维持水电解质平衡。

③测体重，每天 1 次。

④加强基础护理。

⑤预防感染。紫外线消毒房间每天 2 次，限制探陪人员。

⑥指导优质蛋白、高纤维饮食，限制钠、钾的摄入。

⑦加强心理护理。注意患者的情绪变化，倾听患者主诉。做好解释，取得理解和配合。

6. 呼吸道管理

注意保暖，避免受凉，鼓励患者做深呼吸、有效咳嗽、咳痰，痰液黏稠者按医嘱给予雾化吸入。

7. 免疫抑制药物治疗护理

（1）讲解各类用药的药物名称、用途及常见的不良反应。

（2）强调终身免疫治疗的重要性，提高服药依从性。

（3）空腹定时服用，餐前 1 h 或餐后 2 h 服用，两次用药时间相隔 12 h。

（4）观察药物的毒副作用。

（5）避免使用可加重肝肾毒性的药物。使用其他药物之前，应向移植科医生咨询。

（6）定时监测血药浓度。

（7）禁止自行更改药物剂量或擅自停药。

8. 治疗护理

（1）根据尿量调节输液量及输液速度。术后第 1 个 24 h 内补液原则：尿量 < 300 mL/h，应控制输液速度；尿量为 300 ~ 500 mL/h，输液量等于尿量；尿量 > 500 mL/h，输液量为尿量的 80%；输液种类为 5% CS 与乳酸钠林格液各 50%，两者交替使用，以缩短多尿期。

（2）肾移植术后多尿期的护理：术后 24 h 内 90% 以上的患者会出现多尿期，每小时尿量达 400 ~ 1 200 mL 以上。

①测量生命体征每 1 h 1 次，尤其是血压、脉搏的变化。

②准确记录每小时出入量。

③补液原则"量出为入，宁少勿多"。输液速度根据每小时尿量调整，每小时补液量 = 每小时尿量 + 30 mL（成人不显性失水约 30 mL/h）。

④每 8 h 监测中心静脉压 1 次，观察皮肤的弹性及有无口干等。

⑤观察每天生化检查结果，保持水电解质平衡。

⑥防止心功能衰竭、急性肺水肿的发生。

⑦指导患者根据尿量配合喝水、避免进食利尿食物。

⑧预防泌尿系统感染，会阴冲洗每天 2 次。

（3）肾移植术后少尿或无尿的护理：术后早期（术后 1 个月）约有 20% 患者会发生少尿、无尿。与急性肾小管坏死，排斥反应，肾前、肾后性梗阻，尿外渗及移植肾功能延迟恢复等有关。

①了解尿少的发生原因。

②严格记录 24 h 出入量，限制液体入量及输液速度。

③严格执行消毒隔离措施，预防并发症。会阴冲洗每天 2 次，尿色清时，及早拔除导尿管，督促患者排尿。保持皮肤黏膜清洁，口腔护理每天 2 次。

④换药时严格执行无菌操作，观察伤口渗血、渗液情况。

⑤防止肺部感染和褥疮发生，定时协助翻身叩背，鼓励咳嗽、咳痰。

⑥给予高热量、高维生素、低盐、避免含钾高的饮食，记录蛋白质摄入量，少食多餐。

⑦观察有无排斥现象，注意体温、体重、尿量、血压、移植肾区情况、实验室检查，患者主诉等。

（4）移植肾切除护理。

①按麻醉护理常规护理。

②卧床休息 1 d 后可下床活动。

③去枕平卧 6 h 后取半坐卧位。

④严密监测生命体征，每 4 h 测体温 1 次，连续 3 d；每 2 h 测血压 1 次，连续 12 h，视情况予心电监护。观察引流管及伤口敷料情况，如引流液每小时超过 100 mL，连续 3 h，谨防内出血。

⑤控制出入量，做好血液透析治疗的护理。

⑥遵医嘱使用抗生素，加强基础护理，预防感染。

⑦做好患者及家属的安慰解释工作，多与患者沟通交流，取得理解和配合。

9. 管道护理

术后引流管多，需做好标志及记录，妥善固定，保持引流通畅，准确记录各引流液量及颜色变化。

（1）靠近患者端应留有足够的长度供患者翻身、床上活动，避免牵拉、脱出。

（2）保持有效引流，保证有效的负压吸引，负压大小适当，避免引流管受压、折叠、扭曲。

（3）观察并记录引流液的颜色、量和性状。

（4）引流管留置时间一般为 3 ~ 5 d，引流液少于 50 mL/d 时即可考虑拔管，配合医生拔管一。

10. 隔离护理

严格执行无菌操作，加强病室消毒隔离，室内每天用紫外线照射 2 次，每次 30 min，病室每月进行空气培养 1 次，注意口腔、会阴清洁。非工作人员进入病室前，戴好帽子、口罩，穿好隔离衣。患者外出检查、治疗等，需穿好隔离衣，戴好帽子、口罩。工作人员注意手卫生，避免交叉感染。

11. 心理护理

加强与患者的交流，建立良好的护患关系。及时主动为患者做好解释答疑工作。

第五节　儿童肾移植

一、概述

儿童肾移植系指受者年龄在 14 岁以下的肾移植。儿童和青少年成功的肾移植不仅能够缓解尿毒症症状，而且能改进、甚至完全纠正骨骼发育迟缓、性成熟障碍、认知和心理功能损害。

二、护理常规

（一）术前护理

1. 饮食护理

术前加强营养，进食清淡、易消化、高热量、高维生素、优质高蛋白食物。术前 12 h 禁食，6 h 禁水。

2. 协助检查

完善各项常规检查。

3. 对症处理

（1）按医嘱停用可能会影响手术的药物。

（2）按医嘱配型。

（3）按医嘱透析。

（4）对于难治性肾性高血压，按医嘱完善双肾切除术前准备。

（5）神经和精神状况评估，如抑郁、语言障碍、癫痫、痴呆甚至昏迷等。按医嘱给予相应治疗。

（6）按医嘱行膀胱功能准备。

4. 治疗护理

遵医嘱术前配血。术前用肥皂水清洁灌肠，使肠道排空和清洁。

5. 皮肤护理

给予术前备皮，清洁手术野皮肤。病情允许者，术前清洁全身皮肤，进行沐浴、洗头等。

6. 心理护理

做好患儿依从性评估，协同家长做好患儿的心理护理。

（二）术后护理

1. 按麻醉护理

常规护理。

2. 休息与活动

术后卧床休息，进行主动床上活动，术后 5 ~ 7 d 可下床活动。

3. 体位

术后第 2 d 予半卧位，术后 3 d 内半卧位时上半身抬高不宜超过 45°，避免移植肾同侧下肢过度屈曲及输液，以防感染和栓塞。

4. 饮食护理

术后有肛门排气后，可进食高热量、高蛋白、高维生素、易消化的软食，鼓励患者多饮水。饮食原则为以健康饮食为基础，适量、均衡、不需大补，以"低糖、低脂肪、高维生素和适量的优质蛋白"为原则。

（1）向患者及家属讲解饮食禁忌。

（2）保证优质蛋白质的供给，以鱼、禽、蛋等动物蛋白为主。

（3）控制糖的摄入。

（4）限制胆固醇摄入。

（5）避免食用可提高免疫功能的食物，如白木耳、黑木耳、香菇、红枣、蜂王浆及人参等。

（6）多吃绿叶蔬菜和水果，但注意不吃可影响肝脏对免疫抑制药物代谢的食物，如柚子汁、葡萄和葡萄汁、阳桃等。

（7）注意补钙。

（8）限制盐的摄入。每天 3 ~ 4 g，不超过 6 g，尤其是少尿、水肿、高血压时。

5. 病情观察

（1）持续心电监护。观察记录每小时血压、脉搏、呼吸，连续 3 d，平稳后改为测血压每 4 ~ 6 h 1 次。

（2）每 4 h 测体温 1 次，连续 3 d，体温正常者按常规测量。

（3）低流量吸氧监测血氧饱和度，维持在 95% 以上。

（4）记录每小时出入量和记 24 h 出入量。

（5）每 4 ~ 6 h 监测中心静脉压 1 次，中心静脉压维持在 10 ~ 12 cmH$_2$O。

（6）按医嘱监测血尿常规、电解质、肝肾功能每天 1 次。

（7）按医嘱适时采用彩超监测移植肾血供。

（8）观察移植肾区情况，每 2 ~ 4 h 1 次。

（9）每天测量体重 1 次。

6. 用药护理

免疫抑制药物使用观察及护理同肝移植、遵医嘱使用免疫抑制剂。注意按时、按量，用药期间监测药物浓度，根据浓度调整药物剂量。

7. 管道护理

术后引流管多，需做好标志，妥善固定，保持引流通畅，避免管道受压、折曲、脱出等，及时倾倒引流液，准确记录各引流液量及颜色变化。

8. 隔离护理

病室准备及消毒隔离制度同肝移植。

9. 心理护理

加强与患者的交流，建立良好的护患关系、及时主动为患者做好解释答疑工作。

第十章

骨科疾病护理

第一节　一般护理

一、概述

骨科以老年患者为主，且卧床患者多，基础护理量大，接收急诊患者较多。常见疾病包括四肢骨折（外伤性、病理性）、脊柱骨折及疾病（颈、腰椎疾病，脊柱侧弯）、骨肿瘤、关节疾病等。

二、护理常规

（一）急救护理

1. 现场急救

（1）暴露伤员全身，评估患者意识、生命体征、受伤部位及程度。

（2）对心跳呼吸停止者立即行 CPR。

（3）及早判断及处理致命复合伤，如开放性气胸等。

（4）脊椎受伤者，创伤处用消毒的纱布或清洁布等覆盖伤口，用绷带或布条包扎。搬运时，将伤者平卧放在帆布担架或硬板上，以免受伤的脊椎移位、断裂造成截瘫。

（5）骨折部位用夹板把受伤位置临时固定，使断端不再移位或刺伤肌肉、神经或血管。骨折患者先固定，再搬动。

（6）边抢救边转院，及时与医院联系，通知有关科室会诊，并做好抢救准备。

2. 协助检查

遵医嘱行抽血化验、护送患者行 X 线、超声、CT 检查等，配合医生进行诊断性胸穿或腹穿。

3. 病情观察

（1）观察意识、瞳孔、生命体征、肢体活动情况，有高位截瘫者尤其注意呼吸情况。

（2）考虑胸部损伤患者观察胸廓起伏，听诊呼吸音变化。

（3）倾听患者主诉，观察伤口情况，注意有无活动性出血情况。

4. 呼吸道管理

摘除活动性义齿，清除移位的组织碎片、血凝块、口腔分泌物等，同时松解伤员的颈、胸部纽扣。清除口鼻腔异物，保持呼吸道通畅，充分开放气道，必要时行气管插管建立人工气道，呼吸机辅助呼吸。

5. 治疗护理

（1）建立静脉通路，保证及时输液、扩容。

（2）抗休克、包扎、止血、固定等处理。

（3）配血，做好随时输血的准备。

（4）患者情况稳定或手术后，转相应专科进一步治疗。

6. 心理护理

突然遭受意外，患者及家属均备受打击，医护人员应积极采取急救措施，做到有条不紊，并取得他们的信赖与配合。

（二）术前护理

1. 休息与活动

患者卧床休息，患肢局部制动。脊柱骨折患者卧硬板床，行轴线翻身。

2. 体位

抬高患肢 20 ~ 30 cm（高于心脏水平），取舒适卧位，保持关节功能位。

3. 饮食护理

急诊手术患者禁食、禁饮，其他患者给予高钙、高蛋白、丰富维生素、易消化食物，鼓励患者多饮水。

4. 协助检查

遵医嘱配合完成常规检查，如胸片、心电图、X 线、血尿常规、出凝血试验、肝肾功能等，并及时向医生报告检查结果。

5. 病情观察

（1）根据病情及医嘱监测生命体征、意识状态、出入量等。

（2）观察全身受伤部位、程度、有无畸形、异常活动、骨擦音、伤口有无渗血、渗液等情况。

（3）观察疼痛的部位、范围、性质、持续时间、缓解方式，进行疼痛评分。

（4）观察局部肿胀情况。

（5）观察患肢末梢血液循环、感觉及运动情况。

（6）观察其他脏器有无异常情况，如有无腹胀、腹痛、大小便情况。

（7）如留置引流管患者，观察引流液的颜色、量和性质。

6. 对症处理

疼痛患者避免引起疼痛加重的因素，如体位不当、固定过紧、伤肢的位置不当、角度异常、操作频繁等；实施非药物干预措施，如患者教育、物理治疗（冷敷、按摩、热敷等）、心理疏导、音乐疗法、分散注意力等；遵医嘱采用药物治疗，原则是多模式、个体化镇痛。

7. 治疗护理

（1）根据医嘱进行吸氧、输血、输液等处理。

（2）遵医嘱配血。

（3）遵医嘱灌肠、留置胃管和 / 或尿管等。

（4）术前 1 d 剪指甲、剃胡须、沐浴及更衣。

（5）指导患者根据手术部位要求练习术中体位。练习床上使用便盆、尿壶，练习床上翻身，掌握自行调整卧位的方法。

（6）术晨取下活动义齿、发夹、眼镜、手表、首饰及其他贵重物品，戴腕带。

（7）送手术前测量生命体征，检查手术野皮肤、腕带，如发现患者体温升高、血压高、感冒、女性患者月经来潮、皮肤损伤和感染等情况，及时报告医生考虑是否停止手术。

8. 皮肤护理

（1）遵医嘱行术前皮肤准备。

（2）卧床患者检查受压部位皮肤情况，必要时填写褥疮风险评估表，并采取预防性措施，如每 2h 翻身拍背 1 次，局部垫软枕等物品，必要时应用充气床垫，保持床单位整洁、皮肤清洁干燥。

（3）有伤口者给予更换敷料，用酒精清洗皮肤上的胶布痕迹。

9. 心理护理

了解患者心理状况，针对患者对手术可能产生的焦虑、恐惧及情绪不稳等心理反应，给予正确引导和解释。

（三）术后护理

1. 休息与活动

创建安静、舒适环境，尽量减少探视人员。遵医嘱进行早期床上肢体功能锻炼，预防下肢静脉血栓形成。根据病情决定下床活动时间。

2. 体位

根据麻醉方式、术式安排患者的体位。

（1）全身麻醉术后尚未清醒的患者去枕平卧6 h，头偏一侧，防止因呕吐而引起误吸。

（2）蛛网膜下腔麻醉术后患者去枕平卧位6 h，24 h内禁止坐起或离床。

（3）硬脊膜外腔麻醉术后患者一般平卧6 h。

（4）四肢手术后，用枕头或支架等抬高患肢20～30 cm（高于心脏水平），取舒适卧位，保持关节功能位。

3. 饮食护理

（1）经腹部手术，待肠道功能恢复、肛门排气后，开始进食少量流质1～2 d，逐步递增至全流，过渡到软食再普食。

（2）非经腹部手术，局部麻醉的患者术后无不适者可按需进食；蛛网膜下腔麻醉和硬脊膜外腔麻醉者术后6 h可适当进食；全身麻醉者在完全清醒、无恶心、呕吐后方可进食，先给予流质饮食，逐步过渡到半流质、普食。

（3）在保证一定能量的基础上，选择高钙、高蛋白和富含维生素的食物。

4. 病情观察

（1）测量并记录生命体征，每小时1次，共测3次，然后根据病情需要测量。

（2）观察引流液的颜色、性质和量，必要时记录24 h出入量。

（3）观察伤口有无渗血、渗液、敷料脱落及红、肿、热、痛等情况。

（4）观察有无恶心、呕吐、发热、腹胀、呃逆等发生。

（5）观察有无发生术后并发症。

①注意观察引流液的颜色、量和性质。若引流管持续引出鲜红色液体≥100 mL/h或24 h≥300 mL，提示存在活动性出血，应立即通知医生进行处理。

②患者出现发热、白细胞升高等，提示存在感染，应通知医生进行处理。

③患者无自解小便，主诉膀胱区胀痛，膀胱区膨隆，提示为术后尿潴留，根据病情给予改变体位、热敷膀胱区等办法诱导排尿。若仍不能排尿，遵医嘱给予导尿。

④观察有无受压部位褥疮的发生。

⑤观察有无咳嗽、咳痰、呼吸困难等坠积性肺炎的表现。

⑥观察有无腓肠肌隐痛、肢体肿胀、动脉搏动减弱等深静脉血栓表现。

⑦若出现患肢明显肿胀、皮肤发凉、指（趾）甲苍白、按压不变色、肢端不能活动、稍加被动活动即感觉剧烈疼痛、肢体远端动脉搏动弱或消失等情况，提示血液循环障碍，应立即通知医生处理，同时观察有无神经损伤。

⑧断肢再植术后的患者要严密观察有无休克、肾功能衰竭、出血、贫血、血管危象、感染等情况。

5. 对症处理

评估疼痛的情况，遵医嘱使用止痛药物，观察止痛效果及药物副作用。

6. 呼吸道管理

（1）鼓励患者进行深呼吸、有效咳嗽、咳痰。

（2）气管内全麻患者术后遵医嘱给予雾化吸入，每天2次，共3 d，观察有无喉头水肿和呼吸困难发生，留置口咽通气导管者，在咽反射未恢复前不得取出，必要时床边备吸痰装置及物品。

7. 用药护理

遵医嘱使用消炎、止血、神经营养等药物，观察有无药物副作用。

8. 治疗护理

遵医嘱吸氧。

9. 管道护理

妥善固定管道，保持管道通畅。

10. 皮肤护理

留置尿管期间会阴抹洗，每天 2 次；卧床期间协助床上浴，每天 1 次；床上洗头，每周 1 次。根据需要进行翻身拍背。

11. 口腔护理

不能自理的患者给予口腔护理，每天 2 次。

12. 功能锻炼

根据患者病情及医嘱指导患者进行功能锻炼，如进行踝泵运动、股四头肌等长收缩练习、屈膝、屈髋练习。指导患者在床上或离床活动，正确使用助行架、拐杖等康复相关辅助器材进行康复训练。

第二节　四肢骨折

一、概述

骨的连续性和完整性断裂称为骨折，引起骨折的原因有直接暴力、间接暴力、牵引暴力及骨质疾病。骨折的判断依据是外伤后局部有畸形，非关节部位骨折在进行角度活动时可听到骨擦音或摸到骨擦感。因直接或间接暴力引起下肢的创伤性骨折，可有局限肿胀、剧烈疼痛及肢体功能障碍，肢体可出现畸形、异常活动和骨摩擦音，可伴有多发伤和合并伤，重者引起出血、休克，甚至死亡。

二、护理常规

（一）急救护理

1. 现场急救

（1）评估受伤部位及有无合并伤。

（2）骨折肢体最好用夹板固定，其次可用木棍、木板代替，如无代替物，下肢骨折同另一侧健肢绑在一起，亦可起到暂时固定的作用。如为开放性骨折，则应用急救包或清洁布类包扎，搬运或运送到医院的过程中要注意保持固定。

（3）转运过程注意尽量减少碰撞和颠簸。

2. 休息与活动

急性期卧床休息，病情允许时早日离床活动。

3. 饮食护理

指导患者进食高蛋白、高热量、富含维生素和钙的食物，以利于骨折愈合。

4. 协助检查

护送患者到放射科照片，协助医生行石膏固定。

5. 病情观察

（1）伤肢局部情况，有无肿胀、疼痛、畸形、异常活动、骨擦音、活动障碍等情况。

（2）观察骨折远端肢体有无发凉、肿胀、发绀、脉搏减弱或消失、毛细血管充盈现象较慢或消失、皮肤感觉异常、运动障碍，以判断有无神经血管损伤或缺血性并发症。

6. 治疗护理

（1）处理危及生命的严重伤和并发伤，如脑疝、胸腹部内脏器出血、血气胸、休克等。

（2）有开放性伤口者，除应及时恰当地止血外，还应立即用消毒纱布或干净布包扎伤口，以防伤口继续被污染。伤口表面的异物要取掉，外露的骨折端切勿推入伤口，以免污染深层组织。

（3）闭合性骨折以固定断肢为主。开放性骨折强调院前止血、包扎伤口、固定断肢，院内彻底清创、缝合、妥善固定。

（4）疼痛剧烈者给予药物止痛，但有脑、胸部损伤者不可注射吗啡，以免抑制呼吸中枢。

（5）患者情况稳定后，转骨科进一步治疗及护理。

（二）术前护理

1. 休息与活动

患者卧床休息，患肢局部制动。

2. 体位

抬高患肢 20 ~ 30 cm（高于心脏水平），取舒适卧位，保持关节功能位。

3. 饮食护理

急诊手术患者禁食禁饮，其他患者给予高钙、高蛋白、丰富维生素、易消化食物，鼓励患者多饮水。

4. 协助检查

遵医嘱配合完成常规检查，如胸片、心电图、X 线、血尿常规、出凝血试验、肝肾功能等，并及时向医生报告检查结果。

5. 病情观察

（1）根据病情需要及医嘱监测生命体征、意识状态、尿量、中心静脉压。

（2）观察患肢末梢血液循环及感觉、运动、疼痛情况。

（3）观察伤口渗血、渗液情况。

（4）观察有无骨折引起的早期并发症。

①长骨骨折、多发性骨折等患者，观察有无广泛软组织损伤、大量出血、剧烈疼痛或合并内脏损伤，警惕发生出血性休克，遵医嘱给予吸氧、保暖，及时补充血容量和液体等。

②骨折后患者表现为烦躁不安、呼吸困难、神志障碍、皮下瘀点、血压下降等，警惕发生脂肪栓塞，应立即通知医生处理。

③观察有无神经损伤表现，如有无垂腕、垂足的现象，肢体有无感觉异常。

④观察有无骨筋膜摩综合征 SP 症状，如疼痛、苍白、感觉异常、麻痹、无脉。发现异常及时报告医生处理。

6. 对症处理

评估疼痛的情况，实施非药物干预措施，遵医嘱使用止痛剂，观察止痛效果。

7. 治疗护理

（1）肢体骨折时应即做固定。

（2）如有开放性骨折，用消毒纱布遮盖伤口，若有继续渗血时，应立即报告医师并压迫止血，必要时上止血带止血。

（3）开放性骨折患者，遵医嘱使用 TAT。

（4）根据医嘱进行吸氧、输血、输液等处理。

（5）术前行牵引的患者，见牵引技术护理。

（6）使用轮椅、拐杖的患者，见轮椅、拐杖使用护理。

8. 皮肤护理

卧床患者，检查受压部位皮肤情况，必要时填写褥疮风险评估表，并采取预防性措施，如翻身拍背，每 2 h 1 次，局部垫软枕等物品，必要时应用充气床垫，保持床单位整洁、皮肤清洁干燥。

9. 心理护理

安慰患者及家属，缓解其紧张恐惧心理。

（三）术后护理

1. 休息与活动

患者卧床休息，患肢局部制动。

2. 体位

抬高患肢 20 ~ 30 cm（高于心脏水平），取舒适卧位，保持关节功能位。

3. 饮食护理

给予高钙、高蛋白、丰富维生素、易消化食物，鼓励患者多饮水。

4. 病情观察

（1）观察意识状态，测量及记录生命体征，每小时 1 次，共测 3 次，然后根据病情需要测量。

（2）观察疼痛的部位、范围、性质、持续时间、缓解方式，进行疼痛评分。

（3）观察肢体末端血液循环及感觉、活动情况，如有无肿胀、冰冷和麻木等。

（4）观察有无发生术后并发症。

①注意观察引流液的颜色、量和性质：若引流管持续引出鲜红色液体 ≥ 100 mL/h 或 24 h ≥ 300 mL，提示存在活动性出血，应立即通知医生进行处理。

②患者出现发热、白细胞升高等，提示存在感染，应通知医生进行处理。

③患者无自解小便，主诉膀胱区胀痛，膀胱区膨隆，提示为术后尿潴留，根据病情给予改变体位、热敷膀胱区等办法诱导排尿，若仍不能排尿，遵医嘱给予导尿。

④观察有无受压部位褥疮的发生。

⑤观察有无咳嗽、咳痰、呼吸困难等坠积性肺炎的表现。

⑥观察有无腓肠肌隐痛、肢体肿胀、动脉搏动减弱等深静脉血栓表现。

⑦若出现患肢明显肿胀、皮肤发凉、指（趾）甲苍白、按压不变色、肢端不能活动、稍加被动活动即感觉剧烈疼痛、肢体远端动脉搏动弱或消失等情况，提示血液循环障碍，应立即通知医生处理，同时观察有无神经损伤。

⑧观察有无伤口出血和发热等，如伤口出现异味，皮下捻发音等，发现异常及时报告医师，若为气性坏疽，应即行隔离护理。

⑨观察有无骨筋膜室综合征 5P 症状，如疼痛、苍白、感觉异常、麻痹、无脉。发现异常及时报告医生处理。

5. 对症处理

疼痛患者避免引起疼痛加重的因素，如体位不当、固定过紧、伤肢的位置、角度异常、操作频繁等；实施非药物干预措施，如患者教育、物理治疗（冷敷、按摩、热敷等）、心理疏导、音乐疗法、分散注意力等；遵医嘱采用药物治疗，原则是多模式、个体化镇痛。

6. 用药护理

遵医嘱使用消炎、止痛等药物，观察有无药物不良反应，及时给予处理。

7. 治疗护理

（1）遵医嘱吸氧。

（2）气管内全麻患者术后遵医嘱给予雾化吸入，每天 2 次。

（3）术后行牵引的患者见牵引技术护理。

（4）石膏固定的患者见石膏固定护理。

（5）使用轮椅、拐杖的患者见轮椅、拐杖使用护理。

8. 管道护理

妥善固定管道，保持管道通畅。

9. 皮肤护理

按需进行褥疮风险评估，对高危患者进行预防护理，包括设置翻身卡，翻身拍背，每 2 h 1 次，保持床单位整洁等，留置尿管期间会阴抹洗，每天 2 次；卧床期间协助床上浴，每天 1 次，床上洗头，每周 1 次。

10. 心理护理

安慰患者及家属，缓解其紧张恐惧心理。

11. 功能锻炼

进行患肢早期功能锻炼，遵循循序渐进的原则，即活动范围从小到大，次数由少到多，时间由短至长，强度由弱至强，并多做健侧肢体活动。

第三节　肩关节伤病

一、概述

肩关节由肩胛骨的关节盂和肱骨头构成。肩关节是全身最为灵活的关节，关节活动度大，但稳定性差。常见的疾病有以下几种。①运动损伤：肩袖损伤、关节盂唇损伤、韧带损伤。②骨关节损伤：肩关节脱位、肩锁关节脱位、锁骨脱位、肱骨大结节骨折、肱骨外科颈骨折。③肩关节疾病：肩周炎。

当出现肱骨头缺血性坏死、肱骨头肿瘤、闭合或手法复位不能恢复功能的肱骨头粉碎骨折等情况时，可进行人工肩关节置换术。按照置换的范围可分为半肩关节置换术和全肩关节置换术。

二、护理常规

（一）术前护理

1. 饮食护理

根据麻醉及手术方式禁食、禁水，一般术前禁食 8 ~ 12 h，禁水 4 h。

2. 协助检查

配合完成心电图、X 线，血常规、尿常规、生化、肝功能、出凝血常规等。

3. 病情观察

观察患者局部及全身情况，如了解肩部病损过程、肩关节的活动度、疼痛程度、关节稳定性等。

4. 心理护理

评估患者心理状态，进行心理疏导，解答疑难。

5. 术前适应性训练

指导患者进行三角肌、肱二头肌的等长收缩练习以及床上大小便练习。

（二）术后护理

1. 体位

术后 6 h 待生命体征稳定，保持术侧肩关节中立位，取半卧位或健侧卧位。半卧位时，术侧肩关节用三角巾悬吊，上臂下垂，屈肘 90°。禁止患侧卧位。站立时用三角巾悬吊固定。

2. 饮食护理

遵医嘱进饮食，一般术后 6 h 给予半流质饮食，术后第 1 d 给予普食，进食高蛋白、高维生素、易消化食物，卧床期间多进食新鲜蔬菜、水果，多饮水。

3. 病情观察

（1）观察意识状态，测量及记录生命体征、引流的颜色、量及性质，每小时 1 次，共测 3 次，然后根据病情需要测量。

（2）观察患肢末梢循环及感觉、运动情况，如皮肤温度、颜色及肿胀程度等，观察有无手指麻木、肢体青紫或出血等。

（3）观察伤口渗血、渗液情况。

（4）观察疼痛的性质、原因、范围、程度（疼痛分值）等。

（5）观察有无发生术后并发症。

①观察引流液的颜色、量及性状，若引流管持续引出鲜红色液体 ≥ 100 mL/h 或 24 h ≥ 300 mL，提示存在活动性出血，应立即通知医生进行处理。

②若出现胸闷、胸痛、气急、神志模糊或尿液中检查出脂肪滴，胸片提示有风一样改变，提示发生脂肪栓塞。应及时给予吸氧，立即通知医生进行处理，如气管插管、气囊辅助呼吸。

③人工肩关节置换术患者观察有无出现剧烈疼痛、患侧肢体较健侧肢体短等，警惕发生关节脱位、半脱位和假体松动、下沉，立即制动，并通知医生配合处理。

4. 对症处理

疼痛患者避免引起疼痛加重的因素，如体位不当、固定过紧等；实施非药物干预措施，如患者教育、按摩、心理疏导、音乐疗法、分散注意力等；遵医嘱采用药物治疗，原则是多模式、个体化镇痛。

5. 治疗护理

（1）遵医嘱吸氧。

（2）按医嘱使用抗生素、抗凝药、镇痛药等。

6. 功能锻炼

遵医嘱指导患者进行功能锻炼，涉及骨折部位的动作要根据骨折愈合情况酌情进行。

（1）待患者患肢感觉恢复即可做手腕关节的被动、主动伸、屈运动和肩部肌肉的收缩运动。

（2）拔除引流管后，术后 3 ~ 5 d 开始离床活动，做患肢握拳、松拳运动和伸、屈腕关节运动。

（3）术后 1 周后去除固定带后做伸、屈肘运动，可用健侧手协助患侧，腕部上举过肩，并用手接触前额，以后可逐渐超过头部。

（4）术后 3 周患肢做主动锻炼，可进行环行或摆动运动。

四、肘关节伤病

一、概述

肘关节由肱尺关节、肱桡关节和上尺桡关节共 3 个关节组成一常见的疾病。①运动损伤：肘关节内侧和外侧副韧带的损伤、肱骨外上髁炎、肱骨内上髁炎、剥脱性骨炎、肘关节脱位。②骨关节损伤：肱骨髁上骨折、肱骨内外髁骨折、肱骨髁间骨折、桡骨小头骨折、尺骨鹰嘴骨折。③肘关节疾病：肘关节骨性关节炎。

人工全肘关节置换术是通过人工生物材料替代了重建病损的肘关节，以缓解症状，改善及恢复肘关节功能，以满足日常生活的需要。主要应用于类风湿性关节炎患者。

二、护理常规

（一）术前护理

1. 饮食护理

根据麻醉及手术方式禁食、禁水，一般术前禁食 8 ~ 12 h，禁水 4 h。

2. 协助检查

配合完成心电图、X 线、血常规、尿常规、生化、肝功能、出凝血常规等检验检查，异常者应遵医嘱治疗。

3. 病情观察

患者局部及全身情况，如了解肘部病损过程、肘关节的活动度、疼痛程度、关节稳定性等。

4. 心理护理

评估患者心理状态，进行心理疏导，解答疑难。

5. 术前适应性训练

指导患者做握拳练习，肱二头肌、肱三头肌等长收缩运动，练习床上大小便。

（二）术后护理

1. 体位

肘关节屈曲 40° ~ 90°；术后 6 h 待生命体征稳定，取半卧位或健侧卧位；半卧位时，按医嘱用三角巾悬吊；禁止患侧卧位；站立时按医嘱用三角巾悬吊固定。

2. 饮食护理

遵医嘱进饮食：鼓励多饮水，给予高蛋白、高热量，富含维生素饮食。

3. 病情观察

（1）观察意识状态，测量及记录生命体征、引流的颜色、量及性状，每小时 1 次，共测 3 次，然后根据病情需要测量。

（2）观察患肢末梢循环及感觉、运动情况，如皮肤温度、颜色、肿胀程度等，观察有无手指麻木、肢体青紫、出血等。

（3）观察伤口渗血、渗液情况。

（4）观察疼痛的性质、原因、范围、程度（疼痛分值）等。

（5）观察引流液的颜色、量及性状。

（6）观察有无发生术后并发症。

①若出现患肢关节持续疼痛或静息痛，活动时加重，体温持续升高，关节肿胀、充血，提示存在切口感染，应通知医生进行处理。

②与健侧对比，若出现患肢手指活动障碍、麻木，患肢肿胀，桡动脉搏动减弱或消失，提示发生神经麻痹，尺神经受压，应及时通知医生处理。

③若出现患肢肿胀疼痛，末梢血循环障碍，警惕发生静脉血栓，应制动，禁忌按摩、热敷，立即通知医生进一步处理。

4. 治疗护理

（1）遵医嘱吸氧。

（2）遵医嘱使用抗生素、抗凝药、镇痛药等。

（3）石膏固定患者见石膏固定护理。

5. 功能锻炼

遵医嘱指导患者进行功能锻炼，涉及骨折部位的动作要根据骨折愈合情况酌情进行。

（1）术后当天麻醉失效后，指导患肢重复握拳（5 s）、松拳（5 s）等简单指关节活动，每天 3 次，每次 10 min；鼓励术后 6 h 早期下地活动走，每天 2 ~ 3 次，每次 10 ~ 30 min；肘关节暂不活动。注意避免站立性低血压、头晕、跌倒。

（2）人工全肘关节置换术患者术后第 1 ~ 3 d，指导患者肘关节活动度的训练方法，关节轻微活动 < 30°，如用健侧上肢帮助患肢做被动肘伸展、屈或家属帮助做，每天 3 次，每次 10 min，主动握拳、松拳。

（3）人工全肘关节置换术患者术后 4 ~ 14 d，继续加强肘关节活动度和肌力的训练，肘关节活动 < 90°，肘关节主动轻微旋前 10° 至旋后 10°。指导日常生活的自我照顾方法和技巧。

（4）石膏固定患者未拆除前，肘关节局部不能活动，尽早并尽量多活动固定两端的关节、肌肉。去除石膏后，逐步恢复肘关节的功能，应进行肘关节屈曲、伸展及静力性肌力练习。

第四节　膝关节韧带损伤

一、概述

膝关节的关节囊松弛薄弱，关节的稳定性主要依靠韧带和肌肉，以内侧副韧带最为重要，其次为外侧副韧带及前后交叉韧带，膝关节韧带损伤多由外伤所致，患者剧烈疼痛、关节及周围肿胀、皮下有瘀斑、关节有积液及活动受限。

二、护理常规

（一）术前护理

1. 休息与活动

注意休息，避免劳累。

2. 体位

患肢制动，抬高患肢，高于心脏水平 20 ~ 30 cm，禁止牵拉受伤韧带。

3. 饮食护理

指导多饮水、多吃蔬菜等粗纤维食物，保持排便通畅。根据麻醉及手术方式禁食、禁水，一般术前禁食 8 ~ 12 h，禁水 4 h。

4. 协助检查

配合完成心电图、X线、血常规、尿常规、生化、肝功能、出凝血常规等检验检查，异常者应遵医嘱治疗。

5. 病情观察

观察膝关节及周围有无肿胀、皮下瘀斑，观察关节有无积液及活动受限情况。

6. 治疗护理

（1）非手术治疗患者给予石膏或支具固定 4 ~ 6 周，内侧韧带损伤石膏固定患肢于伸直内翻位，外侧韧带损伤石膏固定患肢于屈膝 30° 位，见石膏或支具固定护理。

（2）需使用拐杖的患者见拐杖使用护理。

（3）需手术治疗者，根据手术方式进行备皮。

7. 心理护理

安慰患者及家属，缓解紧张情绪，说明非手术治疗或手术治疗的必要性。

8. 功能锻炼

遵医嘱指导患者进行功能锻炼。

（1）膝内侧副韧带损伤患者非手术治疗时，在双膝间放 1 ~ 2 个枕头，指导做夹紧大腿动作。

（2）膝外侧韧带损伤患者非手术治疗时，将双膝用弹力绷带缚一起，强化分开大腿的动作。

（3）膝交叉韧带损伤患者非手术治疗时，指导做直腿抬高运动和下压膝关节活动。

（4）手术治疗患者进行术前适应性训练，如股四头肌等长收缩训练，足趾、踝关节、膝关节伸屈、区腿抬高运动。

（二）术后护理

1. 休息与活动

卧床休息，避免劳累。

2. 体位

抬高患肢，高于心脏 20 ~ 30 cm，膝关节 20° 屈曲位置固定。

3. 饮食护理

遵医嘱进饮食，一般术后 6 h 进食半流质，术后第 2 d 进食普食。

4. 病情观察

（1）观察意识状态，测量及记录生命体征和尿量，每小时 1 次，共测 3 次，然后根据病情需要测量。

（2）观察伤口敷料渗血、渗液情况。

（3）观察伤口引流管是否通畅，引流液的颜色、性质、量。

（4）观察疼痛的部位、范围、性质、持续时间、缓解方式，进行疼痛评分，区分是伤口痛还是敷料包扎过紧引起的疼痛。

（5）患肢末梢血液循环及感觉、运动情况，如皮肤色泽、温度和足背动脉搏动及毛细血管充盈度等。

（6）观察患者有无发生术后并发症。

①若出现患肢肿胀、疼痛，足背动脉减弱或消失，提示发生下肢静脉血栓，应卧床休息，禁忌按摩、热敷，通知医生进一步处理。

②若患者出现急性发作的关节红、肿、热、痛，伴高热等全身中毒症状，提示存在感染，出现感染，应遵医嘱行血常规及细菌培养，根据培养结果应用敏感抗生素。感染早期应制动，感染控制后早期进行关节康复锻炼。

③若患者出现关节张力大，疼痛严重，提示存在关节内积血，应配合医生关节腔局部麻醉下行关节镜冲洗和加压包扎，必要时术后 24 h 负压引流，并密切观察引流液的性质、颜色及引流量，加强局部引流管的护理。

④若患者出现关节肿胀、疼痛等，警惕液体渗出及滑膜炎的发生。嘱卧床休息，关节制动，遵医嘱给予冷敷、药物和理疗等保守治疗。

5. 对症处理

疼痛患者避免引起疼痛加重的因素，如体位不当、固定过紧、伤肢的位置、角度异常、操作频繁等；实施非药物干预措施，如患者教育、心理疏导、音乐疗法、分散注意力等；遵医嘱采用药物治疗，原则是多模式、个体化镇痛。

6. 用药护理

遵医嘱使用消炎、止痛等药物，观察有无药物不良反应，及时给予处理。

7. 治疗护理

（1）遵医嘱给予吸氧。

（2）石膏固定者见石膏固定护理。

8. 管道护理

妥善固定管道，保持管道通畅。

9. 皮肤护理

留置尿管期间会阴抹洗，每天 2 次；卧床期间协助床上浴，每天 1 次，床上洗头，每周 1 次，根据需要进行翻身拍背。

10. 功能锻炼

遵医嘱指导患者进行功能锻炼。

（1）术后第 1 d，进行股四头肌等长收缩训练及踝泵运动，每天达 200 次以上，循序渐进，以不疲劳为宜。

（2）术后第 2 ~ 3 d，继续以上练习，指导患者进行直腿抬高 30°，不超过 45°，每次训练 10 ~ 15 min，每天 3 ~ 4 次。

（3）术后 3 d，主动练习关节功能，10 d 左右膝关节活动度达到 0° ~ 90°，4 周内患肢可被动屈伸直，腿抬高。

第五节　膝关节半月板损伤

一、概述

膝关节半月板损伤多由扭转外力引起，当一腿承重，小腿固定在半屈曲外展位时，身体及股部猛然内旋，致半月板撕裂，表现为膝关节间隙固定的局限性压痛，股四头肌萎缩，部分患者有打软腿或膝关节交锁现象。

二、护理常规

（一）术前护理

1. 休息与活动

注意休息，避免劳累。

2. 体位

患肢制动，抬高患肢，高于心脏 20 ~ 30 cm。

3. 饮食护理

指导多饮水、多吃蔬菜等粗纤维食物，保持排便通畅。根据麻醉及手术方式禁食、禁水，一般术前禁食 8 ~ 12 h，禁水 4 h。

4. 协助检查

配合完成心电图、X线、血常规、尿常规、生化、肝功能、出凝血常规等检验检查，异常者应遵医嘱治疗。

5. 病情观察

（1）观察患者膝关节间隙固定的局限性压痛，股四头肌萎缩，及活动受限情况。

（2）观察患肢血循环及感觉、活动情况。

6. 治疗护理

（1）急性期患者遵医嘱给予局部冷敷，石膏托外固定者见石膏固定护理。

（2）慢性期患者见关节镜检查术前护理。

7. 心理护理

安慰患者及家属，缓解紧张情绪。

8. 功能锻炼

指导患者进行股四头肌等长收缩训练，足趾、踝关节、膝关节伸屈、直腿抬高运动。

（二）术后护理

1. 休息与活动

卧床休息，避免劳累。

2. 体位

腰麻术后给予去枕平卧 6 h，抬高患肢，高于心脏 20 ～ 30 cm，膝关节于 20° 屈曲位置固定。

3. 饮食护理

遵医嘱进饮食，一般术后 6 h 进食半流质，术后第 2 d 进食普食。

4. 病情观察

（1）观察意识状态，测量及记录生命体征和尿量，每小时 1 次，共测 3 次，然后根据病情需要测量。

（2）观察伤口敷料渗血、渗液情况。

（3）观察伤口引流管是否通畅，观察引流液的颜色、性质、量。

（4）观察有无伤口疼痛，观察疼痛的部位、范围、性质、持续时间、缓解方式，进行疼痛评分。

（5）观察患肢末梢血液循环及感觉、运动情况，如皮肤色泽、温度和足背动脉搏动及毛细血管充盈度等。

（6）观察有无发生术后并发症。

①若患肢出现肿胀、疼痛，足背动脉减弱或消失，提示发生下肢静脉血栓。指导患者卧床休息，禁忌按摩、热敷，遵医嘱进一步处理。

②若患者出现急性发作的关节红、肿、热、痛，伴高热等全身中毒症状，提示存在感染。应遵医嘱行血常规及细菌培养，根据培养结果应用敏感抗生素抗感染治疗，早期应制动，感染控制后早期进行关节康复锻炼。

③若患者出现关节张力大，疼痛严重，提示存在关节内积血。应配合医生关节腔局部麻醉下行关节镜冲洗和加压包扎，必要时术后 24 h 负压引流，并密切观察引流液的性质、颜色及引流量，加强局部引流管的护理。

④若患者出现关节肿胀、疼痛等，警惕发生液体渗出及滑膜炎，应嘱患者卧床休息，关节制动，遵医嘱给予冷敷、药物和理疗等保守治疗，

5. 对症处理

评估膝关节疼痛的程度。避免引起疼痛加重的因素，如体位不当、固定过紧、伤肢的位置、角度异常、操作频繁等；实施非药物干预措施，如患者教育、物理治疗、心理疏导、音乐疗法、分散注意力等；遵医嘱采用药物治疗，原则是多模式、个体化镇痛。

6. 治疗护理

（1）遵医嘱给予抗炎、止血、消肿药物治疗。

（2）石膏固定者的护理见石膏固定护理。

（3）使用支具患者的护理见支具使用护理。

7. 管道护理

妥善固定管道，保持管道通畅。

8. 皮肤护理

留置尿管期间会阴抹洗，每天 2 次；卧床期间协助床上浴，每天 1 次，床上洗头，每周 1 次。根据需要进行翻身拍背。

9. 功能锻炼

遵医嘱指导患者进行功能锻炼。

（1）术后第 1 d，行股四头肌等长收缩训练、踝泵运动、直腿抬高练习，5 ~ 10 次 / 天，每次 5 min 左右，根据膝关节的功能状态按股四头肌等长收缩→踝泵运动→直腿抬高→终末伸膝锻炼的顺序进行，练习时每个动作缓慢停留 3 ~ 5 s，直腿抬高不超过 45° 为宜。

（2）术后第 2 d，关节无明显肿胀疼痛，对半月板游离部分切除的患者可下地活动及部分负重，术式较复杂者 3 ~ 5 d 可拄拐下地行走，活动量控制在 2 ~ 3 次 / 天，每次 10 ~ 15 min。

（3）术后 1 ~ 2 周开始做膝关节的屈伸功能活动。

第十一章

神经外科疾病的护理

第一节　脑血管疾病

一、颅内动脉瘤

（一）病因及发病机制

1. 先天性动脉瘤

先天性动脉瘤最为常见，占 80% ~ 90%，常发生在颅内各动脉的分叉部，主要由于动脉管壁中层缺少弹力纤维，平滑肌较少及血流动力学方面可使动脉瘤形成。

2. 动脉硬化性动脉瘤

动脉硬化性动脉瘤占 10% ~ 18%，常发生于 40 ~ 60 岁年龄段，主要由于动脉壁有粥样硬化破坏动脉壁的内弹力层和中层，动脉瘤多呈梭形扩张。

3. 感染性动脉瘤

感染性动脉瘤占 0.5% ~ 2.0%，由于细菌栓子经血液播散停留在脑动脉终末支或动脉分叉部，动脉周围炎性病灶如颅骨感染、脑脓肿、脑膜炎等侵蚀动脉壁形成感染性动脉瘤。

4. 外伤性动脉瘤

外伤性动脉瘤占 0.5%，是颅脑损伤、手术创伤直接伤及动脉管壁形成假性或真性动脉瘤。

（二）临床表现

在动脉瘤未破裂之前，绝大多数患者无临床症状，个别可因体积较大，压迫相邻神经与脑组织产生相应的症状和体征。动脉瘤破裂则引起蛛网膜下隙出血或脑内血肿。

1. 蛛网膜下隙出血

颅内动脉瘤最常见的症状为单纯性蛛网膜下隙出血，主要是动脉瘤壁薄，而发生血液渗出，血流入蛛网膜下隙，表现为突然剧烈头痛，头痛部位可局限前额或枕部或遍及全头，伴有恶心呕吐，烦躁不安，面色苍白，颈项强直，全身出虚汗，有短暂的不同程度的意识障碍。一般无肢体瘫痪，感觉障碍或失语等局灶体征。由于动脉瘤部位不同可发生硬脑膜下血肿、脑内血肿、脑室内血肿。临床还可出现颅内压增高，严重者发生脑疝。动脉囊壁破裂可造成大出血，患者深昏迷，瞳孔散大，呼吸骤停，在几分钟或几小时内死亡。颅内动脉瘤的再出血占 15%，而再出血的病死率为 40% ~ 60%。颅内动脉瘤再出血时间为 7 ~ 10 d 者最多。

2. 局部症状

（1）动眼神经麻痹：在颈内动脉—后交通支动脉瘤中有 30% ~ 53% 患者可出现病侧动眼神经麻痹，其表现为病侧眼睑下垂，瞳孔扩大，光反应消失，眼球固定。

（2）偏头痛：常见于颈内动脉瘤，表现为病侧眼眶或前额部的搏动性疼痛，压迫同侧颈总动脉时，头痛可暂缓解。

（3）单侧眼球突出：多见于病变侧海绵窦内动脉瘤，大型动脉瘤可压迫海绵窦而引起眼静脉回流障碍，眼球结膜充血水肿，常伴有Ⅲ、Ⅳ、Ⅵ脑神经不完全麻痹。小型动脉瘤破裂可形成海绵窦内动静脉瘘，出现搏动性突眼，伴有血管杂音，球结膜水肿，眼底静脉增粗和搏动。

（4）视野缺损：多发生于大脑前交通动脉瘤，可压迫视神经或视交叉，表现病侧不同视野缺损，如单侧颞侧偏盲，单侧鼻侧偏盲，不典型双颞偏盲等。

（5）其他症状：椎动脉、小脑后下动脉、脊髓前后动脉瘤可引起小脑体征及后组脑神经损害，上颈髓压迫症状。

3. 脑血管痉挛所致脑缺血

颅内动脉瘤破裂引起的蛛网膜下隙出血可引起脑血管痉挛。严重脑血管痉挛可造成脑缺血，如脑梗死，其发生率占 21%～62%，其中 34%～46% 的患者出现神经系统病理体征。脑血管痉挛使脑组织缺血性梗死而发生脑水肿，颅内压增高，出现不同的神经功能障碍，表现为偏瘫、感觉减退、失语、二便失禁、昏迷等症状。

（三）辅助检查

1. CT 扫描

CT 扫描显示颅内动脉瘤较低，仅为 10%～30%。

2. 脑血管造影

能显示动脉瘤的部位、大小、形态、数目，囊内有无血栓，动脉痉挛程度，侧支动脉供应情况。

3. 腰穿

怀疑蛛网膜下隙出血时，可行腰穿检查，脑脊液多呈粉红色或血色。

4. MRI 成像扫描

MRI 检查可显示颅内各部位的动脉瘤与周围重要结构关系，可明确动脉瘤大小，瘤周脑组织情况和动脉瘤内血栓。

（四）处理原则

目前颅内动脉瘤分非手术治疗、手术治疗和血管内栓塞治疗。非手术治疗包括：①绝对卧床休息 4 周以上，保持患者安静。②适当降低血压，降低脑灌注压，减轻脑血流对动脉壁冲击。③应用抗纤溶酶药物。④应用脱水药物抗脑水肿，降低颅内压。⑤缓解脑血管痉挛。手术治疗：开颅夹闭动脉瘤蒂是最理想的方法。

二、颅内动静脉畸形

（一）病因及发病机制

颅内和椎管内血管畸形属先天性中枢神经系统血管发育异常，可分为五种类型：①动静脉畸形。②海绵状血管瘤。③毛细血管扩张。④静脉畸形。⑤静脉曲张。其中动静脉畸形最常见。颅内动静脉畸形是一团发育异常的病态脑血管，畸形血管团内有脑组织，其周围脑组织因缺血而萎缩，呈胶质增生带，有时伴增生性出血。

（二）临床表现

1. 出血

畸形血管破裂可导致脑内、脑室内或蛛网膜下隙出血，出现意识障碍、头痛、呕吐等症状，但小的出血临床症状不明显，出血多发生在脑内，1/3 引起蛛网膜下隙出血。

2. 抽搐

成人 21%～67% 以抽搐为首发症状，一半以上发生在 30 岁前，多见于额、颞部动静脉畸形（arteriovenous malformation，AVM）。额部 AVM 多发生抽搐大发作，顶部以局限性发作为主，AVM 发生抽搐与脑缺血、病变周围进行性胶质增生以及出血后的含铁血黄素刺激大脑皮质有关。14%～22% 出过血的 AVM 会发生抽搐。

3. 头痛

一半 AVM 患者有头痛史。头痛可呈单侧局部，也可全头痛，间断性或迁移性。头痛可能与供血动脉、引流静脉以及窦的扩张有关，有时与 AVM 小量出血、脑积水和颅内压增高有关。

4. 神经功能缺损

在未破裂出血的 AVM 中，4% ~ 12% 有急性或进行性神经功能缺损。脑内出血可致急性神经功能缺损。由于 AVM 盗血作用或合并脑积水，患者神经功能缺损呈进行性，表现为运动、感觉、视野以及语言功能障碍。个别患者可有头颅杂音或三叉神经痛。

5. 儿童大脑大静脉畸形

儿童大脑大静脉畸形也称大脑大静脉动脉瘤，可以导致心衰和脑积水。

（三）辅助检查

1. 头部 CT

经加强扫描 AVM 表现为混杂密度区，大脑半球中线结构无移位。在急性出血期，CT 可以确定出血的部位及程度。

2. 头部 MRI

因病变内高速血流表现为流空现象，另外，MRI 能显示良好的病变与脑解剖关系，为切除 AVM 选择手术入路提供依据。

3. 脑血管造影

全脑血管造影并连续拍片，可了解畸形血管团大小、范围、供血动脉、引流静脉以及血流速度。有时还可见由对侧颈内动脉或椎基底动脉系统的盗血现象。

4. 脑电图检查

患侧大脑半球病变区及其周围可出现慢波或棘波。

（四）处理原则

1. 手术切除

手术切除为治疗颅内 AVM 的最根本方法，不仅能杜绝病变再出血，还能阻止畸形血管盗血现象，从而改善脑血流。应用显微手术技术，手术切除效果满意。对 AVM 出血形成血肿的急诊患者，有条件者应在术前完成脑血管造影，以明确畸形血管情况。患者已发生脑疝，无条件行脑血管造影，可紧急开颅手术，先清除血肿降低颅压，抢救生命，待二期手术再切除畸形血管。未行血管造影切除畸形血管是危险的。对位于脑深部重要功能区如脑干、间脑等部位 AVM，不适宜手术切除。

2. 介入神经放疗

术前 1 ~ 2 周应用 IBCA 胶、球囊栓塞巨大动静脉畸形令其体积缩小，为手术切除提供条件，也可治愈某些小型的 AVM。

三、高血压性脑出血

（一）病因及发病机制

高血压病常导致脑底的小动脉发生病理性变化，突出表现是在小动脉的管壁上发生玻璃样或纤维样变性和局灶性出血、缺血和坏死，削弱了血管壁的强度，出现局限性的扩张，并可形成微小动脉瘤。高血压性脑出血是在这样的病理基础上，因情绪激动、过度脑力与体力劳动或其他因素引起血压剧烈升高，导致已病变的脑血管破裂出血所致。其中豆纹动脉破裂最为多见，其他依次为丘脑穿通动脉、丘脑膝状动脉和脉络丛后内动脉等。而发生于延髓或中脑者极为少见。病理方面，血肿造成周围脑组织受压、缺血、脑梗死、坏死、同时伴严重脑水肿，易由此发生急剧的颅内压增高与脑疝。

（二）临床表现

临床特点为突然出现剧烈头痛，并且多伴有躁动、嗜睡或昏迷。血肿对侧出现偏瘫、瞳孔的变化，早期两侧瞳孔缩小，当血肿扩大，脑水肿加重，遂出现颅内压增高，引起血肿侧瞳孔散大等脑疝危象，出现呼吸障碍，脉搏减慢，血压升高，随后即转为中枢性衰竭。出血量少时，血肿可以自行吸收消散，症状逐渐缓解。

（三）辅助检查

头颅 CT 检查对急性脑出血的定位准确，表现为高密度影区，出血可破入脑室。

（四）处理原则

根据高血压病史及临床特点，突然意识障碍和偏瘫，一般不难做出诊断。脑 CT、MRI 协助诊断。

高血压性脑出血的外科治疗，应在非手术治疗未能奏效而出血尚未引起原发或继发的致命损害时才有价值。手术治疗的目的在于消除血肿、降低颅内压，解除脑疝的发生和发展，改善脑循环，促进受压脑组织的及早恢复。目前手术方法有传统的开颅血肿清除术、小骨窗血肿清除术。2003 年上海市报道高血压性脑出血患者手术时机选择在发病后 7 ～ 24 h 进行，其手术疗效较好，术后颅内再出血风险及全身并发症发病率较低。非手术治疗包括绝对卧床、镇静与稳定血压，应用脱水药、止血药，保持水、电解质平衡，支持疗法，并注意保持呼吸道通畅。

四、脑缺血性病变

（一）病因及发病机制

脑的供应动脉狭窄或闭塞可引起脑缺血性病变，严重者可引起死亡。缺血性脑卒中的发病率高于出血性脑卒中，占脑卒中总数的 60% ～ 70%。颈内动脉和椎动脉都可出现闭塞和狭窄，年龄多在 40 岁以上，男性较女性多。颈内动脉或椎动脉狭窄和闭塞的主要原因是动脉粥样硬化。另外，结缔组织病或动脉炎引起的动脉内膜增生和肥厚，颈动脉外伤，肿瘤压迫颈动脉，小儿颈部淋巴结炎和扁桃体炎伴发的颈动脉血栓以及先天颈动脉扭曲等，均可引起颈内动脉狭窄和闭塞。颈椎病骨质增生或颅底陷入压迫椎动脉，也可造成椎动脉缺血。

（二）临床表现

根据脑动脉狭窄和闭塞后，神经功能障碍的轻重和症状持续时间，将临床表现分为三种类型。

1. 短暂性脑缺血发作（TIA）

颈内动脉缺血表现为突然肢体运动和感觉障碍、失语、单眼短暂失明等，少有意识障碍。椎动脉缺血表现为眩晕、耳鸣、听力障碍、复视、步态不稳和吞咽困难等。症状持续时间短，可反复发作，一天数次或数十次。可自行缓解，不留后遗症。脑内无明显梗死灶。

2. 可逆性缺血性神经功能障碍（RIND）

与 TIA 基本相同，但神经功能障碍持续时间超过 24 h，有的患者可达数天或数十天，最后逐渐完全恢复。脑部可有小的梗死灶，大部分为可逆性病变。

3. 完全性卒中（CS）

症状较 TIA 和 RIND 严重，不断恶化，常有意识障碍。脑部出现明显的梗死灶。神经功能障碍长期不能恢复，完全性卒中又可分为轻、中、重三型。

（三）辅助检查

1. 脑血管造影

显示不同部位脑动脉狭窄、闭塞或扭曲。

2. 头部 CT 和 MRI

急性脑缺血性发作 24 ～ 48 h 或以后，CT 可显示缺血病灶。MRI 提示动脉系统的狭窄和闭塞。

3. 颈动脉 B 超检查和经颅多普勒超声探测

可诊断颈颅内动脉狭窄、闭塞。

4. 脑血流量测定

^{133}Xe 清除法局部脑血流测定，可显示不对称性脑灌注。

（四）处理原则

1. 颈动脉内膜切除术

适用颈内动脉颅外段严重狭窄（狭窄程度超过 50%），狭窄部位在下颌骨角以下，手术可及者。完全性闭塞 24 h 以内亦可考虑手术，闭塞超过 24 ～ 48 h，不宜手术。

2. 颅外 – 颅内动脉吻合术

对预防 TIA 发作效果较好。可选用颞浅动脉 – 大脑中动脉吻合，枕动脉 – 小脑后下动脉吻合，枕动脉－大脑后动脉吻合术等。

五、护理

（一）护理评估

1. 健康史

排除其他疾病如脑血管意外等病史及遗传因素。

2. 身体状况

了解患者是否存在所患脑血管疾病的相应症状和体征及并发症，是否有感觉、运动障碍，疼痛区域，疼痛的持续时间。术后患者伤口引流液的颜色、量及性质。

3. 心理－社会状况

了解患者对所患疾病是否存在担心预后引起的紧张和焦虑等心理问题。同时了解患者的家属支持情况及家庭经济状况。

（二）护理诊断及医护合作性问题

（1）疼痛：与脑血管病变有关。

（2）有压疮的可能：与感觉、运动功能障碍有关。

（3）潜在并发症：颅内压增高、脑疝危象。

（三）护理目标

（1）患者的疼痛减轻，舒适感增加。

（2）患者无压疮发生。

（3）患者颅内压增高、脑疝的早期迹象能够得到及时预防、发现和处理。

（四）护理措施

1. 密切观察病情

严密观察患者的意识状态、瞳孔大小、呼吸、脉搏、血压、神经功能缺失等变化，观察颅内压增高的症状，防止并发症的发生，观察肢体活动情况。

2. 一般护理

保持呼吸道通畅、给氧。供氧能减少术后恶心、呕吐的发生，术后恶心、呕吐发生率在20%～70%，术中及术后 24 h 给氧，恶心、呕吐发生率减少 43%，同时还可以预防脑血管痉挛。术后 6 h 无恶心、呕吐时，允许进食。术后卧床 2 d，严格限制活动，限制体力活动 3～4 周。术后遵医嘱给予镇静药及止痛药，栓塞后巨大动脉瘤血栓形成时，患者可能出现剧烈头痛，注意观察及时对症处理。加强皮肤护理和口腔护理，预防压疮。瘫痪保持功能位。病情稳定后，做被动运动和按摩。

3. 高血压性脑出血患者的护理

高血压性脑出血昏迷患者应细致护理，及时防治肺炎、胃出血等并发症。气管插管和过度换气与渗透疗法常常是降低颅内压和逆转即将发生脑疝的最快方法。

（1）绝对卧床，使头部抬高 15°，松解衣服，注意保暖，急性期勿搬动患者，躁动患者注意约束，防止坠床，呼吸困难者给予氧气吸入。

（2）输液速度不宜过快以免增加心脏负担，影响颅内压，每天液量不宜超过 2 000 mL，注意水、电解质平衡，酸碱平衡。

（3）有血肿腔引流的患者应观察引流量颜色，引流袋每 24 h 更换 1 次。

（五）护理评价

（1）患者的疼痛是否减轻，舒适感是否增加。

（2）患者有无压疮发生。

（3）患者颅内压增高、脑疝的早期迹象是否能够得到及时预防、发现和处理。

第二节　颅脑损伤

颅脑损伤在战时和平时都比较常见，约占全身各部位伤的 10% ~ 20%，仅次于四肢伤，居第 2 位。但颅脑伤所造成的死亡率则居第 1 位。重型颅脑伤患者死亡率高达 30% ~ 60%。颅脑火器伤的阵亡率占全部阵亡率的 40% ~ 50%，居各部位伤的首位。及早诊治和加强护理是提高颅脑伤救治效果的关键。

一、颅脑损伤的分类

1. 开放性颅脑损伤

（1）火器性颅脑损伤：头皮伤、颅脑非穿透伤、颅脑穿透伤（非贯通伤、贯通伤、切线伤）。

（2）非火器性颅脑损伤：锐器伤、钝器伤（头皮开放伤、颅骨开放伤、颅脑开放伤）。

2. 闭合性颅脑损伤

（1）头皮伤：头皮挫伤、头皮血肿（头皮下血肿、帽状腱膜下血肿、骨膜下血肿）。

（2）颅骨骨折：颅盖骨骨折（线形骨折、凹陷性骨折、粉碎性骨折）、颅底骨折（颅前窝、颅中窝、颅后窝骨折）。

（3）脑损伤：原发性（脑震荡、脑挫裂伤、脑干伤）、继发性（颅内血肿、硬膜外血肿、硬膜下血肿、脑内血肿、多发性血肿）、脑疝。

二、头皮损伤

1. 头皮的解剖特点

（1）头皮分为 5 层：即表皮层、皮下层、帽状腱膜层、帽状腱膜下层及颅骨外膜层。①表皮层：含有汗腺、皮脂腺和毛囊，并长满头发，易藏污纳垢，易造成创口感染。②皮下层：具大量纵形纤维隔，紧密连拉皮层与帽状腱膜层，使头皮缺乏收缩能力。③帽状腱膜层：坚韧并有一定张力，断裂时可使创口哆开。④帽状腱膜下层：为疏松结缔组织，没有间隔，损伤时头皮撕脱，出血易感染，沿血管侵犯颅内。⑤颅骨外膜层：在骨缝处与骨缝相连，并嵌入缝内。

（2）头皮血供丰富，伤口愈合及抗感染能力较强，但伤时出血多，皮肤收缩力差，不易自止，出血过多，易发生出血性休克，年幼儿童更应提高警惕。

2. 临床表现

（1）擦伤：是表皮层的损伤，仅为表皮受损脱落，有少量渗血或渗液，疼痛明显。

（2）挫伤：除表皮局限擦伤外，损伤延及皮下层，可见皮下血肿、肿胀或有瘀血，并发血肿。

（3）裂伤：头皮组织断裂，帽状腱膜完整者，皮肤裂口小而浅；帽状腱膜损伤者，裂口可深达骨膜，多伴有挫伤。

（4）头皮血肿：分为三种。①皮下血肿：一般局限于头皮伤部，质地硬，波动感不明显。②帽状腱膜下血肿：可以蔓及整个头部，不受颅缝限制，有波动感，严重出血可致休克。③骨膜下血肿：血肿边缘不超过颅缝，张力大，有波动感，常伴有颅骨骨折。

（5）撕脱伤：大片头皮自帽状腱膜下撕脱，头皮自帽状腱膜下部分甚至整个头皮连同额肌、颞肌、骨膜一并撕脱，多为头皮强烈暴力牵拉所致，此撕脱伤，伤情重，因大量出血，而发生休克。可缺血、感染、坏死，后果严重。

3. 治疗原则

（1）头皮损伤，出血不易自止，极小的裂伤，多需缝合。

（2）头皮表皮层损伤，易隐匿细菌，清创要彻底。

（3）头皮血肿，除非过大，一般加压包扎，自行吸收；血肿巨大，时间长而不吸收，可在严密消毒下作穿刺，吸除血液，并加压包扎，一旦感染应切开引流。

（4）大片缺损者：①可酌情采用成形手术修复。②止痛、止血、加压包扎。③必要时给予输血，补液抗休克。④防治感染。

三、颅骨骨折

颅骨骨折分为颅盖骨折和颅底骨折。其分界线为眉间、眶上缘、颧弓、外耳孔、上项线及枕外粗隆。分界线以上为颅盖，以下为颅底。颅骨骨折常反映脑损伤部位和程度。按解剖分类为颅盖骨折、颅底骨折和颅缝分离。按骨折形态分为线性骨折、粉碎性骨折、凹陷骨折和洞形骨折。

1. 颅盖骨折

（1）临床表现。①线形骨折：骨折线长短不一，单发或多发，需 X 线摄片明确诊断，无并发损害时，常无特殊临床表现。②凹陷骨折：颅骨内板或全颅板陷入颅内，成人者凹陷骨折片周围有环形骨折线，中心向颅内陷入。③粉碎性骨折：由两条以上骨折线及骨折线相互交叉不规则，将颅骨分裂为数块。

（2）治疗原则。①骨折本身不需特殊处理。②发生于婴幼儿，骨板薄而有弹性，无骨折线，在生长发育过程中可自行复位。③一般凹陷骨折均需手术治疗，而骨片无错位或无凹陷者不需手术。

2. 颅底骨折

单纯颅底骨折比较少见，常由颅盖骨折延续而来。颅底骨折的诊断主要依靠临床表现。根据解剖部位分为颅前窝骨折、颅中窝骨折和颅后窝骨折。

（1）临床表现。①颅前窝骨折：眼睑青紫肿胀，呈"熊猫眼"，可有脑脊液鼻漏，常伴有额叶损伤和Ⅰ、Ⅱ对颅神经损伤。②颅中窝骨折：颞肌下出血压痛、耳道流血，可有脑脊液耳漏或脑脊液鼻漏，常伴有颞叶损伤和Ⅲ～Ⅶ对颅神经损伤。③颅后窝骨折：乳突皮下出血（Bottle 斑），咽后壁黏膜下出血，常伴有脑干损伤和Ⅸ～Ⅻ对颅神经损伤。

（2）治疗原则。①脑脊液漏，一般在伤后 3～7 d 自行停止。若 2 周后仍不停止或伴颅内积气经久不消失时，应行硬膜修补术。脑脊液漏患者注意事项：严禁堵塞，冲洗鼻腔、外耳道，避免擤鼻等动作，以防逆行感染；保持鼻部与耳部清洁卫生；应用适量抗生素预防感染；禁忌腰穿。②颅底骨折本身无须特殊处理，重点是预防感染。③口鼻大出血，应及时行气管切开，置入带气囊的气管导管。鼻出血可行鼻腔填塞暂时压迫止血，有条件可行急症颈内外动脉血管造影及血管内栓塞治疗，闭塞破裂血管。④颅神经损伤：视神经管骨折压迫视神经时，应争取在伤后 4～5 d 内开颅行视神经管减压术；大部分颅神经损伤为神经挫伤，属部分性损伤，应用促神经功能恢复药物如维生素 B 族、地巴唑、神经节苷脂等，配合针灸理疗，可以逐步恢复，完全性神经断裂恢复困难，常留有神经功能缺损症状。严重面神经损伤，可暂时缝合眼睑以防治角膜溃疡发生。吞咽困难及饮水呛咳者，置鼻饲管，长期不恢复时可做胃造瘘。

（3）治愈标准：①软组织肿胀、瘀血已消退。②脑脊液漏已愈，无颅内感染征象。③脑局灶症状和颅神经功能障碍基本消失。

四、脑损伤

1. 脑震荡

头部伤后，脑功能发生的短暂性障碍，称为脑震荡。

（1）临床表现。①意识障碍：一般不超过 30 min。②近事遗忘：清醒后不能叙述受伤经过，伤前不久之事也失去记忆，但往事仍能清楚回记。③全身症状：醒后有头痛、耳鸣、失眠、健忘等症状，多于数日逐渐消失。④生命体征：无明显改变。⑤神经系统检查：无阳性体征，腰穿脑脊液正常。

（2）治疗原则。①多数经过严格休息 7～14 d 即可恢复正常工作，完全康复，无须特殊治疗处理。②对症治疗：诉头痛者，可给罗通定、索米痛片等。有恶心呕吐可给异丙嗪，每次 12.5 mg，每日 3 次；维生素 10 mg 每日 3 次。心情烦躁忧虑失眠者可服镇静剂，如阿普唑仑，每次 0.4 mg，每日 3 次。

2. 脑挫裂伤

脑挫裂伤为脑实质损伤，发生在着力部位称冲击伤，发生在对冲部位称对冲伤，两者可单独发生，也可同时存在。肉眼可见脑组织点状、片状出血及脑组织挫裂等。显微镜下皮层失去正常结构，神经元轴突碎裂，胶质细胞变性坏死及有点状或片状出血灶等。脑挫裂伤昏迷时间不超过 12 h，有轻度生命体征改变和神经系统阳性体征，而无脑受压症状者属中度脑损伤。广泛脑挫裂伤昏迷时间超过 12 h，有较明显生命体征改变或脑受压症状者属重型脑损伤。

（1）临床表现。①意识障碍，持续时间较长，甚至持续昏迷。②生命体征改变，轻中度局灶性脑挫裂伤患者生命体征基本平稳，重度脑挫裂伤患者可发生明显的生命体征改变，急性颅内压增高的典型生命体征变化特点是"两慢一高"，即呼吸慢、脉搏慢、血压升高。③定位症状，伤灶位于脑功能区会出现偏瘫、失语及感觉障碍等。④精神症状，多见于双侧额颞叶挫裂伤，表现为情绪不稳定、烦躁、易怒、骂人或淡漠、痴呆等。⑤癫痫发作，多见于运动区挫裂伤。⑥脑膜刺激征，由于蛛网膜下隙出血所致，表现为颈项强直、克氏征阳性，腰穿为血性脑脊液。⑦颅内压增高症状，意识恢复后仍有头痛、恶心、呕吐及定向力障碍等。⑧CT扫描，挫裂伤区呈点状、片状高密度区，常伴有脑水肿或脑肿胀、脑池和脑室受压、变形、移位等。

（2）治疗原则。①保持呼吸道通畅，防治呼吸道感染。②严密观察意识、瞳孔、颅内压、生命体征变化，有条件时对重症患者进行监护。③伤后早期行CT扫描，病情严重时应该行动态CT扫描。④头部抬高15°～30°。⑤维持水电解质平衡。⑥给予脱水利尿剂，目前最常用的药物包括：20%甘露醇、呋塞米、人体白蛋白。用法：20%甘露醇0.5～1.0 g/kg次，静滴2～3次/d；呋塞米20～40 mg/次，静注2～3次/d；人体白蛋白5～10 g，静滴1～2次/d。⑦应用抗自由基及钙离子通道阻滞剂，如大剂量维生素C 10～20 mg/d，25%硫酸镁10～20 mL/d，尼莫地平10～20 mg/d等。⑧防治癫痫，应用安定、苯妥英钠、苯巴比妥等药物。⑨脑细胞活化剂，主要包括：ATP、辅酶A、脑活素及胞磷胆碱。⑩亚低温疗法，对于严重挫裂伤、脑水肿、脑肿胀患者宜采用正规亚低温疗法，使体温维持在32～34℃，持续1周左右，在降温治疗过程中，可给予适量冬眠药物和肌松剂。⑪病情平稳后及时腰穿，放出蛛网膜下隙积血，必要时椎管内注入氧气。

（3）治愈标准：①神志清楚，症状基本消失，颅内压正常。②无神经功能缺失征象，能恢复正常生活和从事工作。

（4）好转标准：①意识清醒，但言语或智能仍较差。②尚存在某些神经损害，如部分性瘫痪症状和体征，或尚存在某些精神症状。③生活基本自理或部分自理。

3. 脑干损伤

脑干损伤是指中脑、脑桥、延髓部分的挫裂伤。脑干伤分原发性和继发性两种。原发性脑干伤是指外力直接损伤脑干，伤后立即发生，常由于脑干与天幕裂孔疝或斜坡相撞或脑干移位扭转牵拉所造成的损伤，也可能是直接贯通伤所致。继发性脑干伤是指伤后因继发性颅内血肿或脑水肿引起的颅内压增高致脑疝形成压迫脑干所致，临床主要表现为长时间昏迷和双侧锥体束征阳性。伤后立即出现明显脑干损伤症状或脑疝晚期，脑干损伤严重者，属特重型脑损伤。

（1）临床表现。①意识障碍，通常表现为伤后立即昏迷，昏迷持续长短不一，可长达数月或数年，甚至植物生存状态。②眼球和瞳孔变化，可表现为瞳孔大小不一，形态多变且不规则，眼球偏斜或眼球分离。③生命体征改变，伤后出现呼吸循环功能紊乱或呼吸循环衰竭，中枢性高热或体温不升。④双侧锥体束征阳性，表现为双侧肌张力增高，腱反射亢进以及病理征阳性，严重者呈弛缓状态。⑤出现去皮层或去大脑强直。⑥各部分脑干损伤可出现以下不同特点。中脑损伤：瞳孔大小，形态多变且不规则，对光反应减弱或消失，眼球固定、四肢肌张力增高。损伤在红核以上呈上肢屈曲、下肢伸直的去皮层强直；桥脑损伤：双瞳孔极度缩小，光反应消失，眼球同向偏斜或眼球不在同一轴线上，损伤累及红核和前庭核间，则四肢张力均增高，呈伸直的去脑强直痉挛。延髓损伤：突出表现为呼吸循环功能障碍。如呼吸不规则、潮式呼吸或呼吸停止，血压下降、心律不齐或心搏骤停。⑦CT扫描，基底池、环池、四叠体池、四脑室受压变小或闭塞，可见脑干点状、片状密度增高区。⑧MRI扫描，可见脑干肿胀，点状或片状出血等改变。

（2）治疗。①严密观察意识，生命体征及瞳孔变化，有条件时在重症监护病房监护。②保持呼吸道通畅，尽早行气管插管或气管切开。气管切开指征：有颌面部伤、颅底骨折、合并上消化道出血、脑脊液漏较多；合并有严重胸部伤，尤其是多发性肋骨骨折和反常呼吸，昏迷较深，术后短时间内不能清醒；有慢性呼吸道疾患，呼吸道分泌物多不易咳出；术前有呕吐物或血液等气管内反流误吸。③下列情况下应该行人工控制呼吸：$PaO_2 < 8.0$ kPa 或 $PaCO_2 > 6.0$ kPa；无自主呼吸或呼吸节律不规则，呼吸频率慢（< 10/min）或呼吸浅快（> 40/min）；弥漫性脑损伤，颅内压 > 5.33 kPa，呈去脑或去皮层强直。④维持水电解质平衡，适当控制输入液体量和速度，防止高血糖，尽量少用含糖液体并加用胰岛素。⑤脱水利尿，激素治疗，抗自由基和钙超载等处理方法同脑挫裂伤。⑥预防消化道出血，早期行胃肠道减压，应用奥美拉唑、雷尼替丁等药物。⑦亚低温治疗，体温宜控制在 32 ～ 34℃，维持 3 ～ 10 d，应用亚低温治疗时应该使用适量镇静剂和肌松剂。⑧预防肺部并发症：雾化吸入；注意翻身、拍背及吸痰；加强气管切开后的呼吸道护理，应用生理盐水、庆大霉素和糜蛋白酶等气管冲洗液定时适量冲洗，也可根据痰细菌培养和药敏试验配制气管冲洗液；根据痰细菌培养和药敏试验选用敏感抗生素治疗。⑨中枢性高热处理：冰袋、冰帽降温、50% 酒精擦浴；退热剂、复方阿司匹林及吲哚美辛等；冬眠合剂，氯丙嗪 25 mg + 异丙嗪 25 mg，肌注 1 次 /6 ～ 8 h；采用全身冰毯机降温，通常能收到肯定的退热效果。⑩长期昏迷处理，目前常用的催醒和神经营养药物包括：吡硫醇、吡拉西坦、脑活素、胞磷胆碱及钠洛酮等，通常同时使用两种以上药物。另外高压氧是促进患者苏醒的行之有效的措施，一旦生命体征稳定，应该尽早采用高压氧治疗，疗程一般为 30 d。

（3）治愈标准：同脑挫裂伤。

（4）好转标准：①神志清醒，可存有智力障碍。②尚遗有某些脑损害征象。③生活尚不能自理。

4. 颅内血肿

颅脑损伤致使颅内出血，使血液在颅腔内聚集达到一定体积称为颅内血肿。一般幕上血肿量在 20 mL 以上，幕下血肿量 10 mL 以上，即可引起急性脑受压症状。颅内血肿引起脑受压的程度主要与血肿量、出血速度以及出血部位有关。

（1）分类根据血肿在颅腔内的解剖部位可分为以下 6 种。①硬脑膜外血肿：是指血肿位于颅骨与硬脑膜之间，出血来源包括脑膜中动脉、板障血管、静脉窦以及蛛网膜颗粒等，以脑膜中动脉出血最常见，多为加速伤，常伴有颅盖骨骨折。可出现中间清醒期。②硬脑膜下血肿：是指硬脑膜与蛛网膜之间的血肿，出血来源于脑挫裂伤血管破裂，出血来源皮层血管、桥静脉、静脉窦撕裂，多为减速伤，血肿常发生于对冲部位，通常伴有脑挫裂伤。③脑内血肿：是指脑伤后在脑实质内形成的血肿，常与对冲性脑挫裂伤和急性硬膜下血肿并存。多为减速伤，血肿常发生在对冲部位，均伴有不同程度脑挫裂伤。脑内血肿是一种较为常见的致命的，却又是可逆的继发性病变，血肿压迫脑组织引起颅内占位和颅内高压，若得不到及时处理，可导致脑疝，危及生命。④多发性血肿：指颅内同一部位或不同部位形成两个或两个以上血肿。⑤颅后窝血肿：由于颅后窝代偿容积很小，易发生危及生命的枕骨大孔疝。⑥迟发性外伤性颅内血肿，是指伤后首次 CT 扫描未发现血肿，再次 CT 扫描出现的颅内血肿，随着 CT 扫描的普及，迟发性外伤性颅内血肿检出率明显增加。根据血肿在伤后形成的时间可分为：特急性颅内血肿，伤后 3 h 形成；急性颅内血肿，伤后 3 h ～ 3 d 形成；亚急性颅内血肿，伤后 3 天 ～ 3 周形成；慢性颅内血肿，伤后 3 周以上形成。

（2）临床表现。①了解伤后意识障碍变化情况，原发性昏迷程度和时间，有无中间清醒或好转期。②颅内压增高症状：头痛、恶心、呕吐、视盘水肿等；生命体征变化，典型患者出现"二慢一高"，即脉搏慢、呼吸慢、血压升高；意识障碍进行性加重。③局灶症状：可出现偏瘫、失语、局灶性癫痫等，通常在伤后逐渐出现，与脑挫裂伤后立即出现上述症状有所区别。④脑疝症状。a. 小脑幕切迹疝。一侧瞳孔散大，直间接对光反应消失，对侧偏瘫，腱反射亢进及病理征阳性等，通常提示小脑幕切迹疝；双侧瞳孔散大，光反射消失及双侧锥体束征阳性，提示双侧小脑幕切迹疝晚期，病情危重。b. 枕骨大孔疝：突然出现病理性呼吸困难，很快出现呼吸心搏停止。

（3）诊断：①了解病史，详细了解受伤时间、原因以及头部着力部位等。②了解伤后意识变化情况，是否有中间清醒期。③症状：头痛呕吐，典型"二慢一高"。④局灶症状：可出现偏瘫、失语、局灶性癫痫等。通常在伤后逐渐出现，与脑挫裂伤后立即出现上述症状有所区别。⑤X 线检查：颅骨平片，为常规检查，颅骨骨折对诊断颅内血肿有较大的参考价值。CT 扫描是诊断颅内血肿的首要措施，它具有准确率高、速度快及无损伤等优点，已成为颅脑损伤诊断的常规方法，对于选择治疗方案有重要意义。急性硬脑膜外血肿：主要表现为颅骨下方梭形高密度影，常伴有颅骨骨折或颅内积气。急性硬膜下血肿：常表现为颅骨下方新月形高密度影，伴有点状或片状脑挫裂伤灶。急性脑内血肿：表现为脑高密度区，周围常伴有点状、片状高密度出血灶以及低密度水肿区。亚急性颅内血肿：常表现为等密度或混合密度影。慢性颅内血肿：通常表现为低密度影。⑥ MRI 扫描：对于急性颅内血肿诊断价值不如 CT 扫描。对亚急性和慢性颅内血肿特别是高密度血肿诊断价值较大。

（4）治疗。①非手术治疗。适应证主要包括：无意识进行性恶化；无新的神经系统阳性体征出现或原有神经系统阳性体征无进行性加重；无进行性加重的颅内压增高征；CT 扫描显示：除颞区外大脑凸面血肿量 < 30 mL，无明显占位效应（中线结构移位 < 5 mm），环池和侧裂池 > 4 mm，颅后窝血肿量 < 10 mL；颅腔容积压力反应良好。非手术治疗基本同脑挫裂伤，但需特别注意观察患者意识、瞳孔和生命体征变化，动态作头颅 CT 扫描观察。若病情恶化或血肿增大，应立即行手术治疗。②手术治疗。适应证主要包括：有明显临床症状和体征的颅内血肿；CT、扫描提示明显脑受压的颅内血肿；幕上血肿量 > 30 mL，颞区血肿 > 20 mL，幕下血肿 > 10 mL；患者意识障碍进行性加重或出现再昏迷；颅内血肿诊断一旦明确应即尽快手术，解除脑受压，并彻底止血；脑水肿严重者，可同时进行减压手术或去除骨瓣。

五、颅脑损伤的分型

目前国际上通用的是（Glasgow coma scale）简称 GCS 方法。是英国 Glasgow 市一些学者设计的一种脑外伤昏迷评分法，经改进后被推广，现成为国际上公认评判脑外伤严重程度的准绳，统一了对脑外伤严重程度的目标标准。根据 GCS 对昏迷患者检查睁眼、言语和运动反应进行综合评分。正常总分为 15 分，病情越重，积分越低，最低 3 分。总分越低表明意识障碍越重，伤情越重。总分在 8 分以下表明已达昏迷阶段。

我国的颅脑损伤分型大致划分为：轻型、中型、重型、特重型。轻型 13 ~ 15 分，意识障碍时间在 30 min 内；中型 9 ~ 12 分，意识模糊至浅昏迷状态，意识障碍时间在 12 h 以内；重型 5 ~ 8 分，意识呈昏迷状态，意识障碍时间大于 12 h；特重型 3 ~ 5 分，伤后持续深昏迷。

1. 轻型（单纯脑震荡）
（1）原发意识障碍时间在 30 min 以内。
（2）只有轻度头痛、头晕等自觉症状。
（3）神经系统和脑脊液检查无明显改变。
（4）可无或有颅骨骨折。

2. 中型（轻的脑挫裂伤）
（1）原发意识障碍时间不超过 12 h。
（2）生命体征可有轻度改变。
（3）有轻度神经系统阳性体征，可有或无颅骨骨折。

3. 重型（广泛脑挫伤和颅内血肿）
（1）昏迷时间在 12 h 以上，意识障碍逐渐加重或有再昏迷的表现。
（2）生命体征有明显变化，即出现急性颅内压增高症状。
（3）有明显神经系统阳性体征。
（4）可有广泛颅骨骨折。

4. 特重型（有严重脑干损伤和脑干衰竭现象者）
（1）伤后持续深昏迷。
（2）生命体征严重紊乱或呼吸已停止者。
（3）出现去大脑强直，双侧瞳孔散大等体征者。

六、重型颅脑损伤的急救和治疗原则

1. 急救

及时有效的急救，不仅使当时的某些致命威胁得到缓解，而且是抢救颅脑损伤患者是否能取得效果的关键。急救处置须视患者所在地点，所需救治器材及伤情而定。

（1）维持呼吸道通畅：如患者受伤即来就诊或在现场急救，在重点了解受伤过程后，即刻观察呼吸情况，清除呼吸道梗阻，使呼吸道畅通，对颅脑伤严重者，在救治时应早做气管切开。

（2）抗休克：在清理呼吸道同时，测量脉搏和血压，观察有无休克情况，如出现休克，应立即检查头部有无创伤、胸腹脏器及四肢有无大出血，及时静脉补液。

（3）止血：对活动性出血能及时止血者如头皮软组织出血，表浅可见，可即刻钳夹缝扎。

（4）早期诊断治疗：患者昏迷加深，脉搏慢而有力，血压升高，则提示有颅内压增高，应尽早脱水治疗，限制摄入液量每日 1 500 ~ 2 000 mL，以葡萄糖水和半张（0.5%）盐水为主，不可过多，以免脑水肿加重。有 CT 的医院宜即行 CT 扫描，确定有无颅内血肿，如有颅内血肿，应尽早手术治疗。

（5）正确及时记录正确记录内容包括：受伤经过，初步检查所见，急救处理以及伤员的意识、瞳孔、生命体征、肢体活动等，为进一步抢救治疗提供依据。意识状态记录分以下4种。①清醒：回答问题正确，判断力和定向力正确。②模糊：意识蒙眬，可回答简单话但不一定确切，判断和定向力差。③浅昏迷：意识丧失，对痛刺激尚有反应，角膜、吞咽反射和病理反射均尚存在。④深昏迷：对痛的刺激已无反应，生理反射和病理反射均消失，可出现去脑强直，尿潴留或充溢性尿失禁。

如发现伤者由清醒转为嗜睡或躁动不安，或有进行性意识障碍加重时，应考虑可能有颅内血肿形成，要及时采取措施。

2. 治疗原则

（1）最初阶段：①急救必需争分夺秒。②解除呼吸道梗阻。③及早清创，紧急开颅清除血肿。④及早防治急性脑水肿。⑤及时纠正水电解质平衡紊乱，防治感染。

（2）第2阶段：即过渡期，经过血肿清除，减压术与脱水疗法等治疗，脑部伤情初步趋向稳定，这个阶段，多数患者可能仍处于昏迷状态。①加强支持疗法，如鼻饲营养，包括多种维生素及高蛋白食品的用促进神经营养与代谢的药物如脑活素等及中医中药。②积极防治并发症，如肺炎、胃肠道出血、水与电解质平衡失调、肾衰等。③在过渡期患者出现谵妄、躁动，精神症状明显者，酌情用冬眠、镇静药，保持患者安静。

（3）第3阶段：即恢复阶段，患者可能遗留精神障碍，神经功能缺损，如失语、瘫痪等或处于长期昏睡状态，可采用体疗、理疗、新针、中西医药等综合治疗，以促进康复。

七、重型颅脑损伤的护理

1. 卧位

依患者伤情取不同卧位。

（1）低颅压患者适取平卧，如头高位时则头痛加重。

（2）颅内压增高时，宜取头高位，以利颈静脉回流，减轻颅内压。

（3）脑脊液漏时，取平卧位或头高位。

（4）重伤昏迷患者取平卧、侧卧与侧俯卧位，以利口腔与呼吸道分泌物向外引流，保持呼吸道通畅。

（5）休克对取平卧或头低卧位，时间不宜过长，避免增加颅内瘀血。

2. 营养的维持与补液

重型颅脑损伤的患者由于创伤修复、感染和高热等原因，机体消耗量增加，维持营养及水电解质平衡极为重要。

（1）伤后 2 ~ 3 d 内一般予以禁食，每日静脉输液量 1 500 ~ 2 000 mL，不宜过多或过快，以免加重脑水肿与肺水肿。

（2）应用脱水剂甘露醇时应快速输入。

（3）出血性休克的患者宜先输血。严重脑水肿患者先用脱水剂后酌情输液，补液须缓慢限制入液量，以免脑水肿加重。

（4）脑损伤患者输浓缩人血白蛋白与血浆，既能增高血浆蛋白，也有利于减轻脑水肿。

（5）长期昏迷，营养与水分摄入不足，可输氨基酸、脂肪乳剂、间断小量输血。

（6）准确记录出入量。

（7）颅脑伤可致消化吸收功能减退，肠鸣音恢复后，可用鼻饲给予高蛋白、高热量、高维生素和易于消化的流质，常用混合奶（每 1 000 mL 所含热量约 4.6 kJ）或要素饮食用输液泵维持。

（8）患者吞咽反射恢复后，即可试行喂食，开始少量饮水，确定吞咽功能正常后，可喂少量流质饮食，逐渐增加，使胃肠功能逐渐适应，防止发生消化不良或腹泻。

3. 呼吸系统护理

（1）保持呼吸道通畅，防止缺氧、窒息及预防肺部感染。

（2）氧疗：术后（或入监护室后）常规持续吸氧 3 ～ 7 d，中等浓度吸氧（氧流量 2 ～ 4 L/min）。

（3）观察呼吸音和呼吸频率、节律并准确描述记录。

（4）深昏迷或长期昏迷、舌后坠影响呼吸道通畅者，早期行气管切开术。

（5）做好切开后护理，监护室做好空气消毒隔离，保持一定温度和湿度（温度 22 ～ 25℃左右，相对湿度约 60%）。

（6）吸痰要及时，按无菌操作，吸痰要充分和有效，动作要轻，防止损伤支气管黏膜，一次性吸痰管可防止交叉感染。一人一盘，每吸一次戴无菌手套，气管内滴入稀释的糜蛋白酶 + 生理盐水 + 庆大霉素有利于黏稠痰液的排出。

（7）做好给氧，辅助呼吸：呼吸异常，可给氧或进行辅助呼吸，呼吸频率每分钟少于 9 次或超过 30 次，血气分析氧分压过低，二氧化碳分压过高，呼吸无力及呼吸不整等都是呼吸异常之征象。通过吸氧及浓度调整，使 PaO_2 维持在 1.3 kPa 以上，$PaCO_2$ 保持在 3.3 ～ 4 kPa 代谢性酸中毒者静脉补充碳酸氢钠，代谢性碱中毒者可用静脉补生理盐水给予纠正。

4. 颅内伤情监护

重点是防治继发病理变化，在颅内血肿清除后脑水肿是颅脑损伤后最突出的继发变化，伤后 48 ～ 72 h 达到高峰，采用甘露醇或呋塞米 + 白蛋白 1/6 h 交替使用。

（1）意识的判断。①清醒：回答问题正确，判断力和定向力正确。②模糊：意识蒙眬，可回答简单话但不一定确切，判断力和定向力差，伤员呈嗜睡状。③浅昏迷：意识丧失，对痛刺激尚有反应、角膜、吞咽反射和病理反射均尚存在。④深昏迷：对痛的刺激已无反应，生理反射和病理反射均消失，可出现去脑强直、尿潴留或充溢性失禁。如发现伤员由清醒转为嗜睡或躁动不安，或有进行性意识障碍重时，可考虑有颅内压增高表现，可能有颅内血肿形成，要及时采取措施。应早行 CT 扫描确定是否颅内血肿。对原发损伤的程度和继发性损伤的发生、发展均是最可靠的指标。避免过度刺激和连续护理操作，以免引起颅内压持续升高。

（2）严密观察瞳孔（大小、对称、对光反射）变化，病情变化往往在瞳孔细微变化中发现。如瞳孔对称性缩小并有颈项强直、头剧痛等脑膜刺激征，常为伤后出现的蛛网膜下隙出血，可作腰椎穿刺放出 1 ～ 2 mL 脑脊液证实。如双侧瞳孔针尖样缩小、光反应迟钝，伴有中枢性高热，深昏迷则多为脑桥损害。如瞳孔光反应消失、眼球固定，伴深昏迷和颈项强直，多为原发性脑干伤。伤后伤侧瞳孔先短暂缩小继之散大，伴对侧肢体运动障碍，则往往提示伤侧颅内血肿。如一侧瞳孔进行性散大，光反射逐渐消失，伴意识障碍加重、生命体征紊乱和对侧肢体瘫痪，是脑疝的典型改变。如瞳孔对称性扩大、对光反射消失则伤员已濒危。

（3）生命体征对颅内继发伤的反映，以呼吸变化最为敏感和多变。颅脑损伤对呼吸功能的影响主要有：①脑损伤直接导致中枢性呼吸障碍。②间接影响呼吸道发生支气管黏膜下水肿出血、意识障碍者，呼吸道分泌物不能主动排出、咳嗽和吞咽功能降低，引起呼吸道梗阻性通气障碍。③可引起肺部充血、瘀血、水肿和神经源性肺水肿致换气障碍，伤后脑细胞脆弱，血氧供给不足将加重脑细胞损害，呼吸功能障碍是颅脑外伤最常见的死亡原因，加强呼吸功能的监护对脑保护是至关重要的。

（4）护理操作时避免引起颅内压变化，头部抬高30°，保持中位，避免前屈、过伸、侧转（均影响脑部静脉回流），避免胸腹腔压升高，如咳嗽、吸痰、抽搐（胸腹腔内压增高可致脑血流量增高）。

（5）掌握和准确执行脱水治疗，颅脑外伤的病员在抢救治疗中，常用的脱水剂有甘露醇，该药静脉快速注射后，血中浓度迅速增高，产生一时性血中高渗压，将组织间隙中水分吸入血管中，由于脱水剂在体内不易代谢，仍以原形经肾脏排泄而利尿能使组织脱水。颅脑外伤使用脱水剂后，可明显降低颅内压力，一般注射后10 min可产生利尿，2 ～ 3 h血中达到高峰，维持4 ～ 6 h。甘露醇脱水静滴时要求15 ～ 30 min内滴完，必要时进行静脉推注，及时准确收集记录尿量。

5. 消化系统护理

重型颅脑损伤对消化系统的影响，一般认为可能有两个方面。一是由于交感神经麻痹使胃肠血管扩张、瘀血，同时又由于迷走神经兴奋使胃酸分泌增加，损害胃黏膜屏障，导致黏膜缺血，局部糜烂。二是重型颅脑损伤均有不同程度缺氧，胃肠道黏膜也受累，缺氧水肿，影响胃肠道正常消化功能。对消化道功能监护主要是观察和防治胃肠道出血和腹泻，尤其是亚低温状态下，伤员胃肠道蠕动恢复慢。伤后几日内应放置胃管，待肠鸣音恢复后给予胃肠道营养。

重型颅脑损伤，特别是丘脑下部损伤的患者，可并发神经原性应激性胃肠道出血。出血之前患者多有呼吸异常、缺氧或并发肺炎、呃逆，随之出现咖啡色胃液及柏油样便，多次大量柏油便，可导致休克和衰竭。在处理上，要改善缺氧，稳定生命体征，记录出血情况，禁食，药物止血，如给予西咪替丁、酚磺乙胺、氯甲苯酸、云南白药等。必要时胃内注入少量肾上腺素稀释液，对止血有帮助。同时采取抗休克措施、输血或血浆，注意水电解质平衡，对于便秘3 d以上者可给缓泻剂，润肠剂或开塞露，必要时戴手套掏出于结大便块。

6. 五官护理

（1）注意保护角膜，由于外伤造成眼睑闭合不全，故要防止角膜干燥坏死。一般可戴眼罩，眼部涂眼药膏，必要时暂时缝合上下眼睑。

（2）脑脊液漏及耳漏，宜将鼻、耳血迹擦尽，禁用水冲洗、禁加纱条、棉球填塞。患者取半卧位或平卧位多能自愈。

（3）及时做好口腔护理，清除鼻咽与口腔内分泌物与血液。用3%过氧化氢或生理盐水或0.1%呋喃西林清洗口腔4次/d，长期应用多种抗生素者，可并发口腔真菌，发现后宜用制霉菌素每天清洗3 ～ 4次。

7. 皮肤护理

昏迷及长期卧床，尤其是衰竭患者易发生褥疮，预防要点主要有以下几点。

（1）勤翻身，至少1次/2 h翻身，避免皮肤连续受压，采用气垫床、海绵垫床。

（2）保持皮肤清洁干燥，床单平整，大小便浸湿后随时更换。

（3）交接班时，要检查患者皮肤，如发现皮肤发红，只要避免再受压即可消退。

（4）昏迷患者如需应用热水袋，一定按常规温度50℃，避免烫伤。

8. 泌尿系统护理

（1）留置导尿，每天冲洗膀胱1 ～ 2次，每周更换导尿管。

（2）注意会阴护理，防止泌尿系统感染，观察有无尿液含血，重型颅脑伤者每日记尿量。

9. 血糖监测

高血糖在脑损伤24 h后发生较为常见，它可进一步破坏脑细胞功能，因此对高血糖的监测防治也是必需的。监测方法应每日采血查血糖，应用床边血糖监测仪和尿糖试纸监测血糖和尿糖4/d，脑外伤术后预防性应用胰岛素12 ～ 24 U静脉滴注，每日1次。

护理要点是：①正确掌握血糖、尿糖测量方法。②掌握胰岛素静脉点滴的浓度，每500 mL液体中不超过12 U，滴速＜ 60滴/min。

10. 伤口观察与护理

（1）开放伤或开颅术后，观察敷料有无血性浸透情况，及时更换，头下垫无菌巾。

（2）注意是否有脑脊液漏。

（3）避免伤口患侧受压。

11. 躁动护理

颅脑伤急性期因颅内出血、血肿形成，颅内压急剧增高，常引起躁动。此外，缺氧、休克兴奋期、尿潴留、膀胱过度膨胀、脑外伤恢复期也可有躁动。对患者躁动应适当将四肢加以约束，防止自伤、防止坠床，分析躁动原因针对原因加以处理。

12. 高热护理

颅脑损伤患者出现高热时，急性期体温可达 38 ～ 39℃，经过 5 ～ 7 d 逐渐下降。

（1）如体温持续不退或下降后又高热，要考虑伤口、颅内、肺部或泌尿系统并发感染。

（2）颅内出血，尤其脑室出血也常引起高热。

（3）因丘脑下部损伤发生的高热可以持续较长时间，体温可高达 41℃以上，部分患者因高热不退而死亡。

高热处理：①一般头部枕冰袋或冰帽，酌用冬眠药。②小儿及老年人应着重预防肺部并发症。③长期高热要注意补液。④冬眠低温是治疗重型颅脑伤、防治脑水肿的措施，也用于高热时。⑤目前我们采用亚低温，使患者体温降至 34℃左右，一般 3 ～ 5 d 可自然复温。⑥冰袋降温时要外加包布，避免发生局部冻伤。⑦在降温时，观察患者需注意区别药物的作用与伤情变化引起的昏迷。

13. 癫痫护理

颅骨凹陷骨折、急性脑水肿、蛛网膜下隙出血、颅内血肿、颅内压增高、高热等均可引起癫痫发作，应注意下几点以。

（1）防止误吸与窒息，有专人守护，将患者头转向一侧，上下牙之间加牙垫防舌咬伤。

（2）自动呼吸停止时，应即行辅助呼吸。

（3）大发作频繁，连续不止，称为癫痫持续状态，可造成脑缺氧而加重脑损伤，一旦发现应及时通知医生作有效的处理。

（4）详细记录癫痫发作的形式与频度以及用药剂量。

（5）癫痫持续状态用药，常用安定、冬眠药、苯妥英钠。

（6）癫痫发作和发作后不安的患者，要倍加防范，避免坠床而发生意外。

14. 亚低温治疗的护理

亚低温治疗重型颅脑伤是近几年临床开展的有效新方法。大量动物实验研究和临床应用结果都表明，亚低温对脑缺血和脑外伤具有肯定的治疗效果，但亚低温保护的确切机制尚不十分清楚，可能包括以下几个方面。

（1）降低脑组织氧耗量，减少脑组织乳酸堆积。

（2）保护血脑屏障，减轻脑水肿。

（3）抑制内源性毒性产物对脑细胞的损害作用。

（4）减少钙离子内流，阻断钙对神经元的毒性作用。

（5）减少脑细胞结构蛋白破坏，促进脑细胞结构和功能修复。

（6）减轻弥漫性轴索损伤，弥漫性轴索损伤是导致颅脑伤死残的主要病理基础，尤其是脑干网状上行激活系统轴索损伤是导致长期昏迷的确切因素。

亚低温能显著地控制脑水肿，降低颅内压，减少脑组织细胞耗能，减轻神经毒性产物过度释放等。目前临床常用半导体冰毯制冷与药物降温相结合的方法，使患者肛温一般维持在 30 ～ 34℃，持续 3 ～ 10 d。

亚低温治疗状态下护理要点主要有以下几点。

（1）生命体征监测：亚低温状态下会引起血压降低和心率缓慢，护理工作中应该严密观察伤员心率、心律、血压等，尤其是儿童和老年患者以及心脏病、高血压伤员应该重视，采用床边监护仪连续监测。

（2）降温毯置于患者躯干部，背部和臀部皮肤温度较低，血循环减慢，容易发生褥疮，每小时翻身一次，避免长时间压迫，血运减慢而发生褥疮。

（3）防治肺部感染。亚低温状态下，伤员自身抵抗力降低，气管切开后较易发生肺部感染。加强翻身叩背、吸痰，呼吸道冲洗时将冲洗液吸净是关键护理措施。

15. 精神与心理护理

不论伤情轻重，患者都可能对脑损伤存在一定的忧虑，担心今后的工作能否适应、生活是否受影响。护士对患者从机体的代偿功能和可逆性多作解释，给患者安慰和鼓励，以增强自信心。对饮食、看书、学习等不宜过分限制，早期锻炼有利康复。因器质性损伤引起失语、瘫痪者，宜早期进行训练与功能锻炼。

16. 康复催醒治疗的护理

目前认为颅脑伤患者伤后持续昏迷 1 个月以上为长期昏迷。长期昏迷催醒治疗应包括：预防各种并发症、使用催醒药物，减少或停用苯妥英钠和巴比妥类药物，交通性脑积水外科治疗等。

高压氧是目前用于长期昏迷患者催醒的行之有效的方法之一，颅脑伤昏迷患者一旦伤情平稳，应该尽早接受高压氧治疗，疗程通常过 30 d 左右。对于高热、高血压、心脏病和活动性出血的昏迷患者应该慎用此类治疗以防发生意外。

长期昏迷的正规康复治疗包括早期和后期康复治疗。早期康复治疗是指患者在伤后住院期间由医护人员所进行的康复治疗；后期康复治疗指是患者出院后转至康复中心，在康复体疗、心理等方面的医护人员指导下进行的康复训练和治疗。康复治疗的原则包括以下几点。

（1）从简单基本功能训练开始循序渐进。

（2）放大效应：例如收录机音量适当放大，选用大屏幕电视机、放大康复训练器材和生活用具，选择患者喜爱的音像带等。

（3）反馈效应：在整个训练康复过程中，医护人员要经常给患者鼓励、称赞和指导性批评。有条件时将患者整个康复治疗过程进行录像定期放给患者看，使其感到康复的过程中，神经功能较前逐渐恢复，增强自信心。

（4）替代方法：若患者不能行走则教会患者如何使用各种辅助工具行走。

（5）重复训练，是在相当长的康复训练过程中，既要让患者反复训练以促进运动功能重建，又要不断改进训练方法和器材，才能不使患者产生厌倦情绪。迄今已经有大量随机双盲前瞻性临床观察结果表明，正规康复治疗对重型颅脑伤患者运动神经功能恢复较未接受正规康复治疗患者明显。早期（< 35 d）较晚期（> 35 d）开始正规康复治疗的患者神经功能恢复快一倍以上。对正规康复治疗伤后 7 d 内开始与 7 d 以上开始者进行评分，前者明显高于后者。一般情况下，早期康复治疗疗程约 1 ~ 3 个月，重残颅脑伤患者需要 1 ~ 2 年。

目前临床治疗颅脑伤患者智能障碍的主要药物包括三大类：儿茶酚胺类、胆碱能类和智能增强剂。近年来发现神经节苷脂和促甲状腺释放激素对颅脑伤患者智能的恢复也有促进作用。

颅脑伤患者伤后智能障碍主要临床表现为：记忆力障碍、语言障碍和计数能力障碍。记忆力障碍主要包括：视觉记忆力障碍、听觉记忆力障碍、空间记忆力障碍和颞叶定向障碍。语言障碍主要包括：阅读理解障碍、失认症、失写症、语言理解障碍、发音和拼音障碍等。近年来采用智能训练和药物结合治疗颅脑伤患者智能障碍已受到人们重视。智能康复训练加药物治疗有助于颅脑伤患者的智能恢复。然而，智能康复训练应与体能康复训练同期进行。目前我们的智能康复训练主要包括：仪器工具训练、反复操作程度训练以及帮助记忆力的技巧训练等。

康复期伤病员需加强心理护理：对于轻型伤员应鼓励尽早自理生活，防止过度依赖医务人员，要鼓励他们树立战胜伤病的信心，清除"脑外伤后综合征"的顾虑。脑外伤后综合征是指脑外伤后患者所出现的临床精神神经症或主诉，主要包括头痛、眩晕、记忆力减退、软弱无力、四肢麻木、恶心、复视和听力障碍等。应该向伤员作适当解释，让伤员知道有些症状属于功能性的，可以恢复。对于遗留神经功能残疾伤员的今后生活工作问题，偏瘫失语的锻炼等问题，应该积极向伤员及家属提出合理建议和正确指导，帮助伤员恢复，鼓励伤员面对现实、树立争取完全康复的信心。

第三节　颅内肿瘤

颅内肿瘤有原发性肿瘤和继发性肿瘤两大类。原发的来源于颅内各种组织如脑、脑膜、脑血管、脑神经、垂体和胚胎残余组织等，以胶质瘤最多，脑膜瘤次之，再次为垂体腺瘤、神经纤维瘤、脑血管瘤等。继发的以恶性肿瘤脑转移多见。从它的生物学特性来看又可分为生长缓慢、具有较完整包膜，不浸润周围组织及分化良好的良性肿瘤，和生长较快，没有完整包膜和明显界限，呈浸润性生长，分化不良的恶性肿瘤。颅内肿瘤的临床症状为颅内压增高和肿瘤的定位症状。根据肿瘤生长的部位不同所产生的症状不同和护理特殊性，分幕上肿瘤和幕下肿瘤及垂体腺瘤三部分讨论。

一、幕上肿瘤

（一）解剖生理特点

幕上是指小脑幕（天幕）以上的部分。脑膜共有三层，由外向里为硬脑膜、蛛网膜和软脑膜。硬脑膜为一厚而坚韧的结缔组织膜，对保护脑部甚为重要，也是防止感染由外入侵的屏障。硬脑膜在一定的部位向内折叠而成硬脑膜形成物，其中有大脑镰、小脑幕、小脑镰、鞍隔等。大脑镰分隔左、右两半球，小脑幕（天幕）将颅腔分为幕上、幕下两部分。幕上包括前颅窝、中颅窝（两侧大脑半球、侧脑室、第3脑室、鞍区、丘脑）。大脑半球是人体感觉运动的重要功能区，大脑皮质参与人的行为和认知功能，而垂体和下丘脑对人的内分泌功能起着主导地位。

（二）定位症状和体征

（1）额叶肿瘤：发生率居幕上肿瘤的首位。主要表现为随意运动、语言表达及精神活动三方面的障碍。如欣快、记忆障碍和性格改变，无先兆的癫痫大发作，运动性失语，强握反射和摸索运动、尿失禁及病变对侧肢体不同程度的瘫痪等。

（2）颞叶肿瘤：表现为视野的改变，精神改变和癫痫发作，有不同程度的幻觉，如幻嗅、幻视、恐惧、伴命名性失语等。

（3）顶叶肿瘤：主要表现为对侧半身的感觉障碍，伴有失地理定向概念、失用症、失读症、局限性癫痫发作。

（4）枕叶肿瘤：常可累及顶叶和颞叶后部，主要表现为视觉障碍（视野缺损、弱视、幻视）及失认症。

（5）中央区肿瘤：是指中央前回、中央后回区的肿瘤，临床上表现为运动障碍，病变对侧上、下肢不同程度的瘫痪，温、痛、触觉障碍，局限性癫痫。

（6）丘脑部肿瘤：主要表现为颅内压增高、精神障碍（呆滞、嗜睡、抑郁）、三偏症（偏瘫、偏身感觉减退、同向性偏盲）。

（7）脑室内肿瘤：肿瘤小可无症状。肿瘤大影响脑脊液循环时可产生 ICP 增高。

（8）鞍区肿瘤：包括鞍区、鞍上、鞍区周围区域肿瘤，表现为视力、视野的变化，内分泌功能障碍。

二、幕下肿瘤

（一）解剖生理特点

小脑幕（天幕）以下的部分称为幕下。包括脑干、小脑半球、小脑蚓部、第4脑室、斜坡等。脑干由中脑、脑桥和延髓组成，中脑上连间脑，下由延髓下端与脊髓相接。脑干是生命中枢，内有第Ⅲ～Ⅻ对颅神经核、深浅感觉传导束、锥体束纤维、脑干网状结构，参与神经系统的所有重要功能，调节呼吸、循环、消化等内脏活动，控制运动和感觉功能及清醒和睡眠的节律交替等。

（二）定位症状与体征

（1）中脑肿瘤：易阻塞导水管，故早期可出现颅内高压症，病侧动眼神经麻痹和对侧中枢性偏瘫，眼睑下垂，瞳孔固定，对光反射消失。

（2）脑桥肿瘤：外展神经和面神经损害表现为病侧眼球不能外展与周围性面瘫，对侧肢体中枢性瘫痪，对侧偏身感觉障碍（痛、温觉）、眩晕、恶心、呕吐、眼球震颤。同侧肢体共济失调。

（3）延髓肿瘤：双侧后组颅神经受累（第Ⅸ～Ⅻ对），吞咽困难，声音嘶哑，舌肌麻痹或萎缩，意识障碍（嗜睡、昏迷），出现共济失调性呼吸（呼吸频率和幅度极不规则）。

（4）小脑肿瘤：发生于小脑半球或蚓部，以儿童多见，易影响大脑导水管，第4脑室脑脊液循环障碍可引起ICP增高，急性ICP增高时可引起枕骨大孔疝致呼吸、循环衰竭而死亡。慢性的可出现头晕、呕吐、颈部强硬、强迫体征、共济失调、肌张力低下、肌肉松弛、反射减弱、眼球震颤。

（5）小脑脑桥角肿瘤：有不同程度的第Ⅴ～Ⅻ对颅神经损害，耳鸣如蝉鸣或笛鸣，头晕、体位变动时有一过性不稳感。病侧面部麻木，感觉减退，角膜反射消失，患侧三叉神经痛发作，声音嘶哑，吞咽困难。影响导水管及第4脑室CSF循环障碍时可发生枕骨大孔疝。

三、垂体腺瘤

（一）垂体的组成与功能

垂体腺瘤虽属幕上肿瘤，但由于它的特殊性，因此把垂体腺瘤分开单独讨论。

垂体位于蝶鞍内。呈卵圆形，约重 0.5～1 g，周围有硬脑膜包围，上面以鞍隔与颅腔隔开。视交叉位于鞍隔上 0.5～1 cm。垂体前叶是腺样结构，主要有 3 种细胞：①嫌色性细胞，无分泌激素功能。②嗜酸性细胞，分泌生长激素（GH）、催乳素（PRL）。③嗜碱性细胞，分泌促肾上腺皮质激素（ACTH）、促甲状腺激素（TSH）、促卵泡成熟激素（FSH）、促黄体生成激素（LH）及黑色素细胞刺激素等。后叶贮存下丘脑分泌的抗利尿激素、催产素。

垂体腺瘤发病率占颅内肿瘤的 10%，居第 3 位。大多为良性肿瘤，生长缓慢，易诊断，疗效好。随着现代化诊疗仪器的应用，肿瘤直径在 1 cm 以下的垂体微腺瘤亦能诊断。并改变以往经颅手术摘除的经典入路法，在电子显微镜的配合下采用经蝶窦入路，摘除肿瘤、保存垂体组织，并减轻损伤。给垂体腺瘤创造了一种新的手术治疗法。临床常见的垂体腺瘤有：嫌色性垂体瘤，嗜酸性垂体瘤，嗜碱性垂体瘤和混合性垂体瘤。以前两者为多见。

（二）症状

表现为视力改变和内分泌紊乱症状。

（1）嫌色性垂体瘤：头痛，早期头痛大多由于肿瘤使鞍区压力增高引起鞍隔受压所致。晚期头痛则因肿瘤向鞍旁发展，压迫三叉神经眼支和其分布到颅底血管的痛觉纤维而引起。由于肿瘤突破鞍隔后向上发展直接压迫视神经、视交叉或视束引起视力障碍和视野缺损。内分泌功能方面，由于嫌色性细胞的增生，机械地压迫腺体组织和破坏垂体的内分泌功能，表现为垂体功能低下综合征：男性性功能低下，女性月经失调，全身毛发脱落，肾上腺皮质激素功能不全（血压偏低，血糖低，尿 17 羟、17 酮类固醇以及促性腺激素减少）。

（2）嗜酸性垂体腺瘤。①生长激素瘤：青春期生长激素分泌过多，表现为巨人症。成年人骨骺愈合引起肢端肥大，颅骨增厚，鼻旁窦及乳突部位增大，手脚粗大，皮肤粗糙，毛发增多，口唇、鼻及舌均肥大，音调低粗。有些患者糖代谢紊乱可合并糖尿病。生长激素血浆浓度明显升高，300 μg/L 以上（正常血浆浓度为 0～11.5 μg/L）。②泌乳素瘤：女性多见，长期月经不调，不育或闭经、溢乳。男性则表现为阳痿。血浆中泌乳素浓度明显升高，1 000 μg/L 左右（正常血浆浓度 2～23 μg/L）。

（3）嗜碱性垂体瘤：主要表现为嗜碱性细胞分泌过度所致的内分泌功能紊乱症状即皮质醇增多症（库欣综合征）。好发于女青年。肿瘤体积小，一般不突出蝶鞍，不产生蝶鞍扩大或破坏，也无视力障碍。临床表现为向心性肥胖，血压升高，毛发增多，血糖可增高，糖尿，糖耐量减低，性欲减退，闭经，红细胞增多，尿 17 羟、17 酮类固醇增多等，酷似肾上腺功能亢进疾病。

（4）垂体危象：垂体腺瘤在生长过程中，因为瘤内出血，临床上急剧发病或突然恶化者，称为垂体卒中，亦称垂体危象，发生率为 7%～10%。表现为剧烈头痛，并有眼痛，恶心、呕吐或发热，视神经、视交叉及视束回急性受压而发生急骤的视力减退、视野缩小以致失明，严重时有急性垂体功能衰竭症状甚至昏迷。

四、治疗

（一）手术治疗

脑肿瘤的摘除术是最基本的治疗方法之一。凡生长于可以用手术摘除部位的肿瘤，均应首先考虑手术治疗。对有脑疝症状的病例，手术应作为紧急措施。肿瘤的切除应在不引起严重病残的情况下力争做到完全切除或切除得越彻底越好。对于生长在不能做手术切除部位的脑肿瘤如脑干肿瘤，可采用姑息性手术，如颅内减压术、CSF 分流术、脑室引流术等，以暂时缓解增高的颅内压，创造较好的条件以便进行其他治疗。

（二）放射治疗

对各种胶质瘤、垂体腺瘤、松果体瘤、脊素瘤及一部分转移瘤有一定疗效。可采用深度 X 线机、60^{60}Co 治疗机或直线加速器来照射。

（三）化学治疗

通过不同的途径使用化学药物达到抑制肿瘤细胞的增殖或消灭肿瘤细胞的一种方法。适应于一些不能完全手术切除的恶性肿瘤。常用的化学药物有以下几种。

（1）卡莫司汀：对胶质瘤及转移瘤可取得暂时效果。

（2）洛莫司汀（CCNU）：为脂溶性药物，能透过血 – 脑屏障，对治疗中枢神经肿瘤较有效。

（3）丙卡巴肼（procarbazine）及 PVC 治疗：是治疗恶性胶质瘤较有效的药物，可以代替 BCNU，此药常可与 ccNu，长春新碱（Vincristin）结合起来使用，称 PCV 治疗。

（4）其他：可用于治疗脑肿瘤的化疗药物还有羟基脲（hydroxyurea），这是一种放射治疗的增效剂。顺铂（Cisplastin）对生殖细胞源性肿瘤及分泌甲胎蛋白的肿瘤有效。还有 5– 氟脲嘧啶（5–FU）、氨甲蝶吟（Methotrexate，MTX）及 VM–26 等。

（四）免疫治疗

采用微生物或合成制剂接种，称为免疫反应增强剂，以促进机体的免疫力。常用的有卡介苗、淋巴素（Lymphokine）、T 淋巴细胞中提炼出来的低分子肽（Thymosin α–1）、干扰素等。

（五）光动力学治疗（photodynamictherapy，PDT）

某些光敏物质如荧光素、伊红、四环素、吖啶橙及叶啉类化合物，可被恶性瘤细胞吸收并大量贮积于胞质的线粒体内。在光的照射下，含有光敏物质的瘤细胞因发生光物理或光化学反应而失去活力或死亡，达到治疗目的。

（六）热能治疗

热能可在预期的及重复的条件下杀死瘤细胞，当细胞有营养不足和处于缺氧情况下对热能更为敏感。周期性细胞的 S 期，具有较强的抗放射线的能力，在热能影响下，这一特性可被消除，而变得对 X 线十分敏感。加温可采用微波或射频电流。一般温度加至 42 ~ 43℃。

（七）对症治疗

只适用于有颅内压增高但因定性或定位诊断尚未明确或因患者的其他原因，一时不能做手术治疗的患者。目的在于暂时降低颅内压。可选用 20% 甘露醇、呋塞米加 20% 人血白蛋白、30% 尿素等作静脉快速注射。对于有癫痫的患者应采用抗癫痫药物。如苯妥英钠等。

五、护理

脑部肿瘤在明确诊断后，为解除颅内压增高及保障生命安全，必须经过手术治疗才能达到挽救患者生命的目的。要求护理人员做好每一项护理工作保证患者安全度过危险期。

（一）术前护理

（1）一般护理：常规全身检查和局部定位检查，如脑 CT、磁共振、脑电图等，以及各项与疾病有关的特殊检查。术前准备同常规手术。对有反复呕吐、颈项强硬、强迫体位的患者及早采取紧急措施。病情许可先理发剃头、钻孔，安置脑室引流管以备急用。对突然呼吸停止的患者立即进行眶侧脑室穿刺减压，挽救生命。

（2）垂体腺瘤：术前准备除常规准备外，术前 3d 进行激素准备，口服泼尼松 5 mg 每日 3 次，预防术后垂体功能低下。术前 1 d 须清洁双鼻孔并剪除鼻毛。如手术过程中需取大腿处的阔筋膜和肌肉组织时，应同时准备大腿外侧皮肤。

（二）术后护理

患者手术结束后回重症监护室观察、护理。监护室内有专职人员护理，有齐全的抢救设备和物品、药品，如抢救车、氧气、吸引器、监护仪、人工呼吸器、气管切开包、脑室引流包等，便于抢救工作的顺利进行。

（1）一般护理。①卧位：全麻者同全麻术后护理，待清醒后头部抬高 30°，以利于静脉回流，减轻脑水肿；头转向健侧，避免压迫手术伤口、挤压减压窗，引起 ICP 的增高。后颅窝脑干及邻近组织的肿瘤术后取健侧卧位，严禁患侧卧位，因手术切除肿瘤后，脑干附近留有空隙，患侧卧位会引起脑干移位，造成脑干功能衰竭，危及生命。②严密观察病情：包括意识、瞳孔、血压、脉搏、呼吸及肢体运动，并按 Clasgow 昏迷分级标准评分并记录。术后 24 h 内注意血压与脉搏的变化，预防低血容量性休克和颅内出现术后血肿的可能。尤其是脑膜瘤术后，由于脑膜瘤周围血供丰富，易引起术后颅内血肿。③伤口置引流条的患者要观察引流液的颜色和量。淡红色为正常引流液，若引流液为新鲜的血样液体提示有活动性出血，引流液为无色的液体而且量多可能是脑脊液引流过多。均应向医生反映，及时处理。一般引流条 24 h 后拔除。观察时要注意敷料是否干燥，如果潮湿说明有脑脊液漏，应及时请医生处理，以防逆行感染。④术后 3 ~ 7 d 为术后反应期，此阶段是关键时期，也是脑水肿高峰期。除严密观察病情外，根据医嘱准确使用脱水治疗，给予 20% 甘露醇 250 mL 静滴与呋塞米 40 mg 6 h/ 次交替使用，使用过程中观察脱水治疗的疗效，以顺利渡过此关。另外此阶段还可出现高热，尤其是鞍上近下丘脑区域手术可出现持续高热，要及时给予物理或化学降温。中枢性高热采用物理降温法为宜。对体温过低或体温不升的患者采取保暖措施。术后体温恢复正常后又出现发热或持续高热不退者应考虑有否继发感染（颅内感染、肺部感染、尿路感染、头皮下积液等），如怀疑颅内感染可通过腰穿留取脑脊液化验来证实。⑤额、颞部位手术后患者可能有癫痫发作，注意防止坠床。对有精神症状的患者加以保护性约束，以免自伤或伤及他人。尿潴留患者及时给予导尿，以免引起继发性 ICP 增高。⑥饮食护理：术后 24 h，患者清醒，吞咽、咳嗽反射恢复、肠鸣音恢复可进流质饮食。以后视胃纳情况可改为半流、正常饮食。饮食以高蛋白、高热量、低脂肪、易消化为原则。⑦术后有脑室体外引流的患者按脑室引流常规护理。⑧手术后 7 ~ 10 d 伤口可酌情拆线。对颅压较高，头皮有一定张力的伤口及体质虚弱的患者的伤口采取间断拆线，拆线后观察伤口有无脑脊液漏。

（2）幕下肿瘤术后护理除上述护理外，还应做好下列护理措施。

①由于肿瘤接近脑干或与脑干粘连，在手术过程中有不同程度的损伤，可出现脑干反应。在观察时尤其要注意患者的呼吸频率、幅度。当出现不规则呼吸或呼吸突然停止时应立即气管插管、人工呼吸机辅助呼吸，同时行脑室外引流。②由于后组颅神经麻痹或损伤，吞咽、咳嗽反射差，肺部的分泌物不易排出，易引起吸入性肺炎和窒息。因此，保持呼吸道通畅尤为重要，加强有效的吸痰可以防止肺部并发症和减轻脑组织的缺氧、水肿。必要时可早期气管切开。术后 48 h 禁食禁水。待吞咽、咳嗽反射恢复、进水无呛咳时方可小心缓慢进食。估计短期内吞咽咳嗽反射不能很快恢复的给予鼻饲进食。③在观察过程中，患者如主诉中上腹不适、呃逆，应警惕消化道出血的可能（脑干反应引起的应激性胃溃疡），及时给予药物治疗。用胃管鼻饲的患者可从胃管内抽出胃液作隐血试验来证实。④五官的护理，手术过程中面神经可有不同程度的损伤，出现病侧眼睑闭合不全，角膜反射消失，角膜感觉减退易造成角膜营养不良、角膜干燥而致角膜混浊、白斑、溃疡。因此应做好眼部护理。给予滴抗生素眼液每 2 ~ 3 h 1 次，并用金霉素眼膏将病侧眼睛涂满并覆盖消毒凡士林油纱布，以防细菌、灰尘着落。损伤严重致眼睑不能闭合的可作眼睑缝合，以保护眼球。后组颅神经的麻痹会引起吞咽反射减弱或消失，致口腔分泌物残留，细菌繁殖发生各种口腔炎症。因此，每日必须做好口腔护理。每日 2 ~ 4 次用生理盐水、过氧化氢棉球或纱布擦洗口腔，口周涂石蜡油，保护口唇湿润。

（3）垂体腺瘤术后护理：①麻醉未醒平卧，头转向一侧，清醒后去枕或低枕，绝对卧床 10 ～ 14 d。②鼻腔内鼻中隔处切口术中用羊肠线缝合，为防止伤口出血需用纱布球填塞鼻腔压迫止血，48 h 后压迫止血的纱布球可拔除。在拔除前要先滴些消毒石蜡油润滑，以免因粘连黏膜而出现鼻腔内出血。此后鼻腔内用呋麻液和石蜡油滴鼻，每日 4 次，1 ～ 2 周。③幕上肿瘤术后按常规观察意识、瞳孔、血压、脉搏、呼吸。观察鼻腔内、口腔内有无活动性出血。对头痛严重的患者给予脱水剂每日 2 次。对视力突然下降，伴头痛的患者警惕垂体窝内出血或血肿形成。④记录 24 h 出入量，测量尿比重。观察有无尿崩的现象。如尿量增多 > 200 mL/h，尿比重 < 1.005，提示有尿崩的可能，根据医嘱给予药物治疗（双氢克尿噻刺激下丘脑分泌抗利尿激素，尿崩停等）。同时保持水电解质的平衡，合理安排补液及补充电解质。⑤手术时有蛛网膜破裂的患者，术后 48 h 填塞纱条拔除后观察鼻腔内有无脑脊液漏（侧睡或低头时有清水样液体流出，带咸味的口水增多,此时应留取滴出液 1 ～ 2 mL 送检,检出有糖的成分即可证实为脑脊液）。嘱患者避免用力擤鼻涕、打喷嚏、咳嗽等增高 ICP 的动作。应用抗生素，防止感染。⑥取阔筋膜患者腿部伤口 10 d 拆线。⑦术后观察有无垂体危象的症状，及时报告医生及时处理。⑧手术后 10 ～ 14 d 重复检查内分泌功能，以观察手术的疗效。

（三）康复护理

（1）恶性肿瘤患者出院后 2 周即可进行放射治疗，以抑制肿瘤的生长。放疗结束后可继续进行化疗（放疗或化疗均需监测白细胞总数，若 < 3×10^9/L，不能进行）。

（2）去骨板减压的患者可通过减压窗了解颅内压力情况，塌陷说明颅压不高，若减压窗膨出、发硬，说明 ICP 高，有复发的可能。有减压窗的患者外出时需戴安全帽，以防意外事故。恶性肿瘤患者一般不做颅骨修补。

（3）幕上肿瘤手术后可能出现癫痫。指导患者坚持长期服用抗癫痫药，并定期进行白细胞及肝功能的检查。

（4）对瘫痪的肢体要坚持进行功能锻炼。

（5）对失语、智力减退患者进行耐心的语音及智力训练。

（6）有些患者鼻饲管要使用一段时间，出院时做好宣教工作，并教会家属如何灌鼻饲饮食及注意事项。

（7）眼睑缝合的患者做好眼睛护理。3 ～ 6 个月后如面神经功能恢复可将缝线拆除。

第四节　颅内压增高

颅内压增高是神经外科常见临床病理综合征，是颅脑损伤、脑肿瘤、脑出血、脑积水和颅内炎症等疾病引起颅腔内容物体积增加，导致颅内压持续在 1.96 kPa（200 mmH$_2$O）以上，并发头痛、呕吐、视盘水肿等相应的综合征时，称为颅内压增高。严重者将因意识丧失、呼吸抑制等脑疝综合征而死亡。

一、病因与发病机制

（一）病因

（1）颅内占位性病变，如颅内肿瘤、血肿、脓肿等，使颅内空间相对变小。

（2）脑积水：交通性或非交通性的脑积水造成脑脊液过多，是形成颅内压增高的原因。

（3）脑水肿：脑组织损伤、炎症、缺血缺氧及中毒，可引起严重脑水肿，致颅内压增高。

（4）脑循环血量的异常：血液中 PaCO$_2$ 上升，脑血管扩张，脑循环血量增多，导致颅内压增高。

（5）先天性畸形：如颅底凹陷征、狭颅征，使颅腔容积变小。

（6）大片凹陷性骨折：使颅腔变小。

（二）发病机制

1. 影响颅内压增高的因素

（1）年龄：婴幼儿及小儿的颅缝未闭合或尚未牢固融合，或老年人由于脑萎缩，使颅内的代偿空间增多，均可使颅腔的代偿能力增加，从而缓和或延迟了病情的进展。

（2）病变的进展速度：Langlitt 1965 年用狗做颅腔内容物的体积与颅内压之间的关系的实验，得出颅内压力与体积之间的关系是指数关系，两者之间的关系可以说明一些临床现象，如当颅内占位性病变时，随着病变的缓慢增长，可以长期不出现颅内压增高症状，一旦由于代偿功能失调，颅内压急剧上升，则病情将迅速发展，往往在短期内即出现颅内高压危象或脑疝。

（3）病变部位：在颅脑中线或颅后窝的占位性病变，容易阻塞脑脊液循环通路导致颅内压增高症状；颅内大静脉窦附近的占位性病变，由于早期即可压迫静脉窦，引起颅内静脉血液的回流或脑脊液的吸收障碍，使颅内压增高症状亦可早期出现。

（4）伴发脑水肿的程度：脑寄生虫病、脑脓肿、脑结核、脑肉芽肿等由于炎症性反应均可伴有明显的脑水肿，早期即可出现颅内压增高的症状。

（5）全身系统性疾病：其他系统的严重病变如尿毒症、肝性脑病、毒血症、肺部感染、酸碱平衡失调等均可引起继发性脑水肿致颅内压增高。高热也可加重颅内压增高的程度。

2. 颅内压增高的后果

颅内压持续增高，引起一系列中枢神经系统功能紊乱和病理变化。

（1）脑血流量的降低：正常成人每分钟约有 1 200 mL 血液进入颅内，并能自动调节。其公式为：脑血流量（CBF）＝脑灌注压（CPP），脑的灌注压（CPP）＝平均动脉压（MAP）－颅内压脑血管阻力（CVP）（ICP），正常值为 9.3 ～ 12 kPa（70 ～ 90 mmHg），脑血管阻力为 0.16 ～ 0.33 kPa（1.2 ～ 2.5 mmHg），此时脑血管的自动调节功能良好。如因颅内压增高而引起的脑灌注压下降，可通过血管扩张，以降低血管阻力的自动调节反应，维持脑血流量的稳定。如果颅内压不断增高使脑灌注压低于 5.3 kPa（40 mmHg）时，脑血管自动调节功能失效，脑血流量随之急剧下降，就会造成脑缺血缺氧。当颅内压升至接近平均动脉压的水平时，颅内血流几乎完全停止，患者会处于严重的脑缺血缺氧状态，最终出现脑死亡。

（2）脑疝：颅内压增高脑组织由高压趋向低压区移动，部分脑组织被挤入颅内生理空间或裂隙，产生相应的临床症状和体征。脑疝是颅内压增高的危象和引起死亡的主要原因。

（3）脑水肿：颅内压增高使脑血流量降低，造成脑组织缺血、缺氧，脑的体积增大，加重脑水肿，进而加重颅内压增高，引发脑疝，使脑组织移位，压迫脑干，导致脑干功能衰竭（呼吸、循环衰竭）。

（4）库欣综合征：颅内压急剧升高时，患者出现血压升高（全身血管加压反应）、心跳和脉搏减慢、呼吸节律紊乱及体温升高等各项生命体征发生变化，这种变化即称库欣反应，多见于急性颅内压增高病例。

（5）胃肠功能紊乱：部分颅内压增高患者，可首先表现为胃肠功能紊乱，出现呕吐，胃、十二指肠溃疡，出血和穿孔等，这与颅内压增高引起下丘脑自主神经中枢功能紊乱有关。

（6）神经性肺水肿：有 5% ～ 10% 的急性颅内压增高病例出现，表现为呼吸急促、痰鸣，并有大量泡沫状血性痰。这与下丘脑、延髓受压导致 α-肾上腺能神经活性增强有关。

二、临床表现

（一）头痛

头痛是颅内压增高最常见的症状之一，早晨或晚间较重，大多位于额部及颞部，可从颈枕部向前放射至眼眶。头痛程度可随颅内压的增高而进行性加重。当用力、咳嗽、喷嚏、弯腰或低头活动时常使头痛加重。头痛性质以胀痛和撕裂痛多见。

（二）恶心、呕吐

头痛剧烈时，可伴有恶心和呕吐。呕吐呈喷射性，易发生于饭后。呕吐后头痛可有所缓解，患者常因此而拒食，反复呕吐易导致水电解质紊乱和体重减轻。

（三）视盘水肿

这是颅内压增高的重要客观体征之一，表现为视盘充血，边缘模糊不清，中央凹陷消失，视网膜静脉怒张。若视盘水肿长期存在，则视盘颜色苍白，视力减退，视野向心缩小，称为视神经继发性萎缩。

患者常有一过性的视力模糊，即使此时颅内压增高得以解除，往往视力的恢复也并不理想，甚至继续恶化以致失明。

以上三者是颅内压增高的典型表现，称之为颅内压增高"三主征"。

（四）意识障碍及生命体征变化

颅内压增高初期意识障碍可出现嗜睡、反应迟钝等。持续及严重的颅内压增高，会出现昏睡、昏迷、伴有瞳孔散大、对光反应消失、脑疝，去皮质强直。患者可出现血压升高，尤其是收缩压升高，脉压增大；脉搏缓慢，洪大有力；呼吸深慢等。

（五）脑疝

（1）小脑幕切迹疝，又称颞叶钩回疝，为颞叶的海马回、钩回通过小脑幕切迹被推移至幕下，表现为剧烈头痛，进行性加重，伴躁动不安，频繁呕吐。随脑疝的进展患者出现嗜睡、浅昏迷、深昏迷，瞳孔由初期的变小逐渐变大，肢体肌力减弱或麻痹，生命体征变化，体温升高，血压骤降，脉搏快、弱，呼吸浅而不规则，呼吸心跳相继停止而死亡。

（2）枕骨大孔疝，又称小脑扁桃体疝，为小脑扁桃体及延髓经枕骨大孔被推挤向椎管内。患者表现头痛剧烈，呕吐频繁，颈项强直或强迫头位，生命体征紊乱，意识障碍、瞳孔改变。因脑干缺氧，瞳孔可忽大忽小。由于呼吸中枢受损，患者可突发呼吸骤停而死亡。

（3）大脑镰下疝，又称扣带回疝，一侧半球的扣带回经镰下孔被挤入对侧分腔。

（六）其他症状和体征

颅内压增高还可引起一侧或双侧展神经麻痹或复视、头晕、猝倒等。小儿颅内压增高时可出现头皮静脉怒张、头颅增大、颅缝增宽或分离、前囟饱满。

三、辅助检查

（一）头颅X线断层扫描（CT）及磁共振成像（MRI）

目前CT是诊断颅内占位性病变的首选辅助检查措施。也可进一步行MRI检查，以利于确诊。检查可见脑沟变浅，脑室、脑池缩小或脑结构变形等，通常能显示病变的位置、大小和形态。

（二）脑血管造影

主要用于疑有脑血管畸形或动脉瘤等疾病的检查。数字减影血管造影可提高图像的清晰度和疾病的检出率。

（三）头颅X线片

颅内压增高时，可见脑回压迹增多、加深，鞍背骨质稀疏及蝶鞍扩大，颅骨的局部破坏或增生等，小儿可见颅骨骨缝分离。X线片对于诊断颅骨骨折，垂体瘤所致蝶鞍扩大以及听神经瘤引起的内听道孔扩大等具有重要价值。

（四）腰椎穿刺

腰椎穿刺可在取脑脊液检查的同时测量颅内压力。但对有明显颅内压增高症状和体征的患者禁忌腰穿，以免引发脑疝。

四、处理原则

通过头痛、呕吐、视盘水肿以及神经系统和辅助检查结果做出正确诊断。对颅内压增高的根本治疗方法是去除颅内压增高的病因。

（一）非手术治疗（对症治疗）

（1）脱水治疗：使用脱水药物以减少脑组织中的水分，从而缩小脑体积，同时限制水钠的输入量，降低颅内压。

（2）激素治疗：肾上腺皮质激素能改善毛细血管通透性，防治脑水肿。

（3）冬眠低温治疗：可降低脑代谢及脑组织耗氧量，减少脑水肿发生和发展，从而降低颅内压。

（4）辅助过度换气：使体内CO_2排出，增加血氧分压，减少脑血流量，使颅内压相应下降。

（二）手术治疗

主要施行手术减压。

（1）开颅切除病变组织。

（2）颅骨切除术。

（3）建立脑脊液引流系统。①内引流：脑室心房分流及脑室腹腔分流。②外引流：脑室穿刺缓慢引流脑脊液至体外，可以暂时降低颅内压，以便进一步施行手术治疗。

五、护理评估

（一）健康史

了解有无脑外伤、颅内炎症、脑肿瘤及高血压、脑动脉硬化病史，初步判断颅内压增高的病因；评估患者有无合并其他系统疾病，有无呼吸道梗阻、便秘、剧烈咳嗽、癫痫等导致颅内压骤升的因素。

（二）身体状况

1. 症状和体征

患者头痛的性质、程度、持续时间，有无喷射性呕吐，患者有无意识障碍、视力障碍，患者生命体征的变化等。

2. 辅助检查

CT 及 MRI 检查结果，监测患者的电解质、血气分析，评估患者有无水、电解质、酸碱平衡紊乱。

3. 心理 – 社会状况

评估颅内压增高患者有无因头痛、呕吐等不适引起的烦躁不安、焦虑、紧张等心理反应，同时了解患者及家属对疾病的认知程度，家庭经济状况和社会支持情况。

六、护理诊断及医护合作性问题

1. 疼痛

与颅内压增高有关。

2. 脑组织灌注量改变

与颅内压增高有关。

3. 体液不足

与颅内压增高引起剧烈呕吐及应用脱水药有关。

4. 有受伤的危险

与意识障碍、视力障碍有关。

5. 潜在并发症

脑疝。

七、护理目标

（1）患者主诉头痛减轻，舒适感增加。

（2）患者脑组织灌注正常，去除引起颅内压骤增的因素。

（3）患者体液保持平衡，生命体征平稳，尿比重在正常范围，无脱水症状和体征。

（4）患者无意外受伤情况的发生。

（5）患者发生脑疝征象能够被及时发现和处理。

八、护理措施

（一）一般护理

1. 体位

抬高头部 15°～ 30°，即使患者有休克情况也不可采取垂头仰卧式。头、颈应呈一直线，以利于颅内静脉回流，减轻脑水肿。

2. 吸氧

持续或间断吸氧，改善脑缺氧，收缩脑血管，降低脑血流量，减轻脑水肿。

3. 控制液体摄入量

补液量应以能维持出入量的平衡为度，一般每天不超过 2 000 mL，且保持尿量在 600 mL 以上，使机体呈轻度脱水状态。

4. 病情观察

密切观察患者的意识状态、生命体征、瞳孔等变化，持续监测颅内压的变化，警惕脑疝的发生。

5. 生活护理

做好口腔、皮肤护理，注意饮食调整，适当限制钠盐。保护患者安全，防止受伤。

（二）防止颅内压骤然升高的护理

1. 保持安静

绝对卧床休息，尽量避免搬运患者，急需搬运时，动作要轻，头部相对固定，坐起时勿用力过猛。限制患者家属探视，避免情绪激动，防止颅内压骤然升高。

2. 避免胸膜腔内压（胸内压）或腹内压上升

胸内压或腹内压上升会间接导致脑血液回流受阻使颅内压增高。

（1）尽可能地预防患者的屏气动作，保持大便通畅。颅内压增高引起的头痛致自主神经功能紊乱，抑制规律性排便活动；恶心、呕吐及脱水药物的应用，导致患者不同程度的脱水，引起便秘。鼓励患者多吃蔬菜与水果预防便秘，对已形成便秘者可用开塞露 1 ~ 2 支，或用少量高渗液（如 500 g/L 甘油盐水 50 mL）行低位、低压灌肠，禁止大量灌肠，以免颅内压骤然增高。

（2）保持呼吸道通畅，及时清除呼吸道分泌物和呕吐物；舌根后坠者可托起下颌或放置口咽通气道；对意识不清的患者及排痰困难者，行气管切开术。

（3）避免剧烈咳嗽，及时治疗感冒、咳嗽，防止颅内压增高。

（4）避免髋关节长期屈曲。

（5）指导患者翻身时行呼气动作。

（6）及时控制癫痫发作，癫痫发作可加重脑缺氧及脑水肿，遵医嘱定时定量给予抗癫痫药物，发作时进行降颅内压处理。

（三）症状护理

1. 高热

高热可增加机体代谢率，加重脑缺氧。应采取一些降低体温的护理措施：定时测量体温；减少盖被；按医嘱给予退热药；在表浅的大血管处直接用冷敷可加速降温，可在腋下及腹股沟使用冰袋；必要时给予冬眠疗法。

2. 头痛

适当应用止痛药，但禁用吗啡、哌替啶（杜冷丁），以免抑制呼吸中枢。

3. 躁动

寻找原因给予及时处理，切忌强制约束，以免患者挣扎使颅内压增高。

（四）脱水治疗的护理

颅内压增高常用高渗性和利尿性脱水药，以增加水分的排除，达到降低颅内压的目的，如高渗性脱水药 20% 甘露醇 250 mL，快速静脉滴注，2 ~ 4 mL/d；50% 葡萄糖溶液 60 ~ 100 mL，静脉推注，4 ~ 6mL/d；同时使用利尿脱水药，如呋塞米（速尿）20 ~ 40 mg，静脉推注。甘露醇最好在颅内压监测指标指导下应用，防止发生低颅压，用药期间注意观察用药反应和效果，并及时记录。

（五）激素治疗的护理

肾上腺皮质激素通过稳定血脑屏障，可预防和缓解脑水肿。常选用地塞米松 5 ~ 10 mg，静脉注射或静脉滴注，1 ~ 2 mg/d；氢化可的松 100 mg，静脉滴注，1 ~ 2 mg/d。激素可引起消化道应激性溃疡出血、增加感染机会等不良反应，按医嘱用药时注意观察。

（六）脑疝护理

（1）快速静脉输入甘露醇、山梨醇、呋塞米等强效脱水药，并观察脱水效果。

（2）保持呼吸道通畅，吸氧。

（3）准备气管插管盘及呼吸机，对呼吸功能障碍者，行人工辅助呼吸。

（4）密切观察呼吸、心跳、瞳孔的变化。

（5）紧急做好术前特殊检查及术前准备。

九、护理评价

（1）患者是否主诉疼痛减轻。

（2）患者颅内压增高症状是否得到缓解，头痛是否减轻，意识状态是否改善。

（3）患者生命体征是否平稳，水、电解质是否平衡，尿量及尿比重是否正常。

（4）患者是否发生外伤。

（5）患者是否出现脑疝迹象，如果出现是否得到及时发现和处理。

第五节　椎管内肿瘤

原发或继发于椎管内的各种肿瘤统称为椎管内肿瘤，又可称脊髓肿瘤，是造成脊髓压迫症的常见原因之一。发病率国外居民统计 2.5/10 万，国内报道占神经系统疾病住院患者的 2.5%，与同期脑瘤相比为 1 ∶ 10.7。脊髓肿瘤好发于髓外，可见于脊髓的任何节段和马尾神经，但以胸段最多，占 42% ~ 67%，颈段占 20% ~ 26%。腰骶段和马尾占 12% ~ 24%。本病可发生于任何年龄，最多见于 20 ~ 40 岁的成人。男女之比约为 1.5 ∶ 1。

一、病因及发病机制

原发于椎管内的肿瘤，可能来自脊髓、神经根、脊膜等不同组织，按其与脊髓和硬脊膜的关系分为髓内、髓外硬脊膜下和硬脊膜外三类。髓内肿瘤常见室管膜瘤和星形细胞瘤。髓外硬脊膜下肿瘤常见神经鞘瘤和脊膜瘤。硬脊膜外肿瘤多为恶性，如转移瘤和淋巴细胞瘤以及肉瘤、脂肪瘤、血管瘤、骨瘤、软骨瘤、神经鞘瘤和脊索瘤等。

二、临床表现

（一）疼痛

大多数由髓外肿瘤刺激神经根和脊膜引起，常为首发和定位表现。疼痛为自发性，常剧烈；疼痛沿神经根分布区扩散，在躯干为横行条带状分布，在四肢表现为由近端向远端放射；初期为阵发性，可有夜间加重或平卧痛；可因咳嗽、喷嚏或用力大便等加重；可伴有脊柱自发性疼痛。

（二）感觉障碍

感觉障碍如麻木感、蚁走感、灼热感、束带感等，也可出现感觉过敏，当感觉纤维被破坏后则表现为感觉减退或缺失。

（三）运动障碍

运动障碍主要表现为病变水平以下肢体的力量减弱，动作不准确，站立不稳，可伴有或不伴有肌肉萎缩。

（四）大、小便功能障碍

大、小便功能障碍多见于髓内病变，如室管膜瘤、星形细胞瘤以及马尾肿瘤。依病变水平可表现为排便困难，小便潴留，大便困难，或表现为大小便失禁。

三、辅助检查

（一）磁共振成像

MRI 可清晰地显示脊柱和脊髓全貌，了解病灶和周围结构改变及脊髓有无变性。

（二）CT、脊髓造影

脊髓造影加 CT（CTM）更有意义，即行腰椎穿刺注药后行 X 线平片和 CT 检查。CTM 和脊髓造影属有创伤性检查，在病灶的定位和显示骨性改变如骨质增生、椎管狭窄方面优于 MRI。

四、处理原则

胸段及颈段椎管内肿瘤早期常易漏诊，在中年及以上病患易误诊为腰椎间盘突出等病症，细致的体检、病史采集和果断的 MRI 检查有助于确诊。椎管内肿瘤目前唯一有效的治疗手段是手术切除。鉴于椎管内肿瘤的 3/4 为良性：一般全部切除肿瘤后，预后良好。恶性肿瘤可经手术行肿瘤大部切除并做外减压，术后辅以放疗，能使病情得到一定程度的缓解。椎管内肿瘤除非转移癌、原发病灶不能切除或已有广泛转移或处于衰竭状态不能承受手术者，一般均应尽早行手术治疗。

五、护理诊断及医护合作性问题

1. 疼痛

疼痛与髓外肿瘤刺激神经根和脊膜有关。

2. 有受伤的危险

与感觉障碍、运动障碍有关。

3. 皮肤完整性受损的危险

与大小便功能障碍有关。

4. 潜在并发症

呼吸危象。

六、护理措施

1. 皮肤准备

行脊髓手术者，应剃光背部；上胸段手术要剃去颈后毛发；颈段手术应将枕部头发剃去；毛发剃去后，用肥皂和热水洗净，然后涂擦 75% 乙醇。

2. 体位

术后平卧于硬板床 4～6 h 或以后改为侧卧位，翻身时应轴式翻身，特别是高位颈段手术后须保持头颈部水平位置翻身，以防脊髓损伤引起呼吸困难。

3. 病情观察

观察生命体征、意识状态、瞳孔、肢体活动状况等。对高位颈段手术后出现咳嗽无力、呼吸困难、血氧饱和度下降等呼吸危象者应立即吸痰，保持呼吸道通畅，充分给氧 4 L/min，必要时行气管切开或呼吸机辅助呼吸。

4. 止痛

遵医嘱应用止痛药，转移注意力，采用适当体位减轻疼痛。

5. 加强生活护理，防止意外发生

患者需要有人陪伴，提供适当的生活护理，避免意外发生。同时加强皮肤护理，防止皮肤破损。

6. 伤口及引流管的观察

观察伤口敷料是否干燥，如有渗血渗液应及时更换，预防伤口感染。观察引流管是否通畅，引流量是否过多，以免引流过度而出现低颅压性头痛。

第十二章

康复护理

第一节 大小便功能障碍的康复护理

一、排便障碍的康复护理

多种疾病均可引起排便障碍，在排便障碍中，又以便潴留为多见，对这类病人需进行排便训练。

（一）目的

使患者能控制大便和有规律地每 1 ~ 3 日排便 1 次，不用或尽量少用灌肠。

（二）方法

1. 饮食调节

饮食应为高纤维素、高容积和高营养。每日至少有 3 次蔬菜和水果，或每日 2 次，每次一茶匙的麦麸。便秘时，多吃桃、樱桃、杨梅等水果。腹泻时加茶、白米、苹果酱等。

2. 大便软化剂

可用二丁酸辛基磺酸钠，100 mg/ 次，2 ~ 3 次 /d，本药可抑制 Na-K-ATP 酶和刺激嘌呤环化酶，使水在肠中聚集。

3. 容积扩张剂

（1）麦麸制剂：含纤维素，木质和胶质，在大便中能吸收和保留水分。压缩成小丸或饼干，10 ~ 209 g/d。

（2）车前子嗜水胶浆剂：属纤维素和半纤维素性，作用同麦麸，4 ~ 7 g/ 次，1 ~ 3 次 /d。

4. 泻药在上述方法无效时使用，首选乳果糖，但以酚酞为易得。

（1）乳果糖：渗透性。在结肠被细菌分解为醋酸、乳酸和其他有机酸，使大便酸化，减少对氨的吸收；另未被吸收的双糖增高渗透压使水保留。此药有效、安全，0.2 ~ 7 g/ 次，1 ~ 3 次 /d。

（2）酚酞：在需排便的前 1 日晚上，服酚酞 0.05 ~ 0.2 g，此药易得，安全、便宜，因而多用。

5. 排便训练

排便频度以每 2 ~ 3 日 1 次为宜，排便时刻要与患者以往的习惯相符。便前可进行腹部按摩，便前 15 min 可喝一杯热开水引起胃结肠反射。排便应尽量坐位进行。在用栓剂前可用戴手套的手指插入肛门内轻柔地旋转 15 ~ 30 s。

二、排尿障碍的康复护理

排尿障碍以尿潴留和泌尿系感染为多见。

（一）尿潴留

1. 马尾圆锥以上损伤的膀胱平衡

马尾圆锥以上损伤的尿潴留通过训练治疗膀胱达到平衡。膀胱平衡的指标：①自动排尿不多于每 2 小时 1 次；②排尿后残留尿少于 100 mL 方法。

（1）间歇导尿。一昼夜间每 4 小时用 12 ~ 14 号导尿管导尿 1 次，限制入液量；早、午、晚餐各 400 mL；10 am，4 pm，8 pm 各 200 mL，从 8 pm 至次日 6 am 不饮水。如 2 次导尿间能自动排除 100 mL

以上的尿，且残留尿仅 300 mL 或更少时，可改为 6 h 导尿 1 次；如 2 次导尿间能自动排出 200 mL 的尿，且残留尿少于 200 mL，可改为 8h 导尿 1 次。达平衡后，终止导尿。

（2）药物：酚苄明 10 m/ 次，3 次 /d，可使 80% ~ 90% 的患者残留尿减少。

2. 马尾圆锥以下损伤的膀胱平衡

马尾圆锥及以下损伤的尿潴留通过治疗达到膀胱平衡。方法如下。

（1）刺激法。①挤压阴茎区，牵拉阴毛，在耻骨联合上进行有节奏的拍打，拍 7 ~ 8 次，停 3 s，反复进行 2 ~ 3 min。②用手指刺激直肠。③进行电针刺激：第一组取三阴交、膀胱俞、委阳、下焦俞，第二组取水道，两组交替使用，通以较高频率的调制脉冲电流。

（2）压迫法（Crede 法）。坐直、深吸气、闭住会阴、缩腹、用手四指压在耻骨上方加大压力，引起排尿。

膀胱平衡标准：用本法可排出适量的尿，残留尿少于 150 mL，泌尿路无病理变化，即达平衡。

（二）尿频尿急性失禁

用丙米嗪可使膀胱容量增加和存储时间延长。膀胱松弛药能使 80% ~ 97% 的膀胱容量增加和存储时间延长。

（三）泌尿系感染

（1）诊断标准。分开阴唇或翻起包皮，用蒸馏水拭子擦干净外尿道口，收集中段尿流，将标本于 30 min 内送化验室定量培养，如细菌数达 10 万 /mL 及以上，可确诊。

（2）选药及作用。有效而便宜的药是扁桃酸乌洛托品。此药低毒、低过敏性，吸收入血后从肾排出，在 pH < 5 ~ 7 时，能缓缓释出甲醛而杀菌，所有引起泌尿系感染的细菌对甲醛都敏感，而且不会产生耐药性。甲醛从此药释出持续数小时，因此，对残留尿也有足够长的作用。所以，此药是高度适用的长期防治性药物。

（3）用法。成人 1 g/ 次，4 次 /d。用药时注意：①水摄入虽每日不宜大于 2 000 mL，否则稀释此药而降低效果；②尿必须保持 pH < 6，可服氯化铵 1 g/ 次，4 次 /d，或维生素 C、酸性磷酸钠等。

第二节　痉挛的康复护理

痉挛是功能恢复的主要障碍，严重的痉挛会给患者带来很大的痛苦，例如偏瘫患者，由于痉挛造成上肢肩关节内收、内旋，肘关节屈曲，腕关节屈曲，手指屈曲，下肢髋关节外展、外旋，膝关节伸直，踝关节内翻、下垂，如不能有效地缓解痉挛，就会影响肢体的功能恢复。截瘫患者，下肢屈肌群严重痉挛就会影响坐位的保持和向轮椅的转移，甚至给生活带来许多不便，如便器无法放置等。不完全性截瘫患者由于下肢痉挛也会对站立、行动和配戴矫形器步行造成很大困难。另外由于强制体位的影响，在骶部、大转子等处很容易发生褥疮。为此，应针对不同部位、不同程度的痉挛设计各种训练和治疗方法。

一、痉挛的发病原因

痉挛是由于上运动神经元受损后引起牵张反射兴奋性升高所致，结果导致骨骼肌张力升高，其特点是肌张力随牵张速度的增加而升高。是中枢神经系统疾病或受损后的常见并发症。常见于脑卒中、脊髓损伤、脊髓病、脑瘫、多发性硬化和侧索硬化症等。

二、痉挛的评定

严重、持久的痉挛，如不能有效地缓解，就会影响肢体功能的恢复。因此，临床上很重视痉挛的评定。

（1）根据检查时发现的阻力大小将痉挛分为 3 级。1 级：轻度痉挛，肌肉在最长的位置附近才产生阻力或收缩。2 级：中度痉挛，肌肉在被动关节活动范围的中间即产生阻力或收缩。3 级：重度痉挛，肌肉在最短的位置附近就产生阻力，关节活动范围严重受限。

（2）采用 Ashworth 量表进行痉挛评定。

（3）Penn 法评定法，是通过记录痉挛发作的频率来判定痉挛轻重的方法（见表 12-1）。

（4）踝阵挛（Zierski）评定法，通过对踝阵挛持续时间来判定痉挛轻重的方法（12-2）

表 12-1　Penn 法评定法

0 级：无痉挛
1 级：刺激可诱发中度痉挛
2 级：痉挛发作少于每小时 1 次
3 级：痉挛发作多于每小时 1 次
4 级：痉挛发作多于每小时 10 次

表 12-2　踝阵挛（Zierski）评定法

0 级：无踝痉挛
1 级：踝阵挛时间持续 1 ~ 4 s
2 级：踝阵挛时间持续 5 ~ 9 s
3 级：踝阵挛时间持续 10 ~ 14 s
4 级：踝阵挛时间持续超过 15 s

三、痉挛的预防、治疗及护理

痉挛对于瘫痪患者来说，虽然有它不利的方面，即严重痉挛妨碍患者的活动和功能，但痉挛的存在也有有利的方面，如：①痉挛可减慢肌萎缩的速度；②由于痉挛使得肌肉萎缩不明显，因而骨突出不明显，从而减少了压疮的发生；③由于阵发性肌肉痉挛的存在，达到了肌肉收缩促进血液循环的目的，可防止深静脉血栓形成；④部分患者的痉挛有利于进行站立、转移，甚至步行等动作。所以，只有严重痉挛影响患者日常生活活动时才予以处理。

1. 减少产生痉挛的外界刺激

从患者急性期开始，采取预防痉挛的良性体位；偏瘫患者采取良肢位；截瘫病人下肢伸肌优势要比屈肌痉挛有利，因此，在急性期应尽量使膝关节保持在伸展位，膝关节下面不要放枕头、垫子之类的物品，防止膝关节屈曲挛缩，还可以让患者养成俯卧位的睡眠习惯；早期在站立台上进行站立训练。对于使用矫形器的患者，必须认真分析，防止因器具的刺激促使痉挛发生。

2. 康复手法治疗

在康复治疗中，由治疗师对患者痉挛肌肉进行牵张，对踝跖屈肌痉挛者进行被动关节活动等也可缓解痉挛。

3. 运动疗法

运动疗法和作业疗法中许多方法是针对预防和缓解痉挛而设计的。如 Bobath 法中为缓解躯干肌紧张，让患者取侧卧位，患侧在上方，治疗者一手扶着患肩，另一手扶患侧髋部向相反的方向轻柔有节奏地搬动，使患者的肩部和骨盆向相反的方向运动。为缓解下肢伸肌紧张，Brunnstrom 主张让患者仰卧屈膝，治疗者握住患者的两侧踝关节，辅助患者将臀部抬离床面，进行"桥式"活动，即病人仰卧位，上肢放于体侧，或双手十指交叉，双上肢上举；双腿屈膝，足支撑在床上，然后将臀部主动抬起，并保持骨盆成水平位。起初，病人不一定能自动抬起臀部，康复人员将一只手放在患侧股前边，向前下方拉压膝关节，另一只手的手指伸直轻拍患侧臀部，刺激其活动，帮助伸患髋。在进行桥式运动时，两足间的距离越大，伸髋时保持屈膝所需的选择性运动成分越多。随着控制能力的改善，为了进一步提高患侧髋关节伸展控制能力，可逐步调整桥式运动的难度。如将健足从治疗床上抬起，或将健腿置于患腿上，以患侧单腿完成桥式运动。如果病人很容易地完成患腿负重、抬高和放下臀部，在行走中他就能防止膝关节被锁住，为今后步行训练奠定了基础。

对于手指的屈肌痉挛，Bobath 主张首先将其拇指被动外展，然后前臂旋后，维持数秒钟，腕关节和手指的屈肌就会松弛，伸展动作就容易完成。在运动疗法和作业疗法中，坚持进行关节活动训练、按摩、水疗、在功率自行车上进行的交替运动,这样都可以用来预防和缓解痉挛。

对于因病卧床,肢体主动运动时发生痉挛者,采用被动运动关节活动度训练,通过被动运动使患者本身无主动肌肉收缩能力,在外力作用下完成关节全范围活动,以维持关节活动范围防止痉挛。

4. 冷疗和水疗

肌肉温度降低,对肌梭有镇静作用,可使肌张力和肌肉痉挛降低。操作方法:把冰块与水混合应用。这种混合物的温度为0℃,治疗部位可浸入冰水中;难以浸入冰水的身体部位则可进行冰水敷布;也可将毛巾浸于冰水中,然后取出并迅速用于身体较大部位以致冷;也可用冰按摩。这些方法均可迅速降低皮肤温度和缓慢地降低肌肉温度。肌肉温度下降的速度与皮下脂肪的厚度明显相关。较瘦者一般需 15 min,而较胖者则需 30 min 左右。一旦肌肉被冷却到足以解除痉挛状态时,其效果常可持续较长时间。在温水池中轻柔、有节律的缓慢运动,由于水温的作用亦可使痉挛的肌肉放松。

5. 痉挛肌电刺激疗法

痉挛肌电刺激疗法主要用于治疗中枢神经系统损伤所致的痉挛性瘫痪。根据交互抑制原理,用小电极分别刺激痉挛肌肌梭和拮抗肌肌梭,使痉挛肌松弛,拮抗肌兴奋,达到治疗目的。对于肌萎缩侧索硬化症、多发性硬化症、面神经炎症病情进展期的患者慎用或禁用。

6. 药物治疗

巴氯酚(氯苯氨丁酸,baclofen)是一种肌肉松弛剂,对缓解痉挛有明显效果,且副作用少。用法:从 10 mg/ 次,2 次 /d 起,每日增加 5 mg,待出现明显改善时改为维持量,但最大量不得超过 20mg/ 次,4 次 /d。停药时要逐渐减量以防出现反跳。但需注意,巴氯酚在颅脑损伤引起的痉挛中不能用,因易降低癫痫病的发作阈。

7. 神经阻滞治疗

对髋关节内收、屈曲或足下垂的病人,可用选择性地减轻肌痉挛的办法。使用 2%、3% 或 5%、7% 的酚溶液,0.5 ~ 1.0 mL 注射在痉挛肌肉的运动点上。

对痉挛严重,影响康复效果且一般疗法无效的患者,可以进行手术治疗。手术的种类有肌肉切断、肌腱切断、肌腱延长、神经切断、脊神经切断等。

参考文献

［1］陈锦秀. 康复护理［M］. 北京：人民卫生出版社，2014.

［2］刘瑾，宋锐. 康复护理［M］. 北京：人民卫生出版社，2014.

［3］尹风云. 内科疾病学［M］. 长春：吉林科学技术出版社，2016.

［4］彭蔚，王利群. 急危重症护理学［M］. 武汉：华中科技大学出版社，2017.

［5］程利. 临床护理技能实训教程［M］. 北京：科学出版社，2017.

［6］王洪飞. 内科护理［M］. 北京：科学出版社，2017.

［7］李小寒，马晓璐，陈金宝. 成人高等教育护理学专业教材护理中的人际沟通学［M］.
    上海：上海科学技术出版社，2017.

［8］绳宇. 护理学基础［M］. 北京：中国协和医科大学出版社，2015.

［9］唐前. 内科护理［M］. 重庆：重庆大学出版社，2016.

［10］陈双春. 护理学基础［M］. 西安：第四军医大学出版社，2015.

［11］于红. 临床护理上［M］. 武汉：华中科技大学出版社，2016.

［12］沈开忠，消化系统疾病病人护理［M］. 杭州：浙江大学出版社，2016.

［13］王跃建，鼻咽癌诊断和治疗［M］. 北京：人民卫生出版社，2012.

［14］王晓红，王国标，邱平，等. 儿科护理［M］. 武汉：华中科技大学出版社，2013.

［15］徐筱萍，赵慧华. 基础护理［M］. 上海：复旦大学出版社，2015.

［16］丁淑贞，丁全峰. 骨科临床护理［M］. 北京：中国协和医科大学出版社，2016.

［17］席淑新，陶磊. 实用耳鼻咽喉头颈外科护理学［M］，北京：人民卫生出版社，2014.

［18］周更苏，白建英. 护理管理［M］. 北京：人民卫生出版社，2016.

［19］丁淑贞，丁全峰. 消化内科临床护理［M］. 北京：中国协和医科大学出版社，2016.

［20］王丽芹，付春华，张浙岩. 内科病人健康教育［M］. 北京：科学出版社，2017.

［21］章雅青，王志稳. 护理研究［M］. 北京：北京大学医学出版社，2016.

［22］李云芳，临床护理技能学［M］. 北京：人民卫生出版社，2017.